嘉柏．麥特 GABOR MATÉ 著

癮

駛往地獄的列車，
該如何跳下？

In the Realm of Hungry Ghosts:
Close Encounters with Addiction

謹獻給亦妻亦友的蕾依，我的摯愛。本書走筆行文，寫得都是四十年來和她一同走過的故事，哪怕有好有壞、有險有阻，總是為了盡善盡美。

無法自拔的成癮，從大腦失衡開始

「癮」，讓人立即的聯想就是對於一些有害身體健康的物品產生依賴的行為而無法抗拒，例如毒品、煙、酒。但實際上並不僅止於上述物品，另外還包括了生活中各式各樣的癮，例如性成癮、暴飲暴食、購物狂、迷戀權力、追求金錢，甚至是近幾年快速增加的3C產品和手遊電玩成癮等等。儘管隨著時代的變遷，成癮的行式或是物質有所不同，但似乎都存在著某些共通性。

本書作者以多年面對成癮患者的臨床醫師經驗，社會觀察家的角度以及本身成長過程中成癮的經驗，針對成癮的現象進行了深度和多面向的探討。作者從成癮者的成長的環境、家庭背景、心理素質、大腦神經迴路等等的各種角度切入，並且提供大量的實際案例以及科學佐證，歸納出成癮者共同的原因與特徵。並且以科學的基礎突顯出現代主流社會對成癮者的看法與解決方式的謬誤之處。

當成癮的議題被冠上傳統道德的帽子時，就已經失去了理性討論的空間。就像作者在書中提到當政府提出「對毒品說不」的政策時，就注定是一個失敗的政策。為什麼呢？因為毒癮的成因包括外在的環境和內在腦部迴路的變化所形成的，一般當事人受控於毒品無法有選擇的自由。

因此根本解決之道，應該是以科學為基礎，由社福系統和醫療體系提供完善的照護系統去改善成癮者的外在環境和大腦迴路。相反的，透過制定法令將成癮者變成罪犯時，變將毒品地下化。毒癮者並不會因為法律禁止而停止使用毒品，反而透過黑市地下管道取得毒品，形成了龐大的地下經濟產業鏈。

由於有對毒品的剛性需求，毒品不會因執法嚴格而消失，反而因此培養了更強大的犯罪經濟。大量的毒癮者被拘捕入獄，除了少數出獄後戒毒，大多數人還是繼續吸食毒品。監獄因此人滿為患，

如此惡性循環下，形成政府無法解決的沈重負擔。

作者根據科學研究提出遺傳基因並非導致成癮的主要原因。在此筆者歸納出成癮的三個要件：

1. 包括外在相對處於劣勢的環境，例如，社經地位較低的弱勢族群、單親家庭、受到現代文明衝擊的原住民、成長過程中有家暴、性侵的經歷、父母忙於工作缺乏親子親密的互動、缺乏安全感、缺乏周遭社區親戚朋友的支援扶助。

2. 個體長期感受壓力，缺乏自我調整機制的狀況下，容易產生極度的焦慮、不安和空虛感。此時如果無法獲得外界的關注和照護，在加上缺乏健康意識，就很容易受到外界的影響。藉由毒品或是其他方式來填補空虛感、緩和焦慮和不安。

3. 大腦神經迴路功能異常，例如古柯鹼、安非他命會使得大腦神經傳導物質多巴胺濃度大量升高，個體因而感受到前所未有短暫的愉悅感，為了尋求同樣的愉悅感就必須再次吸食。但是這也導致大腦細胞多巴胺接受器因為多巴胺濃度升高造成數量減少，敏感度下降。因此，要維持同樣的愉悅感就必須持續增加毒品的吸食量。

方向錯了，不管多努力也無法到達目的地。從台灣目前毒品日益嚴重的趨勢，可以看出過去政府、社會大眾「對毒品宣戰」的思維模式顯然方向不太正確。作者建議不論是毒癮或是其他種類的癮，都必須從科學的角度認清事實的本質，而不是一味的採取否定的態度。我們必須先承認毒癮者的大腦生病了，只是他們的症狀並不像一般感冒發燒那麼容易辨認。

然而，我們不會認為身體生病是一種犯罪行為，但是為何要對大腦生病的毒癮者採取截然不同的態度呢？當受到社會的遺棄甚至

周遭親友漠視，只會使問題更加嚴重，甚至成為社會的未爆彈。

　　作者認為成癮是一個多層次的問題，因此要根本解決成癮也須要從上到下多層面的介入。例如，社會大眾對成癮從新的認知，政府改變對毒癮的對策，修改現行法規，由對抗毒品的思維轉為積極協助的角色。並且能夠從同理心的角度實際給予援助，周遭的親友家人的支持，透過專業醫療咨詢照護幫助毒癮者獲得更有效率的戒癮方式，並且透過宗教信仰的力量，提昇精神能量，徹底擺脫毒品的束縛。

功能精神學專家　李政家

阻止成癮者的反反覆覆

關於藥物或者酒精成癮，不管專不專業，絕大部分的人視此為畏途。因為不知原因，也缺乏有效的處理方式來根除與預防再發。專業領域上，私底下大家把這類「患者」在醫療院所來來去去的過程稱之為旋轉門，住院出去後，不久又回來，反反覆覆，不只是當事人深陷其中，周邊的親朋好友即使想伸援手，也無技可施，徒呼負負。

而社會新聞也不乏這樣的報導：部分吸毒者因無經濟能力買毒，偷搶拐騙，造成社會不安，已經被逮的成癮者，不管是在監所勒戒抑遭長期監禁，諸多成癮者也如選轉門一般反覆進出，司法系統的人力財力支出難以減輕，即使針對海洛因的替代療法，也仍需在衛生醫療上，編列不少的預算，透過合法管制藥物來取代海洛因，這都是國家社會必須共同承擔無可卸責的沉痾。

在成癮對治上是否有根本解決之道？無疑地，若能細讀本書，就能發現作者以多年累積的臨床實務經驗，提供了一道既能解釋成因又有機會根治及預防成癮復發的曙光。

這十幾年來，在精神醫學專業上，接觸過形形色色的成癮患者，也和無犯罪促進會合作，在各地舉行家屬座談會，幫助成癮者本人及家屬、社工、心理師、護理人員、執法人員、教師及反毒志工了解成癮背後的原因以及完整的戒毒模式，幫助許多成癮者脫離毒品，重返社會，而我的觀念與本書本書所提觀點諸多不謀而合。

無疑地，使用毒品的開端，常常是為了解決身體或者心靈不適狀態，而當事人不諳有效的方式來排遣或處理過去心靈的創傷或者無由來的空虛，一再以毒品或物質來逃避，加上本身不幸又有成癮體質（基因或大腦成癮路徑），沒多久便步上看似沒有回頭路的毒淵。大多數的成癮者絕非只是好奇無聊，咎由自取，透過本書的閱

讀，絕對能清楚成癮到底從何而來。

在此誠摯呼籲任何對於成癮領域想真正了解背後緣由，如何同理且以正知見幫助當事人脫離毒海的人，皆可透過作者攢積多年的成功心得，一窺究竟。更盼從事戒毒的專業能夠和戒毒成效卓著的民間力量攜手，一起幫助淪落毒海的苦主及家屬，早日走出陰霾，重啟新生。

光能身心診所　鄭光男醫師

信任才是反毒宣導的關鍵

閱讀這本書時，可以感受到作者 Gabor Maté 助人的堅強意志，不畏毒癮病患發作時的惡劣態度、滿口髒話或是反覆欺騙，Gabor Maté 仍堅守醫師的工作崗位，替他們看診和悉心照料他們。

透過 Gabor Maté 的細微觀察，在他筆下的每個成癮人物，彷彿活靈活現的站在我的眼前，讓讀者能夠清楚洞悉吸毒者的姿態與長期的上癮模式，如何影響生命與結束一個生命。Gabor Maté 也提供了自己工作成癮、購買 CD 成癮的例子，和吸毒動機一一比對，藉此理解成癮者的心態。Gabor Maté 也誠實分享自身的例子，且在世界的另一端，用心地對待毒癮者，和他們維持長期的信任關係。

我曾經也是吸食安非他命 16 年的成癮者，完全瞭解毒品會如何迫害一個人的健康和摧毀一家人的心，就像作者說的，吸毒就是上了通往地獄的列車。我自己在 2014 年在那可拿戒毒成功下了地獄列車後，有感於毒品的問題日益嚴重，決心加入戒毒工作，推動校園反毒、建立監獄教化的公益組織，至今已經 16 年。

我和作者的看法一致，政府推動的反毒宣導，多以強調「吸毒的可怕與毒品壞處」為主，耗費大量的人力與財力，卻看到宣導的效果不彰。因為吸毒的高風險群學生，大多已輟學（聽不到校園反毒宣導）或是聽不進大人的道德勸說，依舊吸食新興毒品來助興，甚至連大人都不會聽從政府的宣導命令，何況是孩子呢？！

針對用藥的青少年族群，必須在校園的師生間築起情感支持系統，使學生感受到師長的關懷、理解與尊重，讓學生發自內心視師長為榜樣，願意虛心學習、提問出自身的困惑與迷惘，再讓師長給予毒品的真相與解答，反毒宣導才會真的奏效。只要處理好這群高危險群青少年，日後就不會變成重度成癮的個案或是監獄中的罪犯，可以減少相當多的社會問題。

　　感謝作者和他的家人齊心完成這部巨作，我相信台灣的讀者與相關戒毒領域的助人夥伴，都會喜歡這本書，推薦給您。

那可拿新生活教育中心　總裁
社團法人中華民國無犯罪促進會　執行長

前成癮者對毒品的自述

曾經，鋼鐵爸人生中的 25 載，
是在吸食安非他命的毒品中渡過
在那 25 年的放蕩日子裡，我沈浸在毒品的虛幻世界中
根本不把家人當一回事，總是以自我為中心
只要給我毒品，我可以什麼都不管
為了能夠吸毒，我可以什麼都不要
家人親情對我來說，根本遠不及安非他命

毒品，的確讓我獲得了一時的快感
但，毒品也把我變得人不像人鬼不像鬼
迷戀毒品，讓我錯過了與家人相處的寶貴時光
迷戀毒品，讓我錯過了正值青春年華就去了天堂的寶貝兒子

吸毒，使我人格負面、不想面對家人
吸毒，讓我整個人走針、整天神經兮兮的
吸毒，讓我無法走入人群與人相處、無法判斷是非黑白
也讓我有了被害妄想

2015 年 4 月 19 日晚上，一場突來的車禍奪去了我兒子的生命
我兒子的死，令我不知所措
我兒子的死，讓我第一次感受到失去至親的痛
這種痛是讓我無法呼吸的痛而當下的我又想要逃避了

在第一時間，我用兒子的死當藉口
為了暫緩傷痛、麻痺自己，我繼續吸食毒品，選擇挑避
我被毒品控制住了而老婆在鬼門關前走了好幾回
整個家也持續瀰漫著負面悲傷的低氣壓

我終於驚覺愛我的、我愛的都將遠離我
剩下的只有毒品以及家人的心痛
我下定決心要戒掉那陪伴我 25 年的毒癮
我戒毒成功了，我浪費了 25 年的時間在毒品上
沒有好好陪伴家人以及孩子，毒品讓我失去了最珍貴的記憶

如果沒有如果，時間不能倒退
以自身經驗告訴大家，遠離毒品以及珍惜當下、擁抱當下
時間不會等你，意外無法猜測，失去比什麼都可怕
我雖然戒毒成功了，但我兒子聖翔不能死而復生
我雖然戒毒成功了，但是 25 年的時光無法倒退
我虧欠我家人太多太多，往後的日子我要好好陪著家人們

如果你問我，戒毒難嗎？
鋼鐵爸會告訴你，戒毒真的不容易
戒毒要下定決心、要痛定思痛、要戒心中癮、要戰勝心魔、要打從
心裡的覺悟，才能逃離這個漩渦

但是，當你戰勝這一切
擺脫毒品的誘惑，你將擁有一片藍天
遠離毒品的控制，你將擁有美麗的未來

最後鋼鐵爸要告訴還在吸毒的人
為了家人、為了自己勇敢的把吸毒習慣戒掉

阮橋本

《倒著走的人生》暢銷書作者
聖翔救援協會總會理事長

以點・線・面解讀本書

本書架構於譯畢前慢慢清晰，化為簡圖如下：

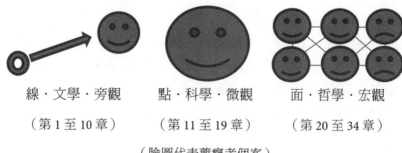

線・文學・旁觀　　　點・科學・微觀　　　面・哲學・宏觀

（第 1 至 10 章）　　（第 11 至 19 章）　　（第 20 至 34 章）

（臉圖代表藥癮者個案）

作者身為醫師，先以看診者的旁觀心態，輔以文學筆觸，勾勒出與藥癮者之間的「線」；中段，作者循線進入「點」，搭配遺傳學、神經學、臨床醫學以及成癮生物學，對個案微觀探討；末段放大格局，著眼於每個點織成的「面」，也就是藥癮者所在的社會網絡，於此觀察哲學、宗教觀、社會學、政治學等面向。

線、點、面一路剖析，旁徵博引，本書即使分為三小冊，也各自精采。即便對成癮議題毫無興趣者，這樣的探討模型，相信也是很好的研究系統，能用於其他領域。

不過，哪怕對成癮議題沒興趣，也可能有上癮問題。據設計倫理學家特里斯坦・哈里斯（Tristan Harris）指出，美國一般 iPhone 使用者一天解鎖手機 80 多次，相當於賭博成癮的效應。固定的獎賞會使人「制約」，隨機的獎賞則讓人「上癮」。現代人手機一滑，不斷確認各類訊息和影音，這些都像一道道隨機的獎賞，引人致癮。

　　我自己也是。翻譯本書時適逢新冠（武漢）肺炎爆發前後，對於疫情資訊統整方面，產生某種癮頭；此外，多年前家人癱瘓住院期間，曾因為 tramadol 和 oxycodone 等類鴉片止痛藥物的用法用量，和家人常有醫療決斷糾紛。那段期間不過數月，已十分痛苦。本書所述個案與其家人、朋友的社會問題，折磨多年，不敢想像比我更痛上多少……。

　　這些讓我感到成癮問題雖遠實近，翻譯時心有戚戚。本書敘述層面極廣，譬如成長環境與成癮生理學關係的章節，一般新手爸媽也該閱讀。閱讀這本書，就是不斷認識並理解他人和自己的過程。我猜，可能會有某種批判，認為作者心態偏向藥癮者的族群，但我會看作是「互補」，因為作者確實補足了他個人身分、經歷、心態、專業才能追梳的角度。

　　譯文方面，若有翻譯上的盲點，當歸咎於本人。歡迎循譯者簡介的信箱指教。也感謝出版社給予譯序空間，直抒胸臆。

戒癮助自律，自律即自由。致自由。

2020 年 8 月，台北

那些發生在我成癮病友身上的真實故事

本書提及的人物、引言、案例與生命故事均無虛構，沒有矯飾的情節；藥物可以合成，但書中個案完整呈現，沒有「合成」。為保護隱私，除兩名個案直接要求列名，本人所有病患均使用假名。同樣為求隱私，另有兩名個案的外型特徵在敘述時另外調整。

對於這些在書中赤裸呈現生命故事的個案，我已獲取他們的許可：所有個案均已閱讀相關資料。針對照片於相關頁面刊登的個案，也同樣獲取其事先同意和最終許可。

各章尾註均完整標明引用的科學文獻。然而，本書無足夠空間一一列舉手稿撰寫準備期間所參酌的其他期刊文章。專業人士（或者應該說任何讀者）都歡迎透過個人網站（www.drgabormate.com）聯絡我，獲取更多資訊。我樂於聽取各類意見，但不接受個別醫療諮詢。

說到底，什麼是成癮？

成癮是一種標誌、一種訊號、一種苦惱的症狀。成癮是一種語言，述說一種我們必須理解的困境。

——引自瑞士心理學家愛麗絲·米勒（Alice Miller）
《打破沉默》（*Breaking Down the Wall of Silence*）

在尋找真理的過程中，人類向前走了兩步，向後退了一步。苦難、錯誤和疲倦使他們退縮，但對真理的渴望和擇善固執的意志，將使他們前進。誰知道呢？也許人們終將觸碰到如如真理。

——引自俄國小說家安東·契訶夫（Anton Chekhov）
《決鬥》（*The Duel*）

目錄

第1部：駛往地獄的列車

1. 何處是我家？

活脫脫像是從費里尼電影出來｜無條件接納成癮族的波特蘭旅館｜活在自己的地獄中｜看不見的心傷更難熬｜只有這裡最自在｜醫者和患者大同小異｜人心的美麗和憐憫

2. 藥物的致命桎梏

自豪的勒戒成果？｜一件赤裸的事實｜藥癮致命吸引力為何？｜藥物的魔幻奇效

3. 天堂之鑰：以成癮逃脫壓力

萬般成癮皆源於痛苦｜此生無可眷戀｜拒絕面對自己的脆弱｜身心形同枯槁｜藥物讓我更像個人｜沒有藥嗑的日子｜溫水裡的青蛙

我們，與成癮者的距離

理解成癮的當頭棒喝

　　時間是 2018 年 2 月，正是《癮，駛往地獄的列車，該如何跳下？》一書出版十年後。我走出美國舊金山一間旅館的電梯，此時一名陌生男子急忙穿過大廳來到我跟前，敞開雙臂說：「我兒子因為用藥過度走了。我以前不懂怎麼會這樣，但讀了你的書之後，我總算知道為什麼了。」

　　即使僅幫助到一名悲慟欲絕的父親，讓他終能含淚接受愛子逝世，也讓我深覺本書的撰寫和背後的辛苦值回票價。過去十年來，來自各個領域的全球讀者寫下本書帶給他們的影響，影響層面包括他們本身、所愛之人的生命、對藥癮者的看法，藥物成癮的真相，以及該書如何幫助他們敞開心胸，面對問題的嚴重性。本書啟發美國與加拿大的詩、歌創作者、西班牙的畫家，以及羅馬尼亞與匈牙利的劇作家，目前也用於學習單位、藥癮諮詢計畫和治療機構。我接獲年輕學生的反饋意見，他們談到自己如何受到激勵，為他人提供諮商，或是為了幫助書中所述類似個案，而攻讀一般醫學和精神病學。在成癮問題氾濫成為危機的當今，這些反饋意見別具意義。一名來自洛杉磯的社工寫道：「和我們社工合作的警察表現讓人驚艷，他們讓我疲憊的心燃起希望。」其中有一位值得特別提出，他遵循本書中提到的減害指引：當他找到可能的成癮者時，會上前攀談，過程中給予尊重，並以別出心裁的方式展現同理心。本書也在監獄中發揮啟迪作用。心輔員對我透露，多名受刑人從書中故事和相關對談看到自己的故事時潸然淚下。一名美國愛達荷州受刑人寫道：「你的書幫我明確找到成癮的原因。數十年來，親朋好友總問我『怎麼會？』，我總算能回答他們了。」

「怎麼會（藥物成癮）？」這問題比以往更迫在眉睫。

本篇緒論寫作的當下，類鴉片藥物過度使用的問題猖獗。在美國，每三週因過度用藥死亡的人數，相當於 911 世貿中心恐攻的罹難者人數。英國的海洛英成癮者比例為全歐最高，去年在英國藥物相關致死的人數創下新高：英格蘭與威爾斯有超過 3,700 人死亡，死因為海洛英和相關的類鴉片藥物。在加拿大的死亡人數同樣讓人憂心忡忡。根據加拿大公共衛生署（Public Health Agency of Canada）的一項 2018 年 3 月報告，2017 年全年有超過四千起類鴉片藥物致死個案，較前一年增加幾乎 50％，報告中提及：「加拿大各地家庭和社區深受其害。」在我主要活動的英屬哥倫比亞省，根據省衛生部門主管邦妮・亨利（Bonnie Henry）博士指出，光是 2018 年 1 月，便有 125 起藥物致死案例。邦妮・亨利博士告訴我：「過去人們認為，那裡就是無法擺脫用藥過度的問題。」她指的是貧窮的遊民區，如以濫用藥物惡名昭彰的溫哥華市中心東區，也是本書個案始末和計畫展開地。2016 年，英屬哥倫比亞省發佈一項公共突發事件應變措施，亨利博士表示部分目的是讓對話空間從局部應變延伸，改為從本質上更廣的社會問題著手。她說：「這不光是那些地區的問題，是加拿大國民和我們的手足、家人都要共同面對的。全國各地，無論地區貧富，都面臨過度用藥致死的問題。」

對於這場宛如過度用藥的大屠殺，所有引起的恐慌和悲痛如此真切，若用個人造業個人擔的想法來釋懷，未免過於輕描淡寫。站在社會和政治的角度來看，這些逝去的生命不啻是全體人類的犧牲。我們的社會長期漠視各種現實和成癮的根本原因，尤其是成癮物質的使用，使得人們成為被害者。過去數十年來，儘管各類證據就擺在眼前，對於藥物成癮的摧殘，我們向來視而不見，未要求制訂或執行預防措施或妥當對策。加拿大安大略省公衛局（Public Health Ontario）首任局長大衛・沃克（David Walker）投書 2018 年 3 月 17 日的《環球郵報》（Globe and Mail），筆鋒犀利，一針見血：

「2003 年，令人聞之色變的新型傳染疾病肆虐加拿大，尤以多倫多為最；44 位民眾死於 SARS……對此，省政府和聯邦政府大刀闊斧，採取應變措施……15 年後，類鴉片藥物成癮宛如另一波新型傳染疾病，同樣令人聞之色變，正肆虐著加拿大。令人納悶的是，社會全體卻相對如此噤聲。這是因為我們重視存活率較高的族群嗎？這就是我們要打造的『關懷』社會嗎？」

癥結在於內心空虛

藥物成癮的氾濫一如其他許多人類面臨的問題，也有所謂的「近因」，這些近因造成悲劇快速蔓延。有在關注新聞的閱聽大眾無一不知，各項近因中，最顯而易見的就是近來合成類鴉片藥物芬太尼（fentanyl）與卡芬太尼（carfentanyl），這些便宜、有效且容易取得。

儘管潛在自殺傾向帶來的威脅迫在眉睫，這還只是巨大冰山的一處小角。現代社會的人們愈發想要逃離日常生活的孤立與鬱悶，隨之而來的是各類用藥成癮的猖獗，且日益嚴重。與本書同年出版的《美國精神醫學期刊》（American Journal of Psychiatry）一篇評論提出建議，指出網路成癮儼然已成為常見疾病，應納入《心理異常診斷與統計手冊——第五版》（The Diagnostic and Statistical Manual of Mental Disorders, Fifth Edition，簡稱「DSM-V」）。出版後，網路成癮更廣泛公認為疾病。

《今日心理學》（Psychology Today）雙月刊近來探討網路成癮症。智慧型手機也成為另一大成癮物。據紐約心理治療師 Nancy Colier 報告指出，「現在多數人查看智慧型手機的頻率為一天 150 次，也就是每 6 分鐘一次。青壯年族群每天發送的訊息量平均為 110 條……智慧型手機使用者中，有 46％表示智慧型手機是『生存

必需品』：這正是成癮性依賴的典型表徵。」

　　我們應該謹慎，勿見樹不見林——行為表徵不代表潛在過程，而症狀也不代表起因。成癮是普遍的老問題，不是新疾病，只是寄託的目標改變，成癮者只是換了逃脫現實的形式。而所有的成癮症狀中，無論形式為何，人類的心與腦運作方式仍是相同，問題核心仍在於心靈的空虛。

　　曾榮獲諾貝爾獎的經濟學家保羅・克魯曼（Paul Krugman）在《紐約時報》（New York Times）撰文：「從數據來看，不健康行為飆升，用藥問題氾濫，社會被絕望支配。」我們看到絕望形成的行為表徵，但不了解絕望的本質，又如何解決問題？

　　人們孤立、寂寞和社群缺乏接觸，並承受更緊繃的情緒、經濟上的不安全感、不平等、恐懼，年輕父母最終壓力更大，所獲得的支持卻更少。這些情形助長絕望的氣焰，無形中導致成癮問題，從東方到西方，工業化社會每一個十年愈來愈陷入前述泥淖中。現代科技產生的假性連結，讓人們愈發疏離。一如非營利雜誌《廣告剋星》（Adbusters）近期文章寫道：「你的網路好友有 2,672 位，每篇網路發文獲按讚 30 次，但週六晚上只能孤伶伶獨自用餐。」

不要問怎麼會成癮，而是痛苦從何而來

　　在溫哥華市中心東區這裡，一些設施提供注射前的藥檢服務，但令人驚訝的是，許多人即使知道藥物含有可能致命的成分，仍然選擇注射。為了解箇中緣故，我們必須找到「遠因」，也就是最初的癮頭從何而來，導致各類成癮行為。

　　以創傷研究享譽的貝塞爾・范德寇（Bessel van der Kolk）博士曾說：「我們必須討論用藥的動機。對自我感受良好的人，不會做傷害身體的事情……受過創傷的人會激動、焦躁，胸部有壓迫感。

你討厭那種感受，就會想吃藥來穩定身體。」這是一種渴求，這種渴求是想自我調節身心的需求，為的是逃開無法承受的苦惱或焦躁感。如本書的討論內容，這種感受是觸動各類成癮的契機（無論是否為物質成癮）。

我常對個案說：「我不會問你成癮的東西是什麼，也不會問成癮的時間和長度。無論你對什麼成癮，我只會問你從中得到什麼？你享受到什麼？你在短時間內得到的是什麼，讓你如此難以自拔？」答案不外乎是：「幫助我逃開心裡的痛苦；幫助我處理緊繃的情緒；獲得內心平靜、找到與他人的情感連結、對自己感到有主控權。」

這些答案顯示的意義是：成癮不是一種選擇，更重要的是成癮不是病。成癮源自於人類想要解決問題的渴望，這些問題包括：心理痛苦、緊繃壓力、失去與他人的情感連結、失去對自己的主控權、自我感覺嚴重不良好。簡而言之，來自於人想要解決痛苦問題的意念，即使是孤注一擲。所有的藥物（和所有的成癮行為），無論是否和成癮物質依賴有關，也無論是賭博、性、網路還是古柯鹼成癮，都是用來直接緩解或抽離痛苦。因此我常掛在嘴上的是：「一開始應該要問的不是『怎麼會成癮？』，而是『痛苦從何而來？』」

我的好友兼同事布魯斯・亞歷山大（Bruce Alexander）博士著有《成癮全球化：論精神世界的貧乏》（The Globalization of Addiction: A Study in Poverty of the Spirit），內容啟迪人心。書中寫道：「對心理錯位的人而言，即使是最具傷害性的成癮，都能發揮重大的適應功能。只有長期以來嚴重心理錯位的人，才容易成癮。」亞歷山大博士所謂「心理錯位」，指的是「長期感到格格不入」。他將內心無法產生社會連結稱為「心理錯位」；我則稱為「創傷」。

英國藥物政策委員會（UK Drug Policy Commission）於 2012 年

發出呼籲，「用藥問題必須從更高的社會和經濟層次去正視和解決。用藥問題根深蒂固，儼然和不平等與社會排斥有顯著關係。」在英國，像赫爾市這樣的地方成癮問題最氾濫。因為漁業沒落，導致赫爾市成為英國失業率最高的城市之一。《紐約時報》最近有一篇赫爾專題，指出：「新流行的用藥是芬太尼，一種類鴉片止痛藥，效果比和海洛英混合的嗎啡強上 50 至 100 倍。芬太尼已奪走數以千計美國人的性命，包括搖滾巨星王子（Prince）和湯姆佩蒂（Tom Petty），但對赫爾河畔京斯頓市（Kingston Upon Hull，一般簡稱「赫爾市」）的成癮者而言，該藥的致命風險不但收不到嚇阻之效，事實上，許多成癮者更趨之若鶩。32 歲的克里斯（Chris）是當地遊民，海洛英成癮史超過 8 年。他說：『那藥（芬太尼）會趕走所有痛苦。』」

「向毒品宣戰」已然失敗

　　邦妮・亨利博士坦言：「很多生命原本可以挽回，看到每天都有人死去，這是很讓人心痛的。為了達到平衡，我們為增加認知方面取得很大進展。我們觀察到的公眾論述已經產生大幅變化。從我在北美和北美以外的國際經驗中來看也確實如此。我相信本書將發揮貢獻，繼續帶來改變。然而，儘管加拿大（含地方與聯邦）與全球已看到令人振奮的初步成績，並採取健康政策創新計畫，但如果我們針對成癮治療和預防，想盡量採取理智、有實證基礎、兼具同理心的科學措施，還有很長的路要走。用藥過量的危機使我們身處險境。當前局勢無以為繼，但我們能找到機會，力挽狂瀾，否則就會失去控制，任由外在因素或事件主宰我們的人生。

　　在加拿大，據報導，自由黨和新民主黨等兩大黨正評估將私人用的非法藥物除罪化。這是好兆頭，顯示政客的觀念往好的方向前進。在葡萄牙，這項措施已經取得了巨大的成功（葡萄牙是能合法

持有少量海洛英或古柯鹼一類藥物供個人使用的國家）。政府鼓勵藥癮者參加勒戒，而非送去吃牢飯；成癮者也沒有受到社會排斥，而是獲得幫助。

葡萄牙的毒品問題改善，犯罪率減少，接受治療的人數增加，因毒品注射率減半，至今多利而無一弊。挪威正評估同樣政策。邦妮・亨利博士說：「我的構想是將藥癮者除罪化，而不是將毒品除罪化。如果現在投入於執行和監禁的大量資源，能用於預防、減害和治療，我們是否能想像自己取得了什麼樣的進展？我們能有多少想像，可能性就有多少。」

其中會有危機，在於我們可能朝另一個方向發展：帶來更多的仇恨、輕蔑和敵視。在美國，這個世界上最富有、最有影響力的國家，藥物成癮率飆到最高點，很大的原因在於實行嚴厲的政策，但美國可能朝更加排斥藥癮者、更加暴力取締的方向發展。2018 年 3 月，美國總統唐納・川普（Donald Trump）公開批准對毒販執行死刑。川普說：「有一些國家有非常、非常嚴格的罰則，那是最終極的懲罰。說到這個，他們的藥物問題比我們還少得多。」如同《今日美國》（USA Today）的報導內容，川普恭賀菲律賓總統羅德里戈・杜特蒂（Rodrigo Duterte）在取締毒品方面的出色表現。

對於親自開槍擊殺至少三名嫌疑犯，杜特蒂吹捧自己的事蹟。人權團體和聯合國譴責杜特蒂的民間武裝式取締運動使成千上萬的毒品嫌疑犯和用藥者喪生。美國執法首長司法部長傑夫・塞申斯（Jeff Sessions）已呼籲加強執法和懲罰，他面對所有證據，相信毒品的使用必然導致犯罪。然而並不是用毒必然導致犯罪；導致犯罪的原因在於犯罪化，這也是《追逐尖叫：橫跨 9 國、1000 個日子的追蹤，找到成癮的根源，以及失控也能重來的人生》一書中，作者約翰・海利（Johann Hari）提出的精采觀察。這邊引用哥倫比亞記者阿隆索・薩拉扎爾（Alonso Salazar）的文字：美國帶領的「向毒品宣戰」至今「帶來犯罪，製造了對於生命和與自然的破壞，規模

前所未有。」

　　本書認為「向毒品宣戰」是假議題。人無法對無生命的物體發動戰爭，只能對人類發動戰爭。宣戰中的肅清對象，多數是童年最受忽視和壓迫的族群。根據所有科學、流行病學數據和經驗顯示，這個族群最可能在日後人生中，對物質產生成癮。在這個文明化的時代，我們所懲罰和折磨的對象，是有過創傷經歷的人們。

我們都有成癮者的影子

　　人生經歷中，曾長期遭受創傷和「心理錯位」的人成癮風險最高，這一點無可避免，並承受最致命的後果。2018 年 3 月，就在本文執筆前數週，我獲邀回到原住民血族保護區演說，主題是青少年。保護區位於黑足族的部落，靠近亞伯達省（加拿大中部）的萊斯橋。據當地醫師艾斯特・泰菲德爾茲（Esther Tailfeathers）形容，兩週前的 2 月 23 日，黑足族部落經歷一場「完美風暴」。

　　毒販突然來到保護區。毒販多為年輕人，環境條件貧乏到絕望的地步：在這個失業率接近 80％的地區，他們居住條件極其惡劣，有時一個房子內住三戶，達 20 人之譜，共用一間浴室，每間臥房住 6 至 7 個人。這些毒販兜售藥物，作為收入來源，再拿賺來的錢吸食毒品。那一天晚上有暴風雪，因此緊急救援人員來時路況不佳，19 人用藥過度，1 人遭刺死。在服藥過量的 19 人中，只有 2 人死亡。這是一場悲劇，儘管不幸，但低死亡率或許算是一種勝利。當地採取減害措施，例如使用那若松（Naloxone），這是一種阻斷鴉片劑的注射藥物，可提供現貨。

　　之所以召開這次會議，是因為許多黑足族青年淪為藥癮的受害者，或產生其他創傷的表徵。就像在美洲印第安人保留區和澳大利亞原住民社群一樣，加拿大原住民社群的自殺、自殘、暴力、焦慮

和憂鬱的發生率高。普通人根本不知道（甚至無法想像），許多原住民年輕人到了青春期時，會經歷什麼樣的不幸、悲劇和其他逆境：他們會親眼目睹多少親人死亡？忍受什麼虐待？遭受什麼苦難？會感到什麼絕望？會如何自我嫌惡？會有什麼阻礙他們面對有自由、有意義的生活。

在有殖民史的國家中，必須提出的問題很直觀：社會如何採取行動，去治癒造成許多美洲原住民痛苦的跨世代創傷？我們可以採取什麼措施，來除卻過往經歷的宰制？有些人可能會害怕進行這種探究，擔憂隨罪惡感而來的不適。實際上，問題不在於原住民社群共同承擔罪惡感，而在於要共同承擔責任。社群的共同責任與過去經歷無關，關乎的是當下，關乎的是我們全部人：在我們當中有些人受苦時，最終所有人都會受苦。

許多讀者對我說：「你的書為成癮者添了人味。這番話反映了一項常見的基本盲點成癮者本來就是人。我們很多人為什麼看不清？答案只不過在於我們的自我中心思維，會將這個世界分為『我們和他們』。更準確地說，是我們無能為力或者拒絕看清『他們』身上有我們的影子，並且拒絕看清在我們成為『我們』的要件中，也有『他們』的影子。」

從個人關係到國際政治，在各領域都能觀察到這類想像力的失敗。簡而言之，這個現象反映的是對身分的堅持，是我們對於一個群體建構歸屬感的方式。再者，如果有一個相較於全人類更小的群體，是我們所認同的，那就代表一定有另外一個族群，在定義上不屬於我們的所屬族群，同時我們認為（至少潛意識上）我們自己優於另一個族群。這種優越感使我們覺得自己有權利去評判，並保持無動於衷。

創傷的預防和治癒是普世問題，不限階級、特定族裔或人種分類。實際上，隨著我更認識原住民的價值觀，我往往更驚訝於我們

其實在傷害自己：對於我們所丟棄的文化，現代社會若能欣賞當中的核心教誨與價值觀，那麼這些教誨和價值有望治癒我們的世界。

成癮歷程只有一種

　　十年前執筆時，本書固然引起爭議，但減害的概念和實踐目前已被加拿大社會廣泛接受（即使仍不夠廣）。Insite 是北美首間由政府管理的毒品安全注射室，已成為許多此類設施的典範，個案可以攜帶違法成癮物質，不必擔心被捕或騷擾。工作人員會提供注射用的乾淨針頭和無菌注射用水。工作人員事先受過教育訓練，如果藥癮者用藥過量，會有專業人員進行復甦急救。預防疾病，降低醫療保健成本和挽救生命方面，多項研究證明了減害的功效。在撰寫《癮，駛往地獄的列車，該如何跳下？》的最後兩年期間，我的行醫地點在 Insite 相關藥物解毒醫事單位。當時，加拿大前總理史蒂芬‧哈珀（Stephen Harper）與所率政府團隊決意關閉 Insite，但在最高法院全體一致判決下禁止。眾法官的見解是，Insite 提供不可或缺的醫療服務。

　　在美國，減害也已取得重大進展。舊金山將很快成為首座由政府正式開設毒品安全注射室的美國城市。正如英屬哥倫比亞省衛生部門主管邦妮‧亨利博士指出：「Insite 用意是在實際建立一套機制，處理成癮物質使用和心理健康（問題）之前，先讓人們活著。你的書中也有提到，我們沒有能預防成癮的機制，也沒有一種機制可以發現沉迷的用藥者，然後在不同的戒癮復原階段中支持他們，或是在他們有心理健康或成癮問題的時候，或是兩個問題都有的時候，試著幫他們度過生活。」

　　話雖如此，只要我們的系統無法找出創傷和社會錯位問題的根源，只要治療設施側重於改變成癮者的行為，而非治療導致成癮的

痛苦源，世界上所有的藥癮減害服務單位就無法遏止成癮的趨勢。

40 年前，我畢業於加拿大英屬哥倫比亞大學（University of British Columbia）。攻讀醫學院的四年期間，對於心理創傷與其對人類健康和發展的影響，從未聽人提過。數十年後，我的同事邦妮・亨利博士在加拿大另一端的達爾豪斯大學（Dalhousie University）修習醫學，隨後赴聖地亞哥和多倫多學醫，這些年攻讀醫學學位的歲月中，她也從未聽過創傷治療課程。說來可能跌破眼鏡，儘管所有證據均表明，創傷與身心理疾病／成癮有關，但大多數醫學生都沒有創傷治療課程可以修。而當醫學訓練中，並未安排可以了解病患問題根源的課程時，醫師又怎麼能幫助患者呢？當一種流行病遭到誤解時，醫療體制又怎麼能應對？

當談到了解成癮時，會面臨到極深層的兩難困境：我們有痛苦，個體無法正常運作，我們從中逃避，而我們的防衛不允許我們去意識到這樣的痛苦和失能。這種自我認知的失敗，會建立一道無形的界線，隔開這個社會和遭社會排斥的成癮者，也隔開健康照護專業人員與其個案。

出於這個原因，我相信對於某些讀者而言，《癮，駛往地獄的列車，該如何跳下？》一書中最困難的一章，是我描述自己對於強迫性購物和工作成癮問題的那一章，兩者是成癮的兩種表現形式。哪怕許多人認為此章節有啟發性，但也有一些人不置可否。有人在我的網站上張貼：「這本書很好，直到作者開始談他在音樂上花費數千加幣？……這完全讓我覺得此書沒有說服力。」也或者，正如一位書評的文字：「只要蜻蜓點水般提到自己的脆弱，也就夠了。麥特身為醫療從業人員，太會反求諸己，將他的衝動問題和門診病患的成癮問題相提並論。然而，麥特確實從一個較遠的角度，將自身問題放到成癮這個連續性心理光譜*上去看待，就我來看，對於真正因為成癮危害自身健全的人而言，麥特的做法會傷到他們。」

　　乍看之下，有些人可能認為將「輕度」成癮比作致命藥癮是很奇怪的事，但在過去的十年中，成癮有許多變相的表現形式，從物質類的成癮，到似乎頗受「尊敬」的成癮衝動（編註：後續章節會探討，如「工作狂」是外界較有正面評價的成癮類型。），若會危害人類健康和福祉，都已更普遍列為成癮的一種。沒有所謂好的「癮」，也沒什麼癮是無傷大雅的。只要是成癮，都會造成傷害；從定義上說，不會形成危害的習慣，就不算成癮。

　　我狂買古典音樂 CD，並非出於對音樂本身的熱愛，導致我浪費時間金錢，對妻子撒謊，無視我的孩子，破壞我對患者的責任關係。我從中獲得什麼？我得到的是多巴胺帶來的刺激、興奮和動機，這些是賭徒、性成癮者、古柯鹼藥癮者同樣渴望的目標。腦部化學物質與心態的暫時改變，是所有成癮類型（藥物、飲食、自傷等）都會有的特徵：貝塞爾‧范德寇（Bessel van der Kolk）博士認為，這是個體正在試圖調節身體與心理。令人玩味的是，我看診時會面對快克古柯鹼、冰毒、海洛英的病患，當他們聽到我的購物狂行徑時，會搖頭大笑：「醫生，我發現你跟我們沒有兩樣。」事實上，我們都和「其他人沒有兩樣」。

　　成癮歷程只有一種，普世皆然。成癮的表現形式是多樣的：輕者溫和，重者危及性命，但利用的都是相同的腦部迴路（掌管疼痛緩解、回饋與動機等機制）；同時影響同樣的心理網路動態（羞辱和否認），以及欺騙與不實行為。在所有情況下，成癮會有損內在和平，傷害人際關係的損害，並貶低自我價值。無論是對尼古丁、酒精還是非法藥物成癮，這些物質的成癮都會危害身體健康。成癮療法若要真正治癒，只有更廣泛理解成癮，並了解成癮的來源是個體過去的苦痛經驗，而非遺傳或是個人選擇。

　　邦妮‧亨利博士說：「我們的心理健康機制非常破碎化。如果心理健康是健康系統中關注度低的窮人，那麼成癮要算是一級貧戶了吧。」我倒是十分贊同她的觀點。

接納成癮者的本質

　　成癮治療需要的是配套機制，機制的關鍵是要能接納成癮者的本質。對於尚未準備好戒除的成癮者，可選擇減害計畫；其他成癮者可適用「十二步」戒癮計畫（詳見附錄IV），但不得從法律面或道德面強迫參加者。治療師麥可・龐德（Michael Pond）著有《Wasted: An Alcoholic Therapist's Fight for Recovery in a Flawed Treatment System》（一位酒鬼治療師如何對抗有問題的治療體制並成功戒酒？），內容精采絕倫。

　　龐德在書中寫到：「外界會鄙視有物質成癮的人，這樣的心態已經滲透到我們的文化中。」龐德甚至在戒酒匿名會*中也受過如此鄙視。儘管組織會員都是癮友，無私支持彼此，展現關愛，龐德還是認為「十二步」戒癮計畫沒有用，戒酒匿名會從未視為一種療法，而是一種生活方式，使人能尋求擺脫依賴。任何人都不應被迫參加戒酒匿名會，也不應被迫使用任何類型的復原戒治。

　　如果說，「十二步」戒癮計畫無法幫到每個人（就其綜合價值而言，只能幫到少數人），那什麼才能幫到所有人呢？要解決成癮問題，沒有答案是「一體適用」的。對許多鴉片劑成癮者而言，舒倍生（Suboxone）一類藥物替代治療可挽救生命。對若干藥癮者而言，藥物治療有其幫助，各式各樣的心理諮詢可能適用於另一族群，但是沒有單一種戒治方式能確保成功。針對每一位成癮者，都必須因當時當地情況調整。

　　儘管藥癮具有毀滅性的破壞力，影響身心健康、壽命、生產力和家庭生活，但大多數醫師即使有受過以成癮為主題的醫學訓練，時數也不會多。上過成癮相關醫學課程者，教學內容也很少從生物學觀點切入。如果今天我要針對成癮藥物的戒治，設計一項全面性機制，並且適用更具破壞性的「過程成癮」（例如賭博或性成癮），這項機制將包括以下面向：

- 醫師、輔導員、心理學家、教育工作者、律師，法官和所有執法人員，均接受過創傷知情照護（TIC）的訓練。

- 廣為使用那若松（Naloxone）和其他減害措施。在所有規模較大的社區中，設置藥癮減害設施。合格使用者可立即獲得替代用的鴉片劑治療。

- 在許多社區開設藥癮解毒設施，使用門檻低，使用者可快速利用。

- 設立分級設施，使用者可從藥癮解毒改用創傷療癒，並針對個人／社會關係中的創傷癒合，接受深入諮詢和技能培訓。

- 為藥癮者提供自我保健，包括健康營養攝取，和融合身體動作的治療項目（瑜伽、武術等），並搭配禪坐（冥想）等正念實踐。

- 許多機構和治療中心仍誤將「心理健康問題」與「成癮」分開。兩者是密不可分的，「成癮」往往是個體為了處理「心理健康問題」所進行的自我藥療*。「心理健康問題」與「成癮」均源於創傷，必須一起同時處理。

- 由於成癮者腦部從童年開始受損，而藥物則更進一步損害腦部，因此需要有耐心和愛心的方式來長期投入勒戒。

- 鼓勵大家庭將成癮視為跨世代創傷的問題，而非將確診成癮者本身視為問題；同時將成癮視為一種可治癒多人（而非僅治療一人）的機會。

- 在預防方面，要找出有成癮危險的家庭，提供情感支援，必要時提供財務支援。正如本書附錄Ⅲ的內容，必須在第一次產前檢查時就展開成癮預防。

- 教育教師和學校人員，教他們如何觀察出兒童早期創傷的跡象。學校針對暴露於成癮風險的兒童和青少年，提供了救濟介入措施和方案。訓練所也會有會接觸幼兒的人員，幫助他們了解人體發展和心理需求。

- 制訂社會方案，方案內容能滿足年輕朋友對於情感連結、成人指導與有意義活動的需求。

原住民朋友是承受最多創傷、心理錯位和成癮的族群。他們傳承的韌性和歷史悠久的教誨，是我們可以透過尊重而大幅獲益的。原住民朋友的價值觀始終強調共同性，而非大張旗鼓的個人主義；群體中有人做錯事，會整個社群一起承擔，而非個人報復；包容，而非分離；最重要的是，原住民的對人的觀念平衡了生理、心理、情感和靈性等面向的需求。針對人類發展、腦科學、健康，以及個人與社會環境之間的連結，我愈是採納最新科學研究，對於過去遭殖民的原住民，我愈發崇敬他們的傳統實踐，以及我們西方人曾致力破壞的原民文化。在殖民史之前，他們可沒有成癮的問題。

本書出版已過十載。這期間，我透過南美與非洲的傳統薩滿植物和文化實踐，學習成癮的治療，例如迷幻草藥死藤水（Ayahuasca）和伊玻加（iboga）。在死藤水方面，我和加拿大廣播公司（CBC）合作，協助拍攝紀錄片《Nature of Things》（萬物的本質）。近來已有許多文章探討這類療法，我目前已執筆下一本書，書名為《The Myth of Normal: Being Healthy in an Insane Culture》（正常的迷思：在瘋狂的文化中不瘋狂），將更深入探討相關內容。薩滿植物療法固然並非萬靈丹，但如果無視，並非明智之舉。

我在《環球郵報》發表一篇短文，寫道：「通盤了解後，可以傳遞許多原住民智慧的教誨。」像世界上所有的原住民草本植物文化一樣，死藤水是一種傳統，起源於身心靈無法分割的傳統……我曾親眼目睹成癮者因此戒癮，克服了對成癮物質、性成癮和自殘行

為的成癮……在適當的儀式實踐下，死藤水短期使用，便能達到心理治療費時多年才能達到的目標。

中斷跨世代的苦難

　　包括本文開頭所提承受喪子之痛的家長在內，我也遇過有許多類似經歷的個案，和他們之間的互動，是最讓我感動的。藥物等物質成癮也好，賭博、性和飲食相關的行為成癮也罷，實際上所有的「癮」都源於痛苦，而許多個案中，痛苦源是童年時的沉痛經歷。說來或許使人意外，許多雙親曾失去因成癮而喪命的子女，他們承認事實，表示理解，而非沉浸於傷痛、憤怒或自責之情。本書的著書目的並非是要責怪任何人，而是要擁抱遭受苦難的人，藉此指出「成癮」是苦難之中，最普遍、最符合人性的表現形式。

　　本書沒有要指控，僅呈現根本的現實：即苦難是跨世代的，我們無意間將苦難傳給下一代，讓苦難在各個家庭、社群、社會之中垂直傳播，我們最後才意識到這一點，於是打破苦難複製的鎖鏈。若是責備父母，於情（情感）不仁，於理（科學）不正。所有父母都是盡力而為的，只是我們的盡力受到限制，因為自身創傷沒有獲得解決，我們也沒有察覺自己的創傷。不知不覺地，我們將這種創傷傳遞給下一代；為人父的我，也不例外。所幸一如本書內容（許多其他個案也是），創傷可以治療，家庭關係的脫鉤也是。根據現今見解，只要給予合適條件，人腦有可以自行治癒的機制。

　　本書傳達的療癒訊息，承載的是情感面、心理面、社會面與科學面的真實。本書會持續觸及許多讀者，發送這些訊息。我們知道，哪怕可能引起痛苦，但真實會帶來自由。

　　我們的關愛受到挫敗，我們無法付出關愛讓孩子們能以需要的方式被愛，也無法以我們需要的方式自愛，並且愛人——於是產生

「成癮」。敞開心胸，是治癒成癮的途徑：打開同理心，去同理我們內心的痛苦，以及我們周遭的痛苦。

嘉柏‧麥特（Gabor Maté）

2018 年 4 月，於溫哥華

　　在溫哥華市中心東區，悲劇和驚奇持續上演。關於第 4 章的個案瑟琳娜（Serena），她在原書出版後不久，死於人類免疫缺乏病毒（HIV）引起的腦膿瘍。關於第 5 章的懷孕個案西莉亞（Celia），則是和 30 年前棄養的女兒奇蹟重逢。她的女兒先前看過本書，不知道個案就是親生母親。這麼說也不讓人驚訝，她的女兒本身也有成癮困擾。她住在渥太華（Ottawa），在執行成癮復原計畫時，會固定聯絡我。盼日後她能不要踏上母親的後塵。

---

*　「連續性心理光譜」在本書沿用數次，乍看可能較學術艱澀，主要意指成癮問題並非「有上癮／沒上癮」的二分法，而是連續性過程，過程中由各類因素影響。

*　為自我照護的重要一環，而負責任的自我藥療，並非隨意誤用或濫用藥品，是指民眾可在藥事專業人員指導下，使用安全有效的非處方藥品來緩解輕症。

我是「餓鬼」，我的病患也是

彼處的凱西阿斯面容削瘦。

威廉・莎士比亞《凱撒大帝》

「曼陀羅」為佛教的生命之輪（六道輪迴），每一道是欲界眾生的棲居地，也代表人的各種存在形式。處於畜生道的眾生，由基本生存本能和欲望（生理飢餓感、性欲）所驅策，也呼應佛洛伊德所謂的「本我」。地獄道的居民被困在難以忍受的憤怒與焦慮狀態。天道的天人會透過感官、美學、或宗教的體驗，超脫煩惱和「自我」，但只是暫時，而對靈性真理是無知的。哪怕天人生活在這種令人稱羨的狀態，也有苦有失。

餓鬼道的居民被描繪成細頸、小嘴、四肢瘦弱、肚子膨大，但肚子內卻又空空如也的形象。這是成癮的世界。在這裡，我們為了舒緩或滿足自己，會不斷外求，以抑制無法滿足的渴望。襲來的空虛永無止盡，因為我們希望能用來安撫空虛的成癮物質、對象或行為，是在隔靴搔癢，並非是我們真正需要的。我們不知道我們需要什麼，只要我們處於餓鬼道，我們永遠不會知道。我們並不完全存在，卻困擾著自己的生命。

有些人多半待在六道中的一、兩道，而我們之中許多人在六道之間游移，也可能在一天之中，便穿梭了六道的所有道。

我在溫哥華市中心東區看診，服務對象是藥癮者，因此有特殊機會，能就近了解一生幾乎都身處餓鬼道的病患。我相信，他們本身想逃離地獄道，遠離壓垮他們的恐懼、憤怒和絕望。他們內心的痛苦渴望，反映了某種空虛，明顯過著幸福生活的人，也可能會經

歷這種空虛。

我們所視而不見，稱為「毒蟲」的人，並非是來自不同世界的動物，他們也是男人和女人，身陷一個連續性心理光譜的極端，在這個連續性心理光譜上，我們所有人都可能發現自己的身影。我自己就親身見證過。一位關係親近的人曾對我說：「你一臉渴望，沒有光明正大地活著。」病患的成癮衝動帶來危害，面對他們，我也必須面對自己。

要了解一個社會，必先看這個社會的陰暗面。我相信存在著一種成癮的歷程。我在溫哥華市中心東區看診的病患，他們依賴致命性物質；暴飲暴食的人和購物狂瘋狂滿足著自己；賭客、性成癮者和網路成癮者，沉迷於各自事物；而工作狂的行為，則獲得社會認可，甚至是尊敬。無論這些人是否表現出成癮歷程，我認為成癮歷程是確實存在的。

藥癮者往往不受重視，也不認為值得外界給予有同理心的對待和尊敬。在講述藥癮者的個案時，我有兩層目的：一是幫助他們，使外界聽到他們的聲音；二是他們命運多舛，透過使用成癮物質來克服痛苦，我要闡明其中的原由和本質。藥癮者和排斥他們的社會之間，兩方有很多共同點。如果藥癮者過去所選的，儼然是一條死路，他們仍然能有很多東西，可以拿來教導不是藥癮者的我們。藥癮者的人生中，有著可以照出黑暗面的鏡子；而這面鏡子，也照出我們自己的輪廓。

其中有很多問題需要評估考慮：

- 成癮的原因是什麼？

- 易成癮者有什麼樣的人格特質？

- 成癮者腦部會產生什麼生理變化？

- 成癮者實際上有多少選擇？

- 「向毒品宣戰」（War on Drugs）為何失敗？對於嚴重藥癮的治療，可能採取什麼樣的人道方式，並且以科學證據為基礎？

- 我們的社會環境，助長了行為成癮者的產生，而對於並未依賴強力成癮物質的成癮者，有哪些「補償」的方法，能幫助他們康復？

我在溫哥華的毒窟擔任醫師，本書便是以我行醫的經歷為主，並搭配病患的深入訪談。他們的分享內容豐富，本書族繁不及備載。我的病患之中，許多人自願分享人生經歷，希望自己的故事能幫助其他有成癮症的藥友，或是針對成癮經驗，啟發社會。我也將旁徵博引，提出許多其他來源（包括本身成癮）的訊息、反思和見解。最後，我將歸納成癮研究文獻可為我們帶來的收穫，以及人腦和個性的發展。

針對治療成癮者，本書最末數章固然提供想法和建議，本書並非「處方」。我只能分享我身為一個人所學到的內容，並描述行醫時的所見所聞。讀者將發現，並非每個個案都有幸福的結局，但是科學的發現、內心的教誨和靈魂的啟示都向我們保證，沒有人曾超越救贖。只要生命存在，就可能重獲新生。如何為我們和他人增加重生的可能性，才是大哉問。

我是「餓鬼」，我的病患也是，無論他們是住在巷弄深處的HIV帶原街友或是監獄囚犯，還是有著家庭、安居樂業，並且功成名就，謹將本書獻給我的病患。盼我們都能找到和平。

1

駛往地獄的列車

是什麼，讓我成了鴉片吸食者而無法自拔？
是悲慘，是空白的虛無，是揮之不去的黑暗。

——英國文學家湯馬士・德昆西（Thomas De Quincey）
《一位英國鴉片吸食者的自白》（*Confessions of an English Opium Eater*）

1 何處是我家？

哪怕成癮者生活功能失常，受到外界煩擾，又或是對外界形成困擾……，波特蘭旅館仍然接納成癮者的真實面貌。

活脫脫像是從費里尼電影出來

伊娃（Eva）在溫哥華喜士定街人行道上。她三十多歲，正值壯年，但外表看來弱不禁風。髮色深，肌膚透著橄欖色，在古柯鹼的催化下，舞著一支詭異的佛朗明哥。只見她噘著雙唇，軀幹與骨盆扭動，腰部彎折，上肢不時往空中揮舞，或單臂，或雙臂；重心在雙足腳尖之間變換，或左腳，或右腳，跳起芭蕾的轉圈動作，動作笨拙而又和諧。舞動身體時，一雙碩大黝黑的雙眸直盯著我看。

這種在快克*（crack）的催動下跳出的即興芭蕾，在溫哥華市中心東區稱為「喜士定鬼步舞」，這番光景於當地是家常便飯。

伊娃的一群同伴圍著我，而她在同伴間跟蹌前進。有時候她會消失於藍道爾（Randall）身後。以輪椅代步的藍道爾體型很有分量，面容嚴肅，思維的另類不掩智慧的深邃。藍道爾會歌頌他那台已是生活必需品的電動馬車。歌頌時如同自閉症患者般，沉浸在自己的世界：「醫生，我這台很厲害對吧？當年拿破崙在俄羅斯的泥地與雪地上，還要用馬和牛來拉大砲，哪像現在我有的這台！」藍道爾笑容無邪，表情真摯，連珠炮似說個沒停，其中有事實、有歷史故事、有個人回憶、有個人詮釋、有牽強的聯想、有想像，還有勉強還算理智的妄想（真的是勉勉強強）。藍道爾說：「醫生，就是《拿破崙法典》，改變了底層人民的運輸工具，那個年代的人哪知道無聊時冰箱開開關關找食物的樂趣呢。」

藍道爾身旁站著艾爾琳（Arlene），雙手放在雙唇上，一臉不以為然。她穿著清涼：下半身著牛仔短褲，上半身則穿女用襯衫。在溫哥華市中心東區，如此打扮代表靠毒品賺錢，且多半早年有遭男性尋歡客性剝削的經驗。藍道爾仍絮絮叨叨地講古，此時艾爾琳抱怨起來，聲音蓋過藍道爾：「你不應該把我的藥減掉。」艾爾琳兩條手臂上有數十道平行的傷疤，宛如軌道的枕木。其中較早的傷疤顯白，較晚的傷疤顯紅，每一道都是用剃刀自傷的紀念品。哪怕以毒攻毒的效果為時不長，但自我傷害的痛苦，卻是能抹消內心深層那一道更大的傷口所帶來的痛苦。我開給艾爾琳的藥物中，有一劑藥可控制這類強迫性自我傷害，她總是害怕我會降低劑量。我其實從未減藥。

在波特蘭旅館（Portland Hotel）建築物的陰影下，附近的兩名警察將簡金斯（Jenkins）上銬。簡金斯是美洲原住民，男性，身形瘦長，頂著一頭過肩的蓬亂黑髮。其中一位警察清空簡金斯身上多處口袋，他不發一語，配合搜身。艾爾琳高聲發表意見：「警察搞錯對象了，那傢伙又沒在買賣藥。他們一直搜身，結果什麼都沒搜到。」喜士定街此時大片陽光灑落，至少警察展開搜身時客客氣氣地，態度足堪表率，我的病患都覺得這不是警察一般會有的態度。一、兩分鐘過後，簡金斯安全過關，輕鬆邁開大步，進入旅館。

同時，藍道爾這位社區詩人暨荒誕大師已經複習了歐洲歷史，從百年戰爭一路到波士尼亞，也對宗教高談闊論，從摩西一路講到穆罕默德。藍道爾滔滔不絕：「醫生，第一次世界大戰應該是所有戰爭的終點。如果是這樣的話，為什麼我們還要對抗癌症和藥物？德國人有大貝莎榴彈砲，但法國佬和英國佬這些同盟國可不愛。醫生，大家都說槍砲不好，是壞東西，但是如果我們要講歷史有沒有前進或是在動的話，有槍砲，歷史才會前進。醫生，你覺得歷史會動嗎？」

失去一條腿的馬修（Matthew）身形肥胖，倚著拐杖，臉掛微

笑，散發著藏不住的隨和愉悅。他攔住藍道爾的話頭：「可憐的麥特醫生想逃回家了。」這是他的招牌語氣：挖苦速度飛快，同時不掩和藹真切。馬修對我們咧著嘴笑，彷彿他的玩笑話中，讓我受不了的人不包括馬修自己。在接近傍晚的午後陽光下，他左耳的耳鏈發出金銅色光芒。

今天的街頭肥皂劇也已經看夠了，我現在只想逃開。大好人醫生不想再當大好人了。

這些活脫脫像是從費里尼電影出來的人和我（或者說「我們」）在波特蘭旅館外聚集，這裡是他們居住的地方，也是我工作的地方。我的門診在這棟建物的一樓。建築以水泥和玻璃為材質，由加拿大名建築師阿瑟・埃里克森（Arthur Erickson）操刀設計，空間寬敞，風格現代，結構上注重實用性。居住功能上表現不俗，取代了第一代的波特蘭旅館。舊館位於轉角，在 19 世紀末至 20 世紀初時有過一段奢華時期。原旅館有著木質欄杆和寬闊蜿蜒的樓梯，樓梯平台和凸窗都已發霉，倒是有著新館沒有的風味和歷史。舊館飄散著老歐洲氛圍，風華散失，盡顯頹象；晦暗的窗台表面，油漆已經起泡，徒以高雅的回憶妝點。我固然發著思古幽情，但對於狹窄房間、鏽蝕管路和成群蟑螂，倒是懷疑居民是否能有任何懷舊之情。1994 年，舊館頂樓遭祝融之災。當地一間報社刊出一篇故事，附上一張相片，主角是一名女居民和他的貓，標題寫著「英雄警察救出毛孩子」。

有人致電波特蘭旅館，抱怨動物不應該在這種居住條件下飼養。非營利的波特蘭旅館協會（Portland Hotel Society）將該棟建築轉給無殼蝸牛居住（我擔任協會的主治醫師）。我的病患幾乎都是成癮者，包括藍道爾在內，一些病人腦中化學物質失常，如果不用藥物，會和現實脫鉤。許多人如艾爾琳，苦於精神疾病和成癮問題。波特蘭旅館協會掌管數間類似機構，以協會為中心點，幅散至數個街區：史丹利旅館、華盛頓旅館、皇家旅館和日出旅館。而我是這

些單位的內部配合醫師＊。

新館對面是陸海軍用品店。我的雙親為 1950 年代後期的新移民，家中衣服多於此購買。對於當時的勞工階層而言，陸海軍百貨公司可是購物勝地；中產階級的孩子也會到此購買時髦的軍用大衣和水手夾克。店外的人行道上，大學學生來尋找貧民窟的樂子，有酒鬼，有扒手，有血拚的人，週五晚上還會有捧著聖經的傳教士。

往事已成追憶，多年以前開始人潮不再。這一區的大街小巷成了這座加拿大毒窟的中心點。一條街的距離外，有廢棄的伍沃德百貨公司（Woodward），也是溫哥華的長期地標，建物突出部頂端有一塊巨大、會發亮的「W」字招牌。曾有一段時間，裡面住著擅自定居的人，以及反貧窮的行動者，但建物最近拆除，另蓋複合式建案，混合時尚公寓與社會住宅。2010 年，溫哥華舉辦冬季奧運，因此本地會有更多中高收入者進駐。此一態勢已經在發展。急著想讓全世界刮目相看的加國政客，恐怕會想迫遷這裡的成癮族群。（編註：本書初版於 2008 年）

伊娃在自己的背後交叉手臂，她伸展雙臂，身體前傾，看了看自己在人行道上的影子，這是她嗑藥後的固定瑜伽動作，馬修見狀憋笑。藍道爾繼續高談闊論。我目光急切掃過尖峰時刻的車流。救兵終於現身。我兒子丹尼爾（Daniel）駕車過來，打開車門後，我一面說著：「有時候，我還滿懷疑人生的。」一面慢慢坐進乘客席。我兒子點頭：「我有時候也對你的人身安全沒信心。這一區情況還滿緊張的。」車輛駛離。後照鏡中，可以看到伊娃身形後屈，雙腿張開，頭側一邊。

無條件接納成癮族的波特蘭旅館

波特蘭旅館和其協會的其他建築代表著一種先導型社會救濟模

式。波特蘭旅館協會的目標為提供一套安全與關懷體制，對象是遭到邊緣化與標籤化的族群——用杜斯妥也夫斯基（Dostoevsky）的話來說，是一群「被污辱與被傷害的人」。波特蘭旅館協會希望對他們伸出援手，幫他們離開當地環境。對於當地環境，一位在地詩人曾如此形容：「被迫遷者的街道，被排除者的居所。」

莉茲·伊文斯（Liz Evans）先前擔任社區護理師，具高社會地位，和目前波特蘭旅館協會創辦人兼會長的身分可能顯得格格不入。莉茲說：「人只是需要一個存在的空間。他們需要身處在一個空間，可以不被評判、不被打擾、不被騷擾。他們常常被當成累贅，外界因為犯罪和社會問題而責備他們，認為他們是在浪費時間和精力的廢物。就算職業上應該要扮演同情角色的人，也對他們投以苛刻眼光。」

波特蘭旅館協會自 1991 年發跡，初期資源極少，目前已發展出各類活動體制，包括社區銀行、溫哥華市中心東區藝術家的藝廊、北美首間由政府管理的毒品安全注射室、社區醫院病房、免費牙醫診間，以及波特蘭診所（Portland Clinic），我至今於此服務 8 年＊。波特蘭旅館協會的核心理念是針對可能流落街頭的人提供居所。

從統計數字能一目了然。在波特蘭旅館成立後不久，評論指出當地居民中，七成五的人在定居前一年有超過五處地址，而九成先前多次被控告或定罪，多為輕竊盜罪。目前有 36％為人類免疫缺乏病毒（HIV）陽性或後天免疫缺乏症候群（AIDS）確診，且多數對酒精或其他物質成癮。成癮物質五花八門，從米酒、漱口水到古柯鹼、海洛英都有。逾五成已精神疾病確診。波特蘭旅館居民中的加拿大原住民比例，是加拿大原住民於一般人口比例的 5 倍。

對於莉茲和波特蘭旅館協會的其他創立者而言，看著人們不斷遭遇困境，且未獲得固定支援，永遠是令人洩氣的事。莉茲說：

「社會體制放棄了他們。我們已經試著把各分館當作基地，提供其他服務和專案。我們募款 8 年，協調 4 間加拿大省政府機關和 4 間私人基金會，才讓波特蘭旅館新館落成。現在這裡的居民終於有自己的廁所、有地方可以洗衣服，還有體面的地方可以吃飯。」

　　波特蘭旅館的救濟系統為成癮族群提供各項服務，哪怕成癮者生活功能如何失常，如何受到外界煩擾，又或是如何對外界形成困擾，波特蘭旅館體系都會接受成癮者的本質，這項核心理念是波特蘭旅館體系的獨特之處，同時也具爭議性。我們的個案不是「值得救助幫助的窮人」，他們就是貧窮，對於他們本身和社會大眾而言，他們不值得幫助。在波特蘭旅館，既無東拼西湊的救贖計畫，也不期待做出社會尊崇的結果，有的只是務實承認真實人類的真實需求：這些人處於晦暗的當下，不約而同來自悲劇的過去。讓個案能從桎梏他們的惡魔手上解放，這是我們的盼望，也是真切的希望，我們固然努力鼓勵他們朝此方向前進，卻也不妄想這樣的精神除魔工作能強加於任何人。我們的多數個案未來仍會是成癮者，這是外界無法苟同的實情，在現行法律的對錯劃分之下，不會是正確的一方。克絲汀‧史特貝徹（Kerstin Stuerzbecher）擔任過護理師，擁有文學院雙學士學位，也是波特蘭旅館協會另一位會長。克絲汀說：「我們的照顧無法面面俱到。我們無法做到幫個案徹頭徹尾改變他們的人生，為此提供他們需要的照顧。到頭來，決定的關鍵不在我們，而是在他們自己身上。」

　　波特蘭旅館協會財政吃緊，但只要情況允許，會盡可能援助居民。對於最無助的住戶，家訪專員會清潔房間，協助個人衛生事宜。食物製備與發放也是服務範圍。行有餘力時，會陪同病患前去專科診間、接受 X 光檢查，或是其他醫療檢診。美沙冬（methadone）戒毒用藥物、精神科藥物和 HIV 藥物，由協會員工發藥。有一間配合實驗室的人員每幾個月會造訪波特蘭旅館，執行 HIV 與肝炎篩檢，以及追蹤血檢。當地有寫作團體、詩歌團體與藝術團體各

一。我的辦公室牆上，掛著一件被單，以居民的畫作為基底製作。有一位針灸師會來訪施針，也有理髮、電影夜等活動。從前還有經費時，我們會帶居民放風，離開溫哥華市中心東區的骯髒禁閉，舉辦一年一度的露營。我的兒子丹尼爾曾服務於波特蘭旅館協會，曾是當地一個音樂團體的領導人，一個月聚會一次。

克絲汀說：「幾年前，波特蘭旅館會辦才藝晚會，藝術團體和寫作團體會參加，還會舉辦歌舞表演。藝術作品會掛在牆上，團員會唸自己寫的詩。曾經有一位住很久的居民到台上，他說自己沒有要唸什麼詩或創作……，但他卻跟台下分享，說波特蘭旅館是他人生第一個家，是他唯一有過的家，他分享自己有多感激能成為這個大家庭的一分子，他分享自己有多榮幸能成為其中一員。他希望自己的父親和母親現在能來看他。」

溫哥華最常見的國際評價便是「全世界最宜居的城市之一」，而對於市中心東區的許多人而言，這句「唯一有過的家」道盡了他們的遭遇。

活在自己的地獄中

我的工作會隨心境改變，工作能為我帶來至高無上的滿足感，也能帶來低到谷底的挫折感。我往往要面對為了毒品立刻帶來的歡快感，將健康與健全狀態拋諸腦後的個案。我也必須應付自己對他們身為人的抗拒。至少在原則上，儘管我想接納他們，有時候會發現自己充滿否定和論斷，因此想要他們成為另一個人。這樣的矛盾來自於我本身，而非我的病患。這是我的問題，只是我們雙方之間存在很明顯的權力不對等，我如果想將問題歸咎到他們身上，實在太易如反掌。

　　我為病患所開立的每一項醫療處置,都因為他們的成癮問題成了挑戰。我的病患健康狀況不佳,又嫌惡照顧自己,甚至要讓他人照顧他們,這樣的病患要去哪裡找?有時候,別人幾乎是要連哄帶騙,才能讓他們上醫院。就拿凱伊(Kai)來說,他因為臀部感染,使他不良於行,幾乎因此成為瘸子;荷伯(Hobo)的胸骨骨髓炎可能貫穿肺臟。他們眼裡只看得到下一管古柯鹼、海洛英或是「冰毒」,即甲基安非他命(methamphetamine),導致自我保護的重要性蕩然無存。許多個案對於政府官員的恐懼根深蒂固,不相信機構人員,因為他們沒有人能有理有據。

　　尼克(Nick)正當不惑之年,是海洛英和冰毒的成癮者。他曾對我泣訴:「我吸毒,是想擺脫沒有吸毒的時候那種他媽的難受。如果體內沒有感覺到藥效,我會很憂鬱。」尼克有一個雙胞胎兄弟,他的父親會不斷叨唸兄弟兩人只是「兩坨屎」。尼克的手足在青少年時期自殺,他自己則成為終身成癮者。

　　地獄道(The Hell Realm)的痛苦情緒,使多數人感到害怕。藥物成癮者認為要不是藥物,他們將會永遠受困。這種逃避的渴望,造就恐懼的代價。

　　波特蘭旅館有多條水泥走廊和一座電梯,常常清洗乾淨,清洗頻率有時候一天數次。因為施打針頭造成的痕跡,一些居民有慢性引流傷口。身邊成癮者以肢體或刀械造成傷口時,或是古柯鹼引發的妄想症狀突然發作,病患會抓皮膚上的坑洞,血液會由這些地方滲出。有一位男住戶不斷刺他自己,為了趕走他腦中想像的蟲子。

　　並非是說溫哥華市中心東區沒有病蟲侵擾。旅館牆壁和丟滿垃圾的後巷中,鼠輩橫行;我的病患中,許多人的床上孳生床蝨、頭蝨、疥蟎(疥蟲)等害蟲;有時候在我的診間,病患裙子和褲管的皺褶處會掉出蟑螂,急忙逃躲到我桌下,尋求掩護。一位年輕男病患對我說:「我還滿喜歡房間有一、兩隻老鼠的。他們會吃蟑螂和床蝨,但我可無法忍受床下有一整窩老鼠。」

害蟲、疔瘡、血、死亡：這些可是當年埃及黑死病的要素。

在溫哥華市中心東區，死亡天使降臨的速度令人措手不及。35歲的瑪夏雅（Marcia）是海洛英成癮者，已經離開波特蘭旅館體系的住處，搬到半條街外的連棟公寓。一天早晨，我接到一通電話，對方憂心忡忡，懷疑瑪夏雅用藥過度。我到現場，看到瑪夏雅躺臥床上，雙眼圓睜，身形仰臥，已經屍僵。她兩臂伸展，手掌向外，手勢像是自衛性的抗拒，彷彿在說：「不行，你太早帶走我了，太早了！」我走近她的大體時，塑膠針筒在我鞋底下破裂。她擴大的瞳孔和一些其他身體線索透露玄機：死因並非用藥過度，而是海洛英戒斷症狀。我站在床邊一會，試著端詳這位迷人但好似永遠心不在焉的女性。我轉身離開時，嚎哭的鳴笛聲昭告了救護車輛已然抵達。

不過一週前，瑪夏雅才來到我的診間。她當時心情愉快，拿著社福申請必填的一些醫療表單請我幫忙。在那之前我有半年沒看到她。她跟我說明過那半年期間的動靜，語氣漠不關心，卻又認分。她表示先前在幫男友凱爾（Kyle）快速花完一筆 13 萬加幣的遺產。過程中，許多其他嗑藥的藥友與想分一杯羹的朋友也大方助一臂之力。儘管身邊不乏朋友，死神上門的時候，她隻身一人。

另外一位死者是法蘭克（Frank）。法蘭克是一名繭居的海洛英成癮者，只有在他重病時，才會心有不甘地讓人進去他位於皇家旅館的狹窄房間。AIDS 帶來的死神，已經在他的房門揮舞鐮刀，法蘭克揚聲說「我他媽的才不要死在醫院。」死神倒是遂其所願。他死於 2002 年，地點是他那張破爛的床。再破爛，也是他的床。

法蘭克易怒粗暴，常與人起衝突，卻不掩他內心的體貼。儘管法蘭克從未和我談過他的人生故事，他曾對我解釋〈列車途經市區，開往地獄〉（"Downtown Hellbound Train"）一詩。這首詩是他的創作，於死前數個月寫下，是他獻給自己和數十名女性的安靈曲。

這些女性是嗑藥的性工作者，據報導遭人謀殺，死亡地點是惡名昭彰的皮克頓（Pickton）養豬場，位於溫哥華市外圍。

市區的喜士定街與緬街，我來到這裡

尋覓解脫，好讓痛苦遠離

我只是在找

能搭上地獄列車的一張單程票

一間豬舍，離此不遠

一去不回，幾位朋友

她們安息了靈魂，遠離了痛苦

列車開往了地獄，她們結束了旅途

在我死前，許我寧靜

鐵軌鋪得整齊劃一

我們都活出屬於自己的地獄

再來幾張車票吧，列車要開往地獄

列車要開往地獄

單程票，列車開往地獄

看不見的心傷更難熬

　　我從事照顧末期病患的緩和醫療，所以常常要面對死亡。針對末期病患族群，成癮類藥物的使用，實質上也有緩和照護的功用。我們不期望治癒任何人，只盼改善藥物成癮和相關不適；同時，在我們的文化下，會對藥物成癮者造成法律面和社會面的折磨，我們也希望能減緩這方面的影響。極少人能逃離溫哥華市中心東區這座

毒窟，除了少數幸運兒以外，我的病患都是在此終老。多數人長期
接觸古柯鹼，多次自我注射而感染 HIV、C 型肝炎、腦膜炎或嚴重
敗血症，因此死於其併發症。有些病患年紀輕輕就罹癌，他們的免
疫系統承受壓力，免疫能力低下，無法抑制腫瘤。肝癌患者史提薇
（Stevie）的死因便是如此。她玩世不恭的招牌表情，因為嚴重黃疸
而不復見。或者，有的人嗑藥時劑量沒控制好，晚上一覺不醒，死
於用藥過度，像是日出旅館的安琪（Angel），或是高一層樓的住戶
特拉沃（Trevor）。特拉沃總是面帶微笑，彷彿世間沒有事情能令
他煩憂。

在 2 月的一天傍晚，夜幕逐漸低垂。雷歐娜（Leona）是住在
附近旅館的一位病患，她從房間的小床醒來後，發現十八歲的兒子
喬伊（Joey）躺在她的床上，失去生命跡象，身體僵硬。她先前從
街頭帶回愛子，為了怕他自傷而監看行動。上午 10 點前後，雷歐
娜在一夜的照看後睡著，她如此回想：「我醒來後，喬伊已經一動
也不動。不需要別人說，我也能看出來。救護車和消防員趕到，但
大家無能為力。我心愛的兒子死了。」她的悲痛深如大海，她的罪
惡感無以復加。

波特蘭診所最常面對的情緒是痛苦。醫學院會用拉丁文教學生
3 種發炎徵象「calor」（發熱）、「rubror」（紅腫）和「dolor」（疼
痛）。我的門診中，病患身體皮膚、四肢或器官往往會發炎，我的
診療至少能有暫時性的緩解效果。然而，如果病患的兒時回憶幾乎
是讓人難以置信的不堪，已經先帶來強烈煎熬，之後的人生階段，
患者自己又不斷戕害自己，對於這樣的個案，該如何幫他們的心靈
消炎？當他們的痛苦因為社會的排擠而每況愈下，又該如何提供寬
慰？一如學者兼作家艾略特·雷頓（Elliott Leyton）的形容：「埋藏
在加拿大社會的各類偏見是乏味的、是種族歧視的、是性別歧視
的、是『階級歧視』的：對於窮人而言、對於性工作者而言、對於
藥物成癮者而言、對於酒精成癮者而言、對於原住民而言，那是一

種體制化的蔑視。」在溫哥華市中心東區，乞求金錢買毒的雙手伸到哪裡，痛苦就伸到哪裡。蔑視來自於冷硬眼神的瞪視，因為屈服和羞愧而萎靡不振；以哄騙的語調訴說，以侵略的方式吶喊。每一個神情、每一個字句、每一個暴力的動作，抑或是每一個幻滅的手勢，都是悲痛與沉淪的過往，是經歷者親筆自敘的人生故事，每一天添上新的一章，而幸福結局幾乎遠在天邊。

只有這裡最自在

　　丹尼爾載我回家。車內廣播正放著 CBC 頻道。電台傳來的隨興閒談、古典樂與爵士樂，在耳邊交融成一杯異想天開的午後雞尾酒。我才剛從那個有困境的世界逃離，現在聽著廣播那一頭體面從容的場域，在兩者反差的刺激下，我憶起當天的第一位病患。

　　瑪德蓮（Madeleine）弓身抱頭坐著，雙肘倚靠雙腿，憔悴、消瘦的身體因為啜泣顫動；她緊抓頭，不時握緊雙拳，帶有節奏地敲打太陽穴。棕色直髮向前垂下，如紗般掩住雙眸與兩頰；她下唇腫瘀，血從一小道割傷中淌出；她的聲線厚實如男性，此時因為憤怒與痛苦而粗啞。瑪德蓮大喊：「我又被利用了。每次都是我，每次都被別人騙。他們怎麼這麼過分？」她因為淚液滴入氣管咳嗽。她像是孩子，說著自己的故事，請求同情，也乞求援助。

　　事情的原委在溫哥華市中心東區是家常便飯，只是換了個版本：藥友互相利用。瑪德蓮熟識的 3 名女性給她一張 100 加幣的鈔票，要她買 12 塊快克，她稱藥頭為「史彼克」（Spic）。瑪德蓮取得一塊後，3 女留售剩下的毒品。3 女告訴瑪德蓮：「我們不能讓警察看到我們買這麼多。」錢到貨到，交易結束，10 分鐘後「大藥頭史彼克」找到瑪德蓮，「他抓著我的頭髮，把我甩到地上，往我的臉揍一拳。」百元鈔票是假的。「他們設計我。『喔，小瑪，你是

我的麻吉，是我的好友。』我不知道那是假鈔。」

　　我的個案常常提到「史彼克」，但對於這號神秘人物，只聞其名，不見其人。在波特蘭旅館附近的幾處街角，聚集著橄欖膚色的中南美洲年輕人，黑色棒球帽遮住他們的眼睛。哪怕我脖子還掛著聽診器，我走過時，他們會低聲說：「上、下」，或是「這塊很好」（good rock）。「上、下」是毒蟲界的行話，分別指「往上」拉高情緒的古柯鹼，以及會「往下」鎮靜安定的海洛英；「塊」指快克古柯鹼。有時候會有人低聲吐槽：「嘿，你看不出來他是醫生嗎？」史彼克可能身處於那群人中，又或者泛指其中任何一位。

　　我不知道史彼克是何方神聖，也不知道他有怎麼樣的經歷，讓他來到溫哥華的遊民區販賣古柯鹼；那些偷竊、交易毒品、欺騙或以廉價口交當作買毒籌碼的瘦弱女性，成為他經常施暴的對象。是哪一場戰爭，或是怎樣的物質匱乏，逼迫他雙親離開貧民窟或是山上村落，來到距離赤道千萬里的這個北國討生活？是宏都拉斯的貧窮、瓜地馬拉的準軍事部隊，抑或是薩爾瓦多的死亡小隊？瑪德蓮到我的診間，身形贏弱，極度焦慮，她口中的惡人史彼克，是如何成為「史彼克」？瑪德蓮邊咳邊泣訴她的瘀青由來；前一週本來有美沙冬療法訪視，但瑪德蓮爽約，她要我不要記恨。

　　瑪德蓮說：「我有七天沒用果汁了。」「果汁」指的是美沙冬：病患會將美沙冬粉末溶於橙汁風味飲品菓珍*中飲用。她繼續說：「我才不會在那條街上找人幫忙。因為如果你幫人，你的人生就是欠他們的。就算你回報他們，他們還是會覺得你欠他們。他們會說『小瑪在那邊，我們可以叫她去買。她會幫我們搞來。』這些賤貨知道我不會動手，因為我如果動手，就會要她們其中一個的命。一開始我就不該跟這一些賤人攪和，我才不想因為她們後半輩子都在吃牢飯；以後就這樣辦，我也只能承受這麼多。」

　　我將美沙冬處方箋交給瑪德蓮，請她在藥局服藥後來診間找

我。她雖然點頭，但今天一天沒再看到她的身影。老樣子，嗑藥的需求在召喚著她。

史丹（Stan）是當天早上的另一位訪客。他是 45 歲的美洲原住民，剛出獄，來到我診間。史丹身形高大，肌肉結實，深色雙眼目露凶光，頂著阿帕契族髮式，蓄著傅滿洲式鬍鬚。史丹入獄一年半後變得微胖的身形，倒是磨掉了前述特徵形成的一股壓迫感。又或者，這段期間因為沒用古柯鹼，使他變得成熟。史丹望出窗外，看得仔細，對街的人行道上有一些藥友在陸海軍用品店聚集。許多人手勢豐富，顯然漫無目標地來回邁開蹀步。史丹說：「你看他們。他們被困在這邊。醫生你也知道，他們的人生範圍就是從這邊開始，大概到左手邊的勝利廣場和右手邊的菲沙街。他們逃不出這裡。我想搬走了，以後不想在這邊浪費生命。」

史丹說：「不過，說這些有什麼用？你看我，我連襪子都沒有。」史丹指著他的破舊跑鞋，以及寬鬆的紅色棉質慢跑褲，褲腳的束帶繫在腳踝上方幾吋的地方：「我穿這副德行一上公車，乘客就知道了。他們會遠離我。有一些人盯著我看，有一些人的視線整個不敢往我這邊看。你懂那是什麼感受嗎？好像我是外星人。我回到這邊才感覺自在，難怪沒有人能離開這裡。」

10 天後，史丹來我診間開美沙冬處方。史丹還沒離開那條街。此時溫哥華的三月天：灰濛濛、濕冷冷，彷彿還沒到三月天。他說：「醫生，你不會想知道我昨天晚上睡哪。」

對於在溫哥華的許多慢性嚴重成癮者而言，以緬街和喜士定街為圓心，四面八方幾條街內彷彿圍著一張無形的帶刺鐵絲網。在圍網外有一個世界，但對這些毒癮者而言，幾乎是無法接近。那個世界讓這些毒癮者感到懼怕，將他們拒於門外；反過來說，他們無法理解那個世界的規則，並且無法生存於其中。

我想到一名逃出前蘇聯勞改集中營「古拉格」的男性。他在外

面受餓後，自願投身回到圍網區內。他告訴獄友：「自由不是給我們的。我們下半輩子都被綁在這個鬼地方，就算我們身上沒有鎖鍊。我們可以逃，我們可以去外面四處看看，但最後還是會回來。」

醫者和患者大同小異

哪怕是以任一地區、任一族群的情形來看，史丹屬於堪稱最不健康、最需要關懷、最遭到忽視的一群。他們的人生一路走來，遭到外界忽略和拋棄，他們也因此拋棄自己，這是不斷迴圈的過程。如果有外人在服務這樣的一個族群，那一開始投入的契機會是什麼？以我而言，在襁褓時期就播下了種子。我是猶太裔，1944 年納粹占領布達佩斯時，我還是個嬰兒。我的成長過程中，一直很清楚對於某些人而言，生命有多恐怖，又有多艱難──儘管他們本身何錯之有。

如果說，我對於病患的同理心能延伸至孩提時期，那麼輕視、嫌惡和論斷這些情緒亦然。這些情緒很強烈，從我身上油然而生，對象往往同樣是我的病患，他們的行動受到痛苦的驅策。我將於後續探討我童年早期經驗如何形塑自己的成癮傾向。在本質上，我和我的病患可以說是大同小異。我們兩者之間，只存在很狹窄的心理空間；我們兩者之間，上天賜予的恩典微不足道──我觀察到這樣的現象，有時候無法忍受。

我的第一分全職醫療工作的服務地點，是在溫哥華市中心東區的一間診所。服務期間固然不長，僅半年，但留下不可磨滅的印記，我也知道未來有一天會重返這個地區。二十年後，當有機會成為波特蘭旅館舊館的駐診醫師時，便接下這分工作，因為我感覺時候到了：這是一分融合了挑戰性和意義性的工作。我幾乎不作他想，便毅然決然離開原本家庭醫師的崗位，來到一間蟑螂肆虐的市

區旅館。

　　是什麼將我拉來這裡？受到這分使命感召前來的人，都在回應內心的一股拉力。我們提供照護的對象，是一群焦慮不安、心力流失的人，他們失去生活功能；而我們照護者有著和他們相同的頻率，和他們的生命產生共振，這一波頻率又和我們內心的拉力形成共鳴。想當然，我們每天下班回到自己的家時，會將原本對成癮者個案的關注和連結置身於外，在我們抽離的同時，他們還是困在市區的那座「古拉格」集中營。

　　有一些醫護人員會被產生痛苦的困境所吸引，因為他們希望能解決自己的痛苦；其他醫護人員投身這一塊，因為他們的同情心知道，這裡是最需要愛的地方；然而，也有些醫護人員純粹出於專業考量，因為這是最有挑戰性的工作。自尊心較低的醫護人員也可能受到吸引，因為服務這些無能為力的成癮者，能滿足他們的自我；有些醫護人員是被成癮現象形成的磁力所誘惑，因為他們並未解決或甚至承認自己的成癮傾向。據我的猜測，在溫哥華市中心東區，這些動機混合驅使著我們之中多數的醫師、護理師和其他專業照護人員。

　　莉茲於 26 歲時來此服務。她回憶道：「我當時不知所措。身為一名護理師，我以為我能分享一些專業。當然我的專業有派上用場，但其實很快就發現我能付出的不多──我無法解救他們，讓他們免於痛苦和悲傷。我能做的，只有以同樣身為人的身分在他們身邊，產生共鳴。」

　　莉茲繼續說：「有一個女的，我叫她茱莉（Julie），從 7 歲起就被收養的家庭鎖在自己的房間，被迫餵流質食物，也被他們毆打。那年她 16 歲，用刀往脖子一割，頸部傷疤一路延伸。她從那時起混用止痛藥、酒精、古柯鹼和海洛英，在街頭賣淫。有一天晚上她被強暴，回到家，跑來找我，爬到我懷裡哭。她不斷說是她的錯，因為她是壞人，什麼都不值得擁有。她幾乎無法呼吸。我坐著，輕

搖著她的身體，很想給她能緩解她痛苦的任何東西。這感受太強烈了，我無法承受。」莉茲發現茱莉內心痛苦的某一塊，讓她感同身受：「這次的經驗告訴我，我們不要把自己的問題變成障礙。」

「什麼讓我留在這裡？」克絲汀陷入沉思：「一開始，我想要幫助人。現在……我還是想要幫助人，但已經改變了。現在我知道我的極限在哪裡，我做得到什麼，做不到什麼。我能做的，是待在這裡，這邊的人正處於各自生命的階段，我能提供支援，讓他們不失去自我。身為社會的一分子，我們有義務……支持他們，讓他們成為自己，而且尊重他們。這些就是讓我留在這裡的原因。」

去留的方程式中，還有一項因子，溫哥華市中心東區的許多人已經注意到這點：那是一種真誠的感覺，沒有外界常見的社會遊戲，虛偽的面具在此揭下。在這裡，成癮者只做自己。

沒有錯，成癮者會說謊、欺騙和耍心機，但我們不都也用我們的方式，做一樣的事情嗎？他們無法假裝自己不是騙子或玩弄別人的人，這點和我們其他人不同。他們率真地拒絕承擔責任，率真地拒絕回應社會期待，率真地接受自己因為成癮而失去所有的事實。在一般社會的標準中，這點稀鬆平常，但任何成癮都會讓成癮者不由自主進行欺騙，而包裹在這層欺騙之中，有著本質上自相矛盾的誠實。一位 47 歲的瘦小男性病患曾對我說：「醫生，你能期望什麼？再怎麼講，我可是有毒癮的人。」他誘使我開嗎啡的處方，可是沒能得逞，此時面帶諷刺，露出讓人卸下心防的微笑。他虛假的率真讓人難以容忍，而他絲毫不在意，或許這樣的元素讓人著迷。每個人內心都有不切實際的秘密幻想，但對於自己的缺點，誰何嘗不希望能明目張膽、恣意現人呢？

於波特蘭診所擔任護理師的金・馬克爾（Kim Markel）說：「在這裡，你和人誠實交流。我可以來這裡，實實在在做我自己。這對我來講很有收穫。在醫院或是不同的社區環境中工作，總是有要配

合別人的壓力。我們在這邊的工作比較不單一，而且周圍人的需求比較不掩飾，我們沒有什麼好隱藏的，這可以持續幫我誠實做我自己。職場上的我和私底下的我，沒有太大差別。」

人心的美麗和憐憫

　　毒癮者汲汲營營使出手段，想再找藥來嗑，他們容易煩躁。即便處於焦慮之中，還是能常見人性和互助的時刻。金說：「每次都能看到溫暖的一面，很讓人驚豔。雖然還是有很多暴力，我還是看到許多人互相關心。」貝莎妮‧吉爾（Bethany Jeal）為護理師，任職於 Insite，這是北美首間由政府管理的毒品安全注射室，位於喜士定街上，和波特蘭旅館之間有兩條街的距離。貝莎妮：「他們會分享任何他們有的東西，像是食物、衣服和化妝品。」透過生病，他們照料彼此，對於朋友的症狀表示關心和憐憫，並且相較於對待自己，往往能對別人展現更多關愛。

　　克絲汀說：「在我住的地方，我不知道我隔壁的隔壁住誰。我知道他們大概長什麼樣子，但完全不知道叫什麼名字。在這邊就不同了，大家彼此認識，這有好有壞：一方面，大家會互相對罵、互相生氣；一方面，口袋裡沒幾塊錢的時候，大家也會不吝分享。」

　　「這裡的大家都很直來直往，所以表現出來的暴力和醜陋往往會被媒體放大，但是這樣的直來直往，在喜悅和喜極而泣時，都會直白表示出來。例如，華盛頓分館的一位住戶因為每天住在那邊，注意到一朵我不曾注意過的花。那裡是他的世界，他比我更能看到不同細節……。」

　　居民們沒有丟掉幽默感。我在喜士定街往返於波特蘭旅館各分館時，注意到大家喧騰歡笑和打打鬧鬧。「醫生啊，醫生，我有得什麼新的病嗎？」華盛頓旅館的拱門下，傳來爵士風的曲調：

「嘿，你需要來點 R&B。」我頭也不回地和他對唱，沒有必要看誰在出聲。和我有這般音樂默契的人是韋恩（Wayne），和他一搭一唱是家常便飯。韋恩有著曬斑，頂著一頭骯髒的棕色長捲髮，手臂粗壯程度堪比阿諾‧史瓦辛格，刺青則從手腕延伸到二頭肌。

蘿拉（Laura）是一名 40 多歲的美洲原住民女性，她的生命故事讓人膽戰心驚，也有藥物依存、酗酒和 HIV 等問題，但不減俏皮機伶。我和她在一處交叉路口等紅綠燈。行人指示燈上的圖案有著互相較勁的趣味：紅色手掌的標誌一暗，小行人的號誌就開始一亮。蘿拉見狀語帶嘲諷：「白人說可以走了。」*我們順路走了半條街，道別前蘿拉對自己的笑話大聲笑了起來，而我也是。

他們機智的自嘲往往沒有極限。東尼（Tony）身材消瘦乾瘦，因為 AIDS 處於瀕死邊緣，最後來診間的其中一次還嗑了快克。他說：「醫生，我以前握推可以舉到 200 磅，現在我連自己的老二都舉不起來。」

當成癮病患來看我的時候，他們要的是真實的我。他們如同小孩，對於職稱、成就和世界頭銜都不感興趣。他們的憂慮都又快又急。如果他們喜歡我這個人或是看診品質，他們會自動對別人炫耀他的醫生；有時會現身電視，還會寫書，但也只有這時候。他們關心的是我是否以人的身分在他們身邊，或只是人在心不在。在任何日子，他們會用百發百中的敏銳眼神，觀察我是否用心陪伴他們，傾聽他們身為人的感受、希望和渴望，這些感受、希望和渴望是我身為人同樣擁有的。他們可以立刻察覺我是否全心全意在當下注意他們的狀態，或只是敷衍了事。他們會慢慢無法自己照顧自己，但對於能為他們提供照顧的人，會愈來愈敏感注意周圍是否有關切他們的人。

在如此不同於一般職場的氣氛下工作，在如此一根腸子通到底的氣氛下工作，是令人愉悅的。無論我們是否知道率真這檔事，多

數人都渴望率真，那是超脫於角色、標籤和矯塑形象之外的一種真切。溫哥華市中心東區各類問題、失序、疾病和犯罪橫生，卻供應這樣真實的淨土；那分渴望的真實是破損的、是被剝奪的，卻又何妨。這裡是一面明鏡，哪論身為個人或是社會群體，我們所有人都能找到自我。我們看到的恐懼、痛苦和渴望，是我們自己的恐懼、痛苦和渴望。我們在這裡見證的美麗和憐憫，也是我們自己的美麗和憐憫，那是克服困境的勇氣，以及貨真價實的決心。

---

* 即「快克古柯鹼」，為結晶狀古柯鹼，由粉狀古柯鹼製成。吸食時，透過加熱後的煙霧吸入體內。加熱途中會發出清脆的聲響，英文原名以此擬聲命名。

* 波特蘭旅館協會成立於 1993 年，為一間非營利組織。旗下數百位工作人員服務無家可歸的街友（多有精神疾患、藥物成癮問題、犯罪前科等）提供逾千間房間，至 2019 年止，整個協會系統囊括 24 間旅館單位。美國奧勒岡州波特蘭市以救濟街友聞名，故取名為「波特蘭」。原發動單位為市中心東區住戶協會（DERA），於 1991 年展開善舉。

* 至本書初版 2008 年時。

* 為台灣較少見的飲料品牌，部分華語市場稱為「菓珍」。

* 為揶揄殖民歷史中原住民和白人之間權力不對等的玩笑。

2 藥物的致命桎梏

沒有什麼能像人體一樣，
如此生動地記錄一個悲慘人生帶來的影響。

——阿拉伯文學之父暨諾貝爾文學獎得主
納吉布・馬哈福茲（Naguib Mahfouz）
《欲望宮殿》（Palace of Desire）

自豪的勒戒成果？

在溫哥華東喜士定殯儀館，年邁的牧師站在講桌後，當眾向夏倫（Sharon）唸出外界的告別。她闖進館內，對眾宣告：「她生前是多麼有朝氣的人，和她在一起很開心。她會說『夏倫～倫～倫來囉！』只要看到她，有誰不會慶幸自己活著？」

殯儀館內，家屬身後的弔唁者稀稀疏疏。波特蘭旅館工作人員也在場，另外有 5、6 名旅館居民，以及若干生面孔。

根據別人描述，夏倫年輕時有著模特兒般的亮麗外型。我在 6 年前與夏倫相識時，她風韻猶存，後來餘韻漸逝，她慢慢變得面無血色、兩頰凹陷、一口齲齒。生前最後數年，夏倫往往飽受痛苦。由於注射引起的多次細菌感染，她的左小腿有兩大片皮膚褪去。再次感染，又導致重複移植的皮膚脫落，使肌肉不斷露出。聖保祿醫院整形外科醫師束手無策，認為進一步處置無濟於事。左膝日益腫脹，隱藏的骨膿瘍問題時好時壞。靜脈注射抗生素療程需住院 6 至 8 週，夏倫無法忍受，即使到了截肢可能是唯一治療選項時，她也會讓骨髓炎接受完整治療。由於膝關節無法承受重量，夏倫 30 出頭就用輪椅代步。她會用驚人的速度，在喜士定街的人行道上前

進，沿途用有力的手臂和右腿幫助自己加速。

　　夏倫飽受病痛折磨，癮頭將她帶回溫哥華市中心東區。牧師巧妙避免喚起她的情緒，但也尊重她的生命力。

　　牧師語調緩慢而莊重：「主，原諒我們。我們不知道如何珍惜……生命是永恆的，愛是不朽的……每一分逝去的喜樂，創生某種美麗的事物。」最初我耳裡只聽到一連串葬禮的禱念，我對陳詞濫調的內容感到厭煩。然而，我不久後感到舒慰：面對英年早逝的亡者，用詞沒有所謂的陳濫。「為了永遠的夏倫，為了她的聲音、她的靈魂……為了永恆的平和、不朽的平和……。」

　　館內女性安靜的啜泣聲，應合著牧師口中撫慰的話語。闔上書，講台上的牧師面帶莊嚴，眼光掃視全場。他步離講壇，耳邊傳來高揚的聲音：安德烈・波伽利（Andrea Bocelli）吟唱出激昂的詠嘆調。夏倫安息於舞台下的棺木，棺蓋開啟，禮儀人員請眾弔唁者對夏倫進行最後的致敬。貝芙莉（Beverly）走近棺木。貝芙莉是古柯鹼吸食者，臉部因毒品引起的斑塊而變形。貝芙莉攙扶著使用助行器而屈著身子的佩妮（Penny）。貝芙莉和佩妮都是夏倫的至友。時為傍晚，湯姆（Tom）穿了他手上最體面的衣裝，黃湯下肚後的他用粗啞的聲音叫喊，回音響遍喜士定街。一臉肅穆憂鬱的史東（Stone）穿著白衫，打著領帶，就著廳內祈禱時的寂靜，對著用鮮花裝飾的棺材架鞠躬，在自己的胸前畫出十字。

　　夏倫的臉塗了白色脂粉，面露天真、猶疑的表情，妝紅的朱唇闔閉，唇瓣稍微歪斜。看著夏倫這張略顯困惑的稚氣臉龐，我心中有個想法：她在我診間常大聲嚷嚷，相較於此或許我眼前的這個表情，更能反映出她生前的內心風景。

　　夏倫遺體被發現時，正躺在她的床上。那是四月的一天早晨。她側睡的神情彷彿身處夢鄉，面容並未因痛苦或憂慮而扭曲。她的死因無法確定，但過度用藥是最體面的猜測。夏倫有長期的 HIV 感

染病史，免疫數值低下，她並沒有罹患特定疾病，但我們清楚她離開康復之家後，一直是海洛英的重度使用者。她的房間內沒有吸毒用品；死前似乎先去鄰居的公寓注射某種物質致死，之後才回家。

對於每一位照顧過她的人而言，夏倫的勒戒失敗使他們傷心難過。據大家所說，她先前曾有不錯的勒戒成效。在每月一次的電訪中，她曾自豪地向我回報：「麥特醫生，我又成功 4 個禮拜沒打管囉！方便寄給我美沙冬處方嗎？我不想跑一趟去你那邊拿處方，不然我會想再嗑。」根據前往康復之家訪視的員工回報，夏倫充滿活力、氣色紅潤、心情愉悅樂觀。先撇開復發的海洛英毒癮不說，夏倫的死亡是晴天霹靂，即使她的大體就陳放在殯儀館內，仍然令人難以接受。她明亮活潑、熱情洋溢的氣場，早已在我們的生活舉足輕重。牧師說完慰問、祝福的話語後，她理應站起身來，和我們其他人一同離開。

一件赤裸的事實

告別式結束後，眾弔唁者分道揚鑣前，在停車場聚談。那一天的日光亮晃晃地，是那一年溫哥華首度迎來春陽。我向蓋兒（Gail）打招呼。蓋兒是美洲原住民，她勇敢戒掉古柯鹼後，此時已快屆滿 3 個月。蓋兒對我眉開眼笑：「不敢相信，87 天了。」絕非只是考驗意志力而已。兩年前，蓋兒因猛爆型腹腔感染住院，接受腸造口手術，讓發炎的小腸休息。切除的腸段應早就要進行外科接合，但由於蓋兒從靜脈注射古柯鹼的行為影響治癒成功率。

原先承接的外科醫師已經拒絕為蓋兒看診，這位醫師對我說：「我幫她預約開刀起碼有 3 次了，最後都不了了之。沒有下次了。」我無法就此點為蓋兒辯解。一位新任的專科醫師同意手術，但意願不高，執刀的嚴格前提是蓋兒日後會完全戒除古柯鹼。若無法把握

這次機會，蓋兒終身要用人工肛門，將糞便擠到和腹腔連接人工肛門用塑膠袋。她恨透換袋了，有時候一天還得好幾次。

總是平易近人的湯姆向我搭話：「醫生，還好嗎？很高興看到你，你人很好。」他輕捏我的肩頭。我說：「謝謝。」瘦小的佩妮身材拖著腳步，此時的她還是靠著那位身材很有分量的友人貝芙莉攙扶。她用右手將身體重心放在助行器上，用左手遮住雙眼，抵擋正午陽光。佩妮因脊椎感染導致駝背，雙腿無力，此時才剛完成為期半年的靜脈抗生素療程。她說：「我從來沒想到夏倫會比我早走。去年夏天住院的時候，我真的以為我死定了。」我回她：「你們兩個哪一個先走，都會把我嚇壞。」語畢，兩人都笑了。

夏倫在 35 歲前後過世，她的這一小群藥友此時齊聚這一場喪禮。我看著他們，想著成癮威力如斯，並非所有的生理疾病、痛苦以及心理折磨都能鬆開致命的枷鎖，甚至奪去病者的靈魂。

我的一位病患拉爾夫（Ralph）曾說：「在 1944 年那個時候的納粹勞改營，如果有人抽菸被抓到，整個營房的人都會沒命。只是抽一根菸耶！話是這樣講，營裡面的人也沒有放棄能給他們啟發的事物，沒有放棄活著，也沒有放棄能給他們生活樂子的東西，像是菸酒或其他有的沒的。」拉爾夫對自己和喜士定街藥友的嗑藥史如數家珍，我是不清楚他在這方面的敘述是否和歷史講古一樣準確，但他倒是講白了一件赤裸的事實：就算知道會沒命，人還是不想失去當下的樂子。哪怕生病、哪怕與愛人或情人分道揚鑣、哪怕孑然一身、哪怕有損尊嚴、哪怕一命嗚呼，人的渴望向來都是如此強烈。

如何理解藥物成癮的致死枷鎖？即使脊椎化膿導致癱瘓，為何佩妮持續注射毒品？貝芙莉感染 HIV，而且膿瘍多次復發，需要我引流，加上膝蓋感染成為住院常客，為何她無法戒掉古柯鹼？夏倫經過半年戒毒療程後，是什麼讓她回到溫哥華市中心東區，萌生從前的自殺意念？她為何不懼 HIV 和肝炎、讓她不良於行的骨頭感染，以及神經末梢裸露帶來的長期灼燙感與椎心刺骨

的痛楚？

　　如果這世界的因果關係如此直觀，那該有多麼美好：只要後果不堪設想，人就會從中獲得教訓。如此一來，一堆速食連鎖店就會倒閉，家裡客廳也不需要放電視，波特蘭旅館也大可改造成更有賺頭的店面：或許可以改裝成偽地中海風高檔宅，專賣給市區文青，就像街角還沒蓋好的「翡冷翠社區」與「西班牙廣場」建案。

藥癮致命吸引力為何？

　　在生理層面上，藥物成癮是因為物質導致腦部化學機制發生問題，問題的發生甚至早於這些影響心智的物質進入人體前（後續將探討）。然而，我們無法將人類行為簡化為神經化學，即使可以，腦部生理活動無法自外於個體的日常活動與情緒。成癮者能感受此點。藥癮能毀滅個體，總是將這樣的惡習歸咎於化學現象很容易，但很少有成癮者會如此認定。成癮即疾病的醫學模式並未普及，固然這樣的模式有其真實價值，但少有成癮者會接受。

　　用藥經驗中，真正致命的吸引力是什麼？關於這一項問題，我丟給過許多來我波特蘭診所的個案。我曾對哈爾（Hal）這麼問道：「你的腳和腿慘不忍睹，又腫又潰爛，又紅又燙，又很痛苦。你每天都要急診室來打抗生素。你有 HIV。你覺得背後是什麼原因讓你離不開安非他命？」哈爾 40 來歲，個性隨和風趣，在我的男性病患中，是少數沒有前科的一位。

　　哈爾喃喃自語：「我不曉得。」他的牙齦沒有牙齒，咬字含糊：「你問任何人……任何人，包括我在內，你問他們幹嘛要嗑一個讓你在五分鐘之內流口水、整個人看起來很軟爛的東西，你知道的，你的腦波會亂掉，無法理性思考，講話語無倫次，重點是你還想再

嗑一次。」我錦上添花：「然後腿還會長膿包。」「沒錯，腿還會長膿包。幹嘛非得折磨自己？我還真的不懂。」

2005 年 3 月，我和亞倫（Allan）有過類似討論。亞倫年過不惑，同樣有 HIV，先前因為嚴重胸痛來到溫哥華醫院。醫師告知他可能是心內膜炎急性發作，一種心臟瓣膜遭到感染的病症。亞倫不願住院，為了尋求第 2 次醫療意見，轉診至聖保祿醫院，院方向他保證病情並無大礙。後來他來到我的診間，尋求第 3 次診斷意見。

檢查後，我的見解是亞倫固然並未實際罹病，但健康狀況極糟。他驚恐無助，聳起雙肩，敞開雙臂，問我：「醫生，我該怎麼辦？」我一面檢視他的病歷，一面回話：「好，你爸爸死於心臟病；你哥哥死於心臟病；你菸癮很重，因為靜脈注射毒品有心內膜炎的病史。我治療你的心衰竭，現在你的心臟打血不夠力，造成兩腿腫脹。你的 HIV 因為強烈藥效受到控制，你有 C 肝，你的肝臟根本只是死撐罷了。可是你還是一直在注射，現在你還問我該怎麼辦？這到底在幹嗎？」

亞倫回我：「我只是想親口聽你說這些話而已。你只要告訴我，我是他媽的智障。這樣我才能學到教訓。」

「你是他媽的智障。」我成全亞倫。

「謝謝醫生。」

「問題在於，你不是他媽的智障，你是對藥物成癮。我們要怎麼樣才能了解這一點？」

4 個月後的一天午夜，天色冷藍，亞倫於附近分館辭世，他在自己房間的地上長眠。據傳，他闖進一間當地藥局搶走一大堆美沙冬，隨後摻雜冰毒（或其他鬼東西）注射。

據驗屍官辦公處統計，至少 8 名藥友曾如此行搶，逞一時之快後死亡。一位個案對我說：「我不怕死，有時候我還比較怕活著。」

此般對生命的恐懼，是藥友一路走來的體驗，也是我門診病患持續用藥的原因。一位個案說：「我在嗨的時候沒有煩惱。」許多成癮者對這一點心有戚戚。朵拉（Dora）長年使用古柯鹼，積習難改。她說：「就是會讓我忘記。我會忘記我的問題。事情會變得好像會沒有實際上嚴重。睡一覺醒來，隔天早上事情變得更糟……」2006年夏天，朵拉離開波特蘭旅館，返回街頭找藥嗑。一月，她於聖保祿醫院加護病房過世，死因是多重腦膿瘍（編註：細菌於毒品注射時進入組織所造成的感染）。

艾文（Alvin）年過半百，身材發福，手臂粗壯，曾當過長途貨車駕駛。為了治療海洛英成癮，艾文正接受美沙冬療程，最近增加冰毒用量。艾文說：「用的那天，剛開始會讓我想要吐，但是吸了8、9次後……給我什麼感覺？一開始像個笨蛋，但我不知道，這像是個例行公事吧。」

我提出反駁：「聽起來，你一個月花1000加幣，就為了想吐、感覺像個笨蛋，還真是尊榮享受。你沒在呼攏我嗎？」艾文笑回：「只有那天第一次吐啦。有幾次會嗨，持續大概3到5分鐘……然後你會問你自己，我幹嘛吸這個？不過捫心自問時為時已晚。有個東西讓你停不了，這就是所謂的成癮。我還真不知道怎麼去阻止這個感覺。我對天發誓，我恨透這玩意，我真的恨死這玩意。」「但你還是從裡面得到了什麼吧？」「是沒錯啦，不然就不會吸了，說穿了……那有點像高潮吧。」

藥物的魔幻奇效

先撇開成癮者當下立即得到的快感不說，藥物具有一種力量，得以忍過那股痛楚，得以活過那抹煩悶。作家史蒂芬‧里德（Stephen Reid）曾因搶劫銀行入監服刑，自稱是一條毒蟲，17歲時

首次吸毒。里德如此寫道:「我記得在某些日子,我的腦不會去聽外界的聲音,這樣的記憶如此無法撼動、如此完美無缺。我對平凡的事物深感敬畏:淡白色的天空、藍葉雲杉、生鏽的刺網圍籬、正在死去的枯黃樹葉。我情緒高昂。我 11 歲,我和這個世界對話。渾然未知的我,走入未知的中心。」加拿大歌手暨詩人李歐納‧柯恩(Leonard Cohen)的筆觸也有異曲同工之妙:「一根根菸,帶來承諾、美麗與救贖……」。

如同一張織毯的紋路,在我和個案的訪談中,問題型態不斷迴圈:藥物如同情緒的麻醉劑,如同因空虛感到恐懼時的解毒劑,如同對付疲勞、煩悶、孤立以及感到自我不足時的提神飲,如同壓力緩解藥和社會潤滑劑。一如里德描述,儘管為時短暫,藥物能開啟靈性昇華的門。無論何處,或高或低,這些問題型態使各地餓鬼的生命乾涸。在溫哥華市中心東區的成癮者,他們的行動動力是古柯鹼、海洛英和冰毒綁住的致命力量。

在一張拍攝於波特蘭旅館的合照中,夏倫身穿色泳衣,坐在日影斑駁的露台上,雙腿浸入壁面以藍磚砌成的泳池內,水光粼粼。夏倫表情放鬆、沉著,對著拍攝者手下的鏡頭面露歡顏。牧師緬懷的這張相片中,年輕的夏倫帶來歡樂,未來充滿可能,鏡頭中捕捉的她死前數個月的身影,在「十二步」戒癮(詳見附錄Ⅳ)的支持場所,沐浴在秋末午後的溫暖陽光。

夏倫在市中心東區的 12 年中,無法走完「十二步」戒癮計畫。她先前因為身體機能失調,對於古柯鹼的癮頭過重,連進入波特蘭旅館都遭到禁止,後來才獲接受成為館內居民。夏倫喪禮過後,波特蘭旅館協會會長克絲汀‧史特貝徹在禮拜堂的門廳對我說:「就是這樣運作:只有兩種選擇,他們要嘛因為太麻煩,無法來旅館住,要嘛正因為是麻煩人物,所以只能住在這裡。」

「然後死在這裡。」克絲汀隨後補上這句,我們拾步而行,走入陽光。

3 天堂之鑰：以成癮逃脫壓力

如果拒絕將成癮視為「惡習」或「自我毀滅的行為」，
則會巧妙隱藏成癮對成癮者生命發揮的作用。

——美國醫師暨研究員文森．費利堤（Vincent Felitti）

萬般成癮皆緣於痛苦

針對藥物或成癮行為，若不探究成癮者從中找到何種慰藉，或是盼望何種慰藉，將無法理解成癮。

19 世紀初英國文學家湯馬士．德昆西（Thomas De Quincey）是鴉片吸食者。他對鴉片大讚：「這個萬能藥物蘊藏的微妙力量，將神經系統的所有焦慮鎮靜下來……將垂靡的生物能量維持 24 小時……噢，微妙而無所不能的鴉片啊……汝只將這樣的禮物賜予人，汝擁有天堂之鑰……」德昆西的文字為藥物的恩典下了一個概括性的註腳。後續將針對藥物與非藥物的成癮，探討所有無法自拔的吸引力。

成癮者之所以濫用慢性藥物，不僅只是要追尋歡愉，而是企圖逃開憂慮。從醫學觀點來看，成癮者是在針對症狀自我治療，這類症狀如憂鬱、焦慮、創傷後壓力，或甚至是注意力不足過動症（ADHD）。

彰顯於外也好，潛藏於無意識內也罷，成癮現象總是源於痛苦，是情緒的麻醉劑。海洛英與古柯鹼均為強效的生理止痛劑，一方面也可緩解心理不適。幼獸和母獸分離時，若使用低劑量類鴉片藥物*，很快就能緩解心理焦慮。

在人體，痛苦的影響途徑並無二致。發生情感抗拒時，負責詮釋和「感受」生理痛苦的同一腦中樞也會作用。腦部掃描時，這些腦中樞會因為社會排外而「啟動」，同樣部位如果受到生理傷害刺激時，也會觸發。當有人說他們感到「受傷」，或經歷情緒上的「痛苦」時，這樣的字眼並非是抽象形容，科學的意義上確實是「受傷」和「痛苦」。

嚴重成癮者的生活中，充斥著無以復加的痛苦，因此極度渴望慰藉。茱蒂（Judy）是 36 歲，對海洛英與古柯鹼成癮，她想回頭是岸，現在正試著戒掉 20 年的毒癮。茱蒂說：「用了之後，沒多久原本痛苦、脆弱到不行的感覺，變成完全無敵。我有很多問題。我用藥的原因很大一部分是要擺脫那些想法和情緒，把這些想法和情緒掩蓋掉。」

該打問號的，從來就不是「怎麼會成癮？」，而是「痛苦從何而來？」

研究文獻給了鏗鏘有力的結論：藥物嚴重濫用者來自虐待家庭*。我手上來自遊民區的病患中，絕大多數在生命早期階段都遭到嚴重忽視與虐待。居住在市中心東區的成癮女性中，幾乎所有人在童年都受過性侵害，許多男性也有相同遭遇。以波特蘭旅館居民為主角的自傳和個案報告中，內容都在比慘：強暴、毆打、羞辱、拒絕、拋棄，以及殘暴的人格謀殺。他們在孩提時代被迫看到充斥暴力關係與自我傷害的生活方式，由於雙親的成癮行為有自殺傾向，他們還往往必須自己照顧自己，或是必須照顧年幼的弟妹，即使自己身心靈已經每天遭暴力荼毒，他們還是保護弟妹不被施暴。其中一位男居民自幼在波特蘭旅館系統的分館長大，他的母親在房間內接客。當這位男居民在地板的小床上睡著或是要入睡時，母親一整晚都在應付來訪的一位位男客。

卡爾（Carl）是 36 歲的美洲原住民男性，曾遭多家寄養家庭棄養，五歲時因使用不雅語言被灌下洗碗精，並為了控制過動，被

綁在一間暗室內的椅子上。當卡爾對自己生氣時，會用刀將自己的腳挖出一塊肉，當作懲罰（某一天他就因為使用古柯鹼而如此自殘）。他對我懺悔他的「罪過」，表情一臉驚恐，活像是打破某種傳家之寶後害怕嚴懲的孩子。

另一名男病患說起他 3 歲時，母親如何用機器當保姆的故事。他說：「我媽去酒吧喝酒，向男人搭訕。她用一個方法確保我的人身安全，避免捲入麻煩，就是把我放進烘衣機。她用一個很重的箱子壓在烘衣機上面，讓我不會跑出去。」這個當媽的，會留下通氣孔，以免幼子窒息。

這些受創的故事幾近荒腔走板，要說好他們的遭遇，我的文字無法擔下此等重責大任。奧斯威辛集中營生還者普利摩·李維（Primo Levi）*寫道：「要感受他人的體驗，其可能性趨近於零，或根本是零……這樣的難處比以前更加刻骨銘心、更加遙不可及。在時間、空間或是內涵上，我們與他人的體驗都天差地別。」

對於遙遠大陸上的悲慘飢荒，我們可以被打動。畢竟對於生理上的飢餓感，哪怕為時不長，每個人都能感同身受。即便如此，要去同理一名成癮者，在情感想像層面上，須下極大工夫。對於受苦受難的孩童，我們固然能很快產生同情，但若我們購物或工作場所的數條街之外，有一個靈魂已經四分五裂、孤立無援的大人，我們就是無法看到他內心的小孩。

李維曾引用金恩·艾莫瑞（Jean Améry）的敘述。艾莫瑞是猶太裔奧地利哲學家，也是一名落入蓋世太保手中的反抗鬥士。這段引言是：「受虐一時，即受虐一世……任何受虐過的人，將永遠無法安身立命……第一道掌摑，打破了對人性的信念，信念隨後崩解，再也無法重拾。」在當年自由解放的戰爭中，落入敵人德國手中時已經成年，是學有所成的知識分子。對艾莫瑞造成創傷的並非是仇敵，而是親人。由此，我們不難想像年少時的艾莫瑞承受的震

驚、喪失的信念，以及墜入深淵的絕望。

固然並非所有成癮源自於受虐或創傷，我十足相信癮頭起來有自，均能追溯痛苦的經歷。傷害，是所有成癮行為的核心。無論是沉迷於賭博、網路、購物還是工作，都存在著前述本質。哪怕傷口沒有深刻烙印，哪怕痛苦沒有撕心裂肺，又或者隱忍不發，但傷害就在那裡。本書後續將針對早期壓力或不良經歷帶來的影響，探討兩者如何在腦部形成成癮的心理與精神機制。

此生無可眷戀

理查（Richard）現年 57 歲，成癮史可回溯自少年時期。經問及仍在用藥的緣由，他回我：「不知道，就只是想填補空虛。生活空空的，很煩悶，沒有方向。」他口中所言，我了然於胸。他說：「我這樣子，快 60 歲了，沒有老婆、沒有小孩，給人很失敗的感覺。這個社會期待你要結婚、有小孩、有工作之類的。古柯鹼可以讓我好好坐著，做一些小事情，像是修壞掉的烤吐司機，讓我覺得沒有一事無成。」這場訪視後不到數個月，理查過世，死因為肺炎、腎癌與用藥過度的綜合影響。

42 歲的凱西（Cathy）對海洛英和古柯鹼成癮。長期離開溫哥華市中心東區後，凱西回到這處骯髒的老地方時已感染 HIV。提及沒有用藥的日子，凱西心心念念的不只是藥物效果，還有尋找毒品的快感，以及毒品的施用程序。她透露：「整整 6 年，我都在渴望。影響到的是生活方式。我覺得我有什麼東西空了。現在我看我四周，我在想當時不見的是什麼東西？我只是不知道自己該怎麼辦。覺得很空虛。」

整體社會瀰漫著一股困乏的空虛感。對於這股空虛，藥物成癮者比多數一般人有著更痛苦的感受，並且幾乎逃脫。其他非藥物成

癮者則費盡心思，壓抑對於空虛的恐懼，或是自外於空虛。當人沒有生活重心時，不好的回憶會湧上心頭，焦慮感使人心煩意亂，惴惴不安或是所謂「無聊」的心理情緒也會油然而生。藥物成癮者不計代價，想擺脫內心的「獨處時刻」；行為成癮者的成癮行為，也是反映對於對這股空虛感的畏懼，只是程度較小。

談到生無可戀的心情，德昆西形容鴉片是強而有力的「反作用劑……厭世時是令人生畏的詛咒」。

人類不單單是「想活下來」的動物，還會想「好好活著」。我們冀望活出生命所有的多采多姿，自由自在、無拘無束。對於探索這個世界，孩童懷抱著真摯、開敞的心胸，對此，大人欣羨著；看到孩童的喜樂與好奇，而大人失去了用開闊眼界看待世界的能力，對此，大人渴求著。

對於成癮者而言，藥物提供了管道，讓他們再次有活著的感覺，哪怕多麼曇花一現。作家里德曾有搶劫銀行的前科，談及初次使用嗎啡時，他如此回憶：「對於平凡，我深感敬畏。」德昆西頌讚鴉片能「催生出歡樂的能量。」

拒絕面對自己的脆弱

卡蘿（Carol）23 歲，居住於波特蘭旅館協會的史丹利分館。她穿有鼻環與唇環，頸部掛著一條黑色十字架鏈，頂著粉紅色的刺蝟頭，一路漸層為棕色的髮捆，在身後落至及肩的高度。卡蘿年輕聰明、心思靈敏，15 歲逃家後開始注射冰毒，也是海洛英成癮者。史丹利分館是她流落街頭五年後的首座安身之處。最近她積極推廣減害，幫助藥友。卡蘿參加多場國際會議，至今多位成癮專家引述其著作。

　　在一次美沙冬約診中，卡蘿說明自身對於冰毒使用經歷的看重。分享的過程中，卡蘿語調緊張、倉促，身體動來動去，這反映了她長期使用刺激物的習慣，並且可能反映了接觸毒品前就有的早發性過動症。她的話頭似乎離不開「一整個」或是「之類的」這些字眼，這點頗能反映出她的世代，以及在求學年紀在街頭討生活的經歷。

　　她說：「你去用藥的時候，或是不管吸什麼，會一整個有一種溫暖的感覺，你真的會開始感到一整個呼吸困難之類的。如果你性生活比較活躍的話，就好像一場不錯的高潮，我腦子沒有真的這樣想，但我的身體會有相同的生理感覺。我不會把這個感覺和性聯想在一起。」

　　「我一整個興奮，像是進入一種什麼狀態之類的……我喜歡玩衣服。溫哥華西端區人沒有很多的時候，我喜歡在晚上去那邊蹓躂，在巷子內晃，哼個歌。街上會有別人不要的東西，我會找找看我要什麼，在那邊尋寶太好玩了。」

　　成癮者依賴藥物重新幻想自己麻木的感覺，這樣的現象並非是青春期的異想天開。麻木本身是情緒障礙的後果，並非是成癮者的心理素質；關鍵在於：內心拒絕面對自己的脆弱。

　　英文「脆弱」（vulnerability）源自拉丁字「vulnerare」，意為「受傷」。這樣的脆弱是人類天性的一環，人無法逃避這樣的脆弱。當痛苦漲大或是變得不可承受時，會形成威脅，影響人正常運作的能力，此時腦部最多只能關閉對於意識的自覺。孩童在無助時，會自動壓抑痛苦情緒，這是孩童的主要防衛機制，可以幫助自己忍受創傷，不至於一發不可收拾，副作用是會全面減弱情緒意識。美國小說家索爾·貝婁（Saul Bellow）著有《奧吉·馬奇的冒險》（The Adventures of Augie March），其中寫道：「每個人都知道，沒有恰到好處、恰入其分的壓抑這種事。當你壓下一件事，勢必波及相連事物。」

在直覺上，我們都知道能對事物產生感受，好過麻木不仁。情緒能催生出主觀上的力量，除此之外，也有重大的生存價值。情緒能導引我們，提供對這個世界的詮釋，以及重大資訊；情緒告訴我們什麼危險、什麼有益，透露什麼對我們的存在產生威脅，什麼又能滋養我們的成長。如果我們沒有了視覺、聽覺、味覺，或無法感知冷熱與生理痛苦，想像一下會如何殘缺不全。情緒封鎖也殊途同歸。情緒是感官機制中不可或缺的一環；我們之所以能成為我們，情緒位居要角。情緒能為生命賦予價值與意義，使生命精采、美好，並具有挑戰性。

逃避脆弱，將全面失去情緒的感受力。我們甚至可能成為情緒的失憶者，在真正感到雀躍或難過時，不復記憶。一股使人不得安寧的空虛感襲來時，我們的感受會是孤立無援、生無可戀，一如前述「困乏的空虛感」。

藥物的神奇力量在於為成癮者提供保護，同時能使成癮者能感受這個世界的精采與意義。有一名年輕女性對古柯鹼和大麻成癮，她的說法是：「並不是我的感官遲鈍了，不是這樣，我的感覺都還打開著，是寬廣的，但是焦慮感沒了，那股煩人的罪惡感也是！」她長期壓抑孩提時代曾有的活潑朝氣，藥物為她重建這股朝氣。

身心形同枯槁

情緒乾涸時，往往也會缺乏體力，有過憂鬱症的人都能體會這點。許多成癮者會苦於生理上的疲勞，而情緒乾涸也是疲憊的主因。其他生理問題不勝枚舉：營養攝取方式使人無精打采；生活型態使人衰弱；染上 HIV、C 型肝炎等疾患與其併發症；以及睡眠型態被打亂。在許多個案中，睡眠問題同樣導因於受虐或被忽略的童年。莫琳（Maureen）為性工作者，對海洛英成癮。她說：「我以前

就睡不好。我到了 29 歲的時候，才知道什麼是一夜好眠」德昆西用鴉片「將垂靡的生物能量維持 24 小時」，現今的成癮者將藥物當作可依靠的能量源。

身懷六甲的病患西莉亞（Celia）曾說：「我戒不掉古柯鹼。HIV 讓我沒有體力。快克可以給我力氣。聖經中有一句：『惟獨他是我的磐石，我的拯救。他是我的高臺。我必不很動搖。』」西莉亞的措辭聽起來像是將這句話進行病態式的重組。

夏洛特（Charlotte）長期使用古柯鹼和海洛英，吸食大麻，坦承沉迷於快速丸。她說：「我喜歡 rush 聞起來和吃起來的味道。我想我這些都用很久了吧，我也不知道……我想，我如果停用會怎樣？我可是靠這些才有體力的。」

葛雷格（Greg）40 出頭，是多種藥物的成癮者。他則說：「大哥，我沒有快克活不下去。我現在沒有來一塊會死。」

我：「你不是沒有來一塊會死，你是來一塊才會死。」葛雷格聞言笑說：「才不會，我可是有一半愛爾蘭，一半印第安血統。」

「是沒錯，這附近有愛爾蘭和印第安血統的人都還活著。」

葛雷格用更歡快的語氣說：「每個人總有一刻會走啊。叫到你的號碼的時候，你就走了。」

前述四位個案並不知道，但除了情緒與生理耗竭形成的惰性之外，還必須面對成癮的腦部生理機制。

古柯鹼能在主要腦部迴路中，增加回饋性的化學多巴胺數量，藉此產生欣快感，對於動機以及生心理能量是不可或缺的，這部分將於後續章節將探討。人類攝入外部物質，形同以人工方式增高多巴胺濃度，隨後體內會充滿多巴胺。針對多巴胺，腦部本身的各類分泌機制將因此較不活躍。這些機制無法全能運作後，將轉而倚靠人工補充物。只有多達數月的戒斷，才能讓內部固有的多巴胺產生

機制再次運作，而與此同時，成癮者將經歷情緒面與生理面的極端耗竭。

　　奧布瑞（Aubrey）是一名高個子男性，四肢細長，獨來獨往。將屆中年的他，也是古柯鹼成癮者。奧布瑞老是面帶憂愁，往往語帶無奈與懊悔。如果沒有施用藥物，他會覺得自己身為人並不完整，並且失去能力。這一項自我概念無關乎奧布瑞到底擁有什麼能力，與其密切相關的是他童年時期的形成經驗。從奧布瑞的自我評估來看，他感到不足，感覺自己是失敗者，這樣的自我感受，早在接觸藥物前便形塑他的人格。

　　奧布瑞說：「8 年級後，我的成長過程就離不開毒品了。我嗑藥的時候，會發現自己和其他小孩才能合得來……對，這點很重要，就是要合得來。你聽我說，小時候找人踢足球，我老是最後一個才被挑到。」

　　奧布瑞續道：「你聽我說，我待過很多看守所，很多時候都在 4 成 8 米的小房間裡面度過，所以我常常都是靠自己，在那以前也是這樣。你聽我說，我童年很坎坷，寄養家庭換來換去，好像貨物一樣被踢來踢去啊。」

　　我問：「你幾歲被送到寄養家庭？」

　　「大概 11 歲。我爸被卡車撞到，死了。我媽無法顧好每個小孩，加拿大兒童保護機構伸出援手。我是長子，所以我被帶走。我有兩個弟弟，沒有被送走。」

　　「小時候太過動」，母親應付不瑕，是奧布瑞認為當初被挑中送取寄養的原因。

　　「我在那邊待 5 年。其實，所謂那邊，也不只一個地方。講白了，我被當寄養人球。一個寄養家庭大概留我一年吧，然後發現養不下去……我就得去下一個地方。」

「這樣被他們轉來轉去，你有什麼感受？」

「很受傷，我覺得沒有人要我。我那個時候還很小……感覺就像我是沒人要的小孩。就算在學校也是，在學校是修女教書，但我一直都沒學會讀、學會寫，什麼都沒學到。她們只是把我從一個班趕到下一個班……她們老是有理由教訓我，她們會把我帶出教室，讓我和 4、5 歲大的學童同班……就是這樣，我感到不舒服，對我來講太難受了，我覺得自己很笨。我身邊是一群小小孩，他們會盯著我看。老師在台上教拼字……同學會拼，我不會……這些心情我都不敢跟別人說。那是我這輩子最長的一段不敢跟別人講話的日子……我連跟別人說話都沒辦法。我會結巴，我很難自己把話講清楚。這些我都悶在心裡很長一段時間。當我過動的時候，我不能好好講話……」

「說來奇怪，古柯鹼會讓我平靜*。我一天抽 5、6 捲大麻。大麻也可以讓我放鬆，讓我不那麼焦慮。到頭來，我就是靠這些東西讓自己鬆下來。就是這樣，我的人生這樣走過來的。我會抽一卷大麻，然後上床睡覺。」

藥物讓我更像個人

雪莉（Shirley）40 來歲，同時對鴉片劑和興奮劑成癮，這些藥物常見的併發症也困擾著她。雪莉也坦承若未施用藥物，會有一股不足感，並將古柯鹼視為生活的必需品。雪莉表示：「我第一次用的時候是 13 歲。古柯鹼帶走幾乎所有的壓抑感，還有焦慮、不足的感覺，所謂足或不足，我指的是對自己本身的感覺，我想這樣形容比較貼切吧。」

我問：「妳所謂的壓抑感，是什麼意思？」

「壓抑感……很像是一對男女剛認識，不知道什麼時候該接吻

的尷尬感，至少給我這樣的感受。（用藥）會讓我覺得每件事情變得比較簡單……你的動作變得更輕鬆，所以不會再感到尷尬。」

談到一時沉迷於古柯鹼的知名人物，當屬年輕時的心理學家佛洛伊德（Sigmund Freud）。據佛洛伊德本人的說法，他依賴古柯鹼「控制他間歇性的憂鬱心情，讓自己更全面感受是健全的人，並且自覺更像個男人。」對於古柯鹼可能帶來的藥物依存性問題，佛洛伊德慢了半拍才接受這項事實。

古柯鹼能增強自我感受，也能使社交互動更為容易，奧布瑞和雪莉兩人都對此點背書。奧布瑞說：「我感到低落的時候，我會用古柯鹼，用了之後會脫胎換骨。現在我在跟你講話，如果有用古柯鹼，我嗨起來後，我會談得更投入；我講話會更清楚；整個人會清醒；讓我更容易看清楚別人；我會更能和人聊起來，通常我沒什麼興趣和別人聊天也因為這樣，大部分的時間我不想和其他人在一起。我沒有那個動力。我習慣自己待在房間。」

根據許多成癮者的自我評估，他們頭腦清醒時會難以忍受孤獨感，相較之下，藥物則能增進他們的社交能力，這一點感受大同小異。一名使用冰毒的年輕男性說：「冰毒讓我想講話，讓我敞開心胸；我會變得友善。我從來沒有像這樣正常講話過。」對於長年有孤寂感的人而言，我們不應低估他們想要逃離孤獨牢籠的絕望感。這邊談論的，並非是司空見慣的內向害羞，而是發自內心深處的孤獨感，這種孤獨感源自於孩提時代早期遭照顧者排斥的經歷，有此感受的人都會承受前述的孤獨感。

妮可（Nicole）年紀 50 出頭。她來我的門診 5 年後才首吐心聲，表示她青少年時期反覆遭親父強暴。妮可也有 HIV，在病毒的摧殘下，臀部感染多年，使她不良於行，需拄著拐杖。妮可說：「用藥之後，我比較能和人社交，變得比較健談、有信心。我平常的樣子是怯生生的，很內斂，別人對我比較沒有印象，我不會去跟人攀談。」

沒有藥嗑的日子

儘管成癮的災難性後果為數眾多，另一類根深蒂固的心態滲透了成癮者的內在：成癮者無法看到自己的其他可能性。在成癮者牢不可破的認知中，自己是一名成癮者。成癮者展望未來時，無法和這樣的自我形象脫鉤。對於成癮的代價，哪怕成癮者多有自知之明，仍會恐懼沒有藥癮的人生，如同代表失去了自我。在他自己的心中，他所知的自己會不復存在。

卡蘿表示，冰毒的效果使她能以嶄新、正面的方式體驗自我。她說：「（用了之後）我覺得自己更聰明了，好像一道水閘，留住所有的資訊，有什麼東西在我的腦中打開……開啟我的創造力……」針對 8 年的安非他命成癮史，經問及是否有一絲懊悔時，卡蘿很快給了回應：「不算吧，因為安非他命成就了現在的我。」此話固然耐人尋味，但根據卡蘿的觀點，使用藥物能幫助她逃離受虐的原生家庭，挺過多年的街頭生活，使她和有類似經歷的一群人產生連結。這和許多冰毒使用者的想法如出一轍，冰毒為年輕的街友提供多項助益。令人玩味的是，冰毒可以在短期內讓藥友更能活過自己的人生。在街頭夜宿很難一夜安寢，冰毒能讓使用者保持警醒。沒錢吃飯·這不成問題，因為冰毒可以抑制食慾。又累又沒體力？冰毒能提供源源不絕的活力。

克里斯（Chris）有一種促狹的幽默感，這點使他人見人愛。他壯碩的手臂，炫耀著琳瑯滿目的刺青。數個月前，克里斯服完一年刑期，重新展開美沙冬療程。在溫哥華市中心東區，他為自己博了個「斷趾手」的渾名，這個怪異的名號，據傳源自他的過去，他曾將一柄又利又重的工業用刀摔到別人的腳上。克里斯鐵了心要持續注射冰毒，他說：「可以幫我集中精神。」無庸置疑，他終其一生有注意力不足症（ADHD），他接受診斷，但拒絕治療。他回憶起我們數年前的一場對話，傻笑著說：「這醫師很聰明，有一次跟我說我自己在給自己開藥。」

克里斯最近為了「一紙」海洛英在街頭動粗，臉骨一處骨折，來到我的診間。如果患部再高個一吋，他的左眼就不保了。經問及這一切是否值得，克里斯回我：「我不會戒掉的，我知道吸毒聽起來很廢，不過我喜歡現在的自己。」

「你被別人用金屬管痛毆臉部，現在坐在這裡，然後你還跟我說你喜歡現在的自己？」

「是沒錯啦，不過我就是喜歡現在的自己。我的綽號可是『斷趾手』，我對藥物成癮，然後我是好人。」

溫水裡的青蛙

過幾年即屆不惑的傑克（Jake）對鴉片劑成癮，是古柯鹼重度使用者，正在接受美沙冬療程。傑克臉上帶著金色鬍渣，肢體動作豐富，頭上的黑色棒球帽以隨性瀟灑的低角度蓋過眼睛，看起來倒是比實際年齡小了 10 歲。一天，我對他說：「你最近打很多古柯鹼喔。」

「因為很難擺脫啊。」他回答我的時後露出大齒縫，咧著嘴笑。

「你把古柯鹼講得好像是某種在追殺你的野生動物，你才是主動追趕的那一方。你幹嘛要打？」

「古柯鹼可以消除我在這裡的不安感，幫我做所有事情。」

「所有事情是指？」

「責任，我想你可以這麼形容吧——責任。我嗑藥以來，都不在乎責任……年紀大了後，我開始關心養老津貼之類的東西。不過現在，我只關心我的老伴。」

「老伴……」

「對啊，我把古柯鹼看作我的老伴，是我的家人了，是我的另一半。我有一年沒看到我的家人，我也懶得管，因為我現在有我的老伴。」

「所以古柯鹼是你的生命。」

「對，古柯鹼是我的生命……跟我的家人比起來，我更在乎我的藥。過去 15 年來都是這樣……已經離不開我每天的生活了……我不曉得沒有嗑藥怎麼活。你拿走的話，我不知道我該怎麼辦……如果要改變我，讓我像一般人生活，我不知道怎麼去活著。我有過一般人的生活，那給我的感覺是我不知道怎麼回去。我不知道……我就是沒有這樣的意志，我不知道怎麼辦。」

「動機呢？你不想要一般人的生活嗎？」

「不，不太想。」傑克語氣平靜、哀傷。

我相信他言不由衷。我認為在他內心深處，對於人生的完整和健全存在著一股渴望。對他而言，承認這股渴望會過於痛苦。他的眼神透露出，痛苦來自遙不可及。傑克對於自己的癮頭產生極大共鳴，甚至不奢望去想像戒癮後的自己。傑克說：「嗑藥讓我感覺就是日常生活，和一般人的生活方式沒兩樣，對我來講很正常。」

我對傑克說，這讓我想到溫水煮青蛙：「聽說你把青蛙丟到熱水內，牠會跳出來；如果把同樣一隻青蛙丟到室溫的水，然後不斷加熱，因為慢慢習慣溫度，會被煮到死。因為他把高水溫當成是正常的。」

「如果你在過一般人的生活，然後有人跟你說『嘿，你可以在市中心東區那邊整天找藥，一天花 3、400 加幣搞快克來嗑』你會覺得『啥？你瘋了嗎？我不要這樣！』但你已經這樣生活很久以後，對你來講就變正常了。」

傑克接著亮出雙手和臂膀，一處發炎紅腫的部位上布滿鱗片狀

的銀屑。更顯眼的是,他的乾癬正在發作。他問:「你可以把我轉到皮膚科嗎?」

我回:「可以,但是上次我幫你轉之後,你沒有到診。如果你這次又爽約,我以後不會再幫你轉。」

「醫生,我會去,別擔心,我會去的。」

我給了美沙冬的處方,以及傑克需要的皮膚藥膏。寒暄了一會後,傑克離開診間。他是我當天的最後一位病患。

數分鐘後,我正要確認語音訊息,有人敲了診間的門。我將門半開,敲門的是傑克,他到了波特蘭旅館後又折返,想告訴我一件事情:「跟你說,你剛剛說得很對。」傑克再次咧著嘴笑。

「什麼事情很對?」

「你剛剛講的那隻青蛙啊,我就是那隻青蛙。」

---

* 原文「narcotic」廣義上指任何違禁藥物。本書則採醫學術語的狹義用法,僅指類鴉片藥物,包括提煉自亞洲罌粟的海洛英和嗎啡,同時也指合成的類鴉片藥物,如羥二氫可待因酮(oxycodone)。

* 針對古柯鹼或冰毒等有興奮效果的藥物,若病患通報有鎮定效果,則幾乎可以確定該病患有注意力不足過動症(ADHD)。請參見本書附錄 II。

4 你不會相信我的生命故事

瑟琳娜這位年輕的美洲原住民女性，
過去三十年來的人生背負著世世代代給她的壓迫性折磨。

同理心到哪去了？

「麥特，你不會相信我的遭遇。我沒有一句話在騙你。」

「你覺得我會不信妳嗎？」

瑟琳娜（Serena）對我擺了又無奈又不服的表情。這位高個子的美洲原住民，頂著一頭烏髮，削瘦的面容永遠一臉厭世。雖然瑟琳娜很會突然搞熱場子，但滿臉歡顏時，眼神仍不掩哀戚。剛屆而立之年的她，人生幾乎大半輩子都在溫哥華市中心東區嗑藥度過。

我心想，我在這邊工作，還有什麼遭遇沒有聽過？之後全神傾聽她的娓娓道來，我才感到慚愧。

瑟琳娜並未立刻娓娓道來。她原本因為美沙冬療程來到我的診間，時不時就用頭痛或背痛當藉口，誘使我開立其他類鴉片藥物。我拒絕後，她也不跟我爭辯，只是聳著肩膀說：「好吧。」語氣平靜。兩年前的一天，她來到我的診間，要求開立美沙冬來「擋一下」，她意思是先開數天分的劑量，而非每天早上在藥師的面前喝下美沙冬。她語調平緩地說：「我外婆在基洛納（位於溫哥華西邊的小鎮）過世。我要回家奔喪。」

溫哥華市中心東區的成癮者往往會要求開立長天數的美沙冬，用於非法目的，例如轉售美沙冬，或是注射美沙冬以獲得更大快感。某些成癮者雖然會去藥局當場服用，但並未吞嚥全部劑量，而是藏在口腔中，之後吐在咖啡杯裡。吐出來的美沙冬化身為商品，

買家倒是不畏傳染疾病的風險，想都沒想就喝下混有他人唾液的美沙冬。病患從藥師手上取藥後，藥師會期望全程目睹服藥過程，但往往事與願違，美沙冬總是會在街上出售。

我回瑟琳娜：「在我開藥讓妳帶回家前，我要先確認好這件事。妳外婆的醫生是誰？」她語氣堅定，給了我醫生的名字。當瑟琳娜坐在我的診間安靜等待時，我致電位於基洛納的那位醫生。我的同事在話筒中說：「病患的姓是 B 開頭。喔，好的，您是說您今天早上看到她的時候，她還活得好好的。」

我跟瑟琳娜說：「聽到沒。」瑟琳娜身不動，面不窘，接著聳了一下肩頭，說了聲：「好吧，我是聽說她死了啦。」，便準備離去。來我門診的成癮病患，他們說謊時會流露童稚般滿不在乎的神情，一直以來我常常對此感到訝異。瑟琳娜對我耍的計謀只是小兒科把戲，而在她處心積慮的把戲中，這只是一個小心機。比起來，玩躲貓貓被抓到，比當場被我戳破還丟臉。

為瑟琳娜提供的 HIV 照護，向來是我和她之間醫病角力的一塊，原因在於她習於拒絕血檢。我會對她解釋：「我如果不知道妳的免疫系統狀態，就無法知道妳需要什麼治療。」有一次，我心灰意冷之餘，曾用停開美沙冬作為威脅，強迫她接受血檢。一週後，我放棄我的堅持，順便向瑟琳娜道歉：「我沒有權力強迫你。美沙冬療法和 HIV 沒有關係。不管妳要不要去抽血，都是妳的選擇。我只能提供我最好的建議，很抱歉。」瑟琳娜說：「麥特，謝謝你。我只是不喜歡被人控制。」不久後，她自願接受血檢。至今，她的免疫相關數值夠高，不需要開立抗病毒藥物。

控制的問題相當棘手。論無力感，溫哥華市中心東區的藥物成癮者，是藥友中感受最準確的。即便是一般市民，也認為難以挑戰醫療權威，其中理由為數眾多，包括文化上與心理上的考量。身為權威，醫師會催生內心深處的無力感，這股無力感從孩提時代就潛

藏我們許多人的內心中。即使是我自己，在醫療受訓完成後多年，我仍有那種感受。然而，以藥物成癮者的個案來說，無力感貨真價實、顯而易見，在當下能充分感受。個體從事非法活動來支持自己的藥癮，而這樣的藥癮也是非法的；藥友的所作所為都受限於各類法律、法規和條例。我有時候會浮現一個想法：以診間成癮病患的角度而言，我身為醫師，還要身兼偵探、檢察官和法官的工作；我不但要治療，還得協助落實法律。

溫哥華市中心東區的成癮者多數社會地位卑微，出入法庭與監獄可說家常便飯，他們並不習慣直接挑戰權威。醫師開立的美沙冬療法，是成癮者的海上浮木，成癮者沒有立場去挑戰。如果成癮者不喜歡醫師，並沒有太大的轉診自由，溫哥華市區的醫護單位並不熱衷於接收其他地方的「問題」個案。在許多成癮者眼中，醫療人員妄自尊大、不尊重他人感受時，會流露出「不爽別來」的權威感。成癮者會用挖苦的語氣談及這類醫療人員。每一次對抗權威時，無論對象是醫師、護理師、警察還是醫院警衛，成癮者幾乎都是孤立無援的，沒有人會接納成癮者的言論，即使接納，也不會採取實際作為。

權力的存在勢所必至，權力的傾圮亦然。在波特蘭旅館，我會陷入於在其他情境中不會允許自己該有的行為。不久以前，另一位美洲原住民病患來到我的診間，這名年輕女性同樣依賴美沙冬，並且患有 HIV。本書暫稱她為辛蒂（Cindy）。診視結束，我打開門時，致電給就在我隔壁辦公的護理師金：「請幫辛蒂抽血，檢查她的 HIV 指數，還有尿檢也要。」候診區有數位病患在等診，我的話也傳到他們耳裡。辛蒂一臉受到傷害的表情，低聲責備我：「你不應該講這麼大聲。」我聞言感到驚訝。來到溫哥華市中心東區服務前，我以「受人尊敬的」家醫身分執業 20 年，對我而言，過去的我常常不假思索，以如此麻木不仁的方式揭露他人隱私，以如此明目張膽的形式傷害他人自尊。我掩門，同意她的指責，語帶懊悔：

「我剛剛很大聲,真的很蠢。」辛蒂尖銳回應,但語氣已經有些和緩:「沒錯,真的很蠢。」我立刻感謝她的直言不諱。辛蒂起身離開時說:「我討厭被每個人逼。」

醫病權力不對等

在溫哥華市中心東區,極度的權力不對等來自更深層的因素,使得醫病關係並不樂觀。這項問題並非當地才有,但在市中心東區幾乎隨處可見。對於遭到虐待或是忽視的兒童,恐懼和不信任感會深深刻入正在發育的腦部迴路中。他們感到恐懼和不信任的對象是擁有權力的人,特別是照顧他們的人。這樣驚恐感會在內心根深蒂固,而成癮者和教師、寄養家庭的父母、法律體制或是醫療界的人士等權力人物往來時,若產生負面感受,會深化驚恐感。我和個案互動時,無論我是語氣尖銳、漠不關心時,還是名為好意、實則強迫,我都會不知不覺的披上權威人士的外衣,這些權威人士在數十年前,都曾使這些個案受傷和驚恐。

前述原因林林總總,加上其他因素,使得瑟琳娜在本能上抗拒我進入她的內心世界。瑟琳娜今天對我的要求,會有損於我們之間的信任,但更多的是深化她當下的絕望感。

瑟琳娜開啟話頭:「你可以開給我抗憂鬱的藥嗎? 3個月前,我外婆在基洛納過世了。我一直在想回去陪她。」

「妳意思是自殺嗎?」

「不是自殺,只是想吃一些藥……」

「那就是自殺。」

「我不會用這個說法。只是像去睡覺……不再醒來而已。」瑟

琳娜看起來一蹶不振、鬱鬱寡歡。這一回，她所言不虛。

我說：「跟我說一下妳外婆的事情。」

「她 65 歲。我媽生下我之後，就立刻把我丟在醫院，從那時候起，就是我外婆把我帶大。當時社工還必須打電話給我外婆，告訴她如果再不來簽文件，我就會被帶到寄養家庭。」後續的整場談話中，瑟琳娜因哀傷的打擊聲淚俱下，語帶哽咽，她的淚珠只能斷斷續續流下。

「然後，我外婆幫我帶我女兒，從 1 歲時開始帶。」瑟琳娜有一個小孩，現在已經 14 歲，是她在 15 歲的時候生下的。瑟琳娜的母親現在 40 多歲，也是我的病患，在 16 歲時生下瑟琳娜，隨即棄養。瑟琳娜的母親和男友同居，住處即為瑟琳娜居住的同一間喜士定旅館。

「妳女兒現在呢？」

「和葛拉蒂姨婆（Aunt Gladys）在一起。她應該過得很好吧。我外婆死後，她開始用安非他命和其他類似的藥……」

「她養我，她也養我的兄弟姊妹凱勒（Caleb）和德芙娜（Devona），其實他們是表親，但我們像親兄弟姊妹一樣一起長大。」

「她給妳什麼樣的家庭？」

「她給我一個完美的家庭，直到我離家，去找我媽。當初我會來這邊，就是來找我媽的。」可憐的瑟琳娜繼續述說她的故事，她口中的「完美家庭」也血淋淋地現形。

「在那之前，妳有看過妳母親嗎？」

「從來沒有。」

「妳之前有用過藥嗎？」

「我到這邊找我媽之後才開始用。」

瑟琳娜的坐姿紋風不動，頂多右手的動作輕輕點到眼睛。陽光從她身後的窗戶流瀉至診間，使她的臉帶有仁慈的朦朧感。

「我 15 歲的時候生下我的女兒。男方是我阿姨男朋友還誰。他會調戲我，如果我說了什麼，他一定會揍我阿姨。」

「我懂。」

「麥特，你不會相信我的遭遇。我沒有一句話在騙你。」

「你覺得我會不信妳嗎？」

隨後是片刻的沉默，於此同時，我想起了她兩年前曾謊稱外婆過世一事，從那時候起，我不將瑟琳娜視為使手段騙取藥物的人。以自己對他人行為的詮釋去定義並分類他人，這是符合人性的缺點，卻也是不人道的，而我也會落入這樣的缺點之中。我們有限的交流經驗，以及我們的各項判斷，會形塑我們對一個人的想法和感受。過去在我的眼裡，瑟琳娜不斷索藥，造成困擾，她只不過是一個這樣的成癮者，我從沒想過她身為人，一直承載著難以想像的悲痛，並且只會以不足為外的方式，來安撫和寬慰那樣的悲痛。

我並未總是陷入於那樣的泥淖中。我時進時退，關鍵在於我當下的人生狀態。當我疲憊、感到壓力時，或是更有甚者，當我沒有以正直的態度為人處世時，我會較容易做出蒙昧的判斷和論據，這些判斷和論據會侷限我對他人的見解。此時，我的成癮症個案會以更敏銳的方式，感受到醫病之間的權力不對等。

瑟琳娜繼續話題：「我來到喜士定街的時候 15 歲，口袋裡有 500 加幣，是我存起來吃飯用的，在我找到我媽前，這些錢還安然無恙。我花了一個禮拜找到她的下落，那個時候還剩大概 400 加幣。她發現我身上有錢的時候，拿一根針紮在我的手臂上。不到 4 小時，那 400 元就沒了。」

「所以那是妳第一次用海洛英嗎？」

「對。」好一段時間默不作聲，只有瑟琳娜企圖壓抑的低沉哭泣聲打斷沉默。

「然後她出賣我，在我睡覺的時候讓一個人渣侵犯我，他很肥、身材高大。」瑟琳娜的話語，聽起來像無助的小孩控訴沉痛的悲鳴。「她是我媽，我愛她，但我們的母女不親。我會叫『媽』的人，只有我外婆。現在她走了。不管我是死是活，她都是唯一關心我的人。如果我今天死了，沒人會在乎……」

「我必須讓她走。我一直綁住她。」

瑟琳娜看出我的不解，隨後說明：「所謂『我沒有讓她走』，我的意思是，在我們原住民的傳統中，我們必須讓靈魂離開。如果沒有的話，靈魂會跟著我們，被困住。」

在瑟琳娜的感受中，外婆是至今唯一愛她、接納她、支持她的人。我推論她幾乎無法放下了。我問：「如果說，妳遇到另外一個人，那個人真的愛妳、關心妳呢？」

「沒有這種人，不會有的。」

「妳肯定？」

「會是誰？我自己嗎？上帝？」

「我不曉得，可能兩個都算吧。」

瑟琳娜的聲音因為悲傷變調：「你知道我怎麼看上帝嗎？這個讓壞人活著、好人離開的上帝是誰？」

「妳自己呢？妳呢？」

「如果我夠堅強的話，我會讓她走。我有嗑藥問題，我自身難保。麥特，我試過很多次了，我一試再試。我戒過 4 個月、戒過 5 個月、戒過半年、戒過一年，但每次都還是回來嗑藥。這裡是我唯

一覺得安全的地方。」

　　加拿大溫哥華的市中心東區，是「我們的家園，我們的故鄉」，事實上，這個充斥成癮、疾病、暴力、貧窮和性剝削的地方，是唯一給她任何安全感的地方。

痛苦會代代相傳

　　瑟琳娜的認知中，她的人生有兩個家：在基洛納的奶奶家，以及在溫哥華東喜士定區要倒不倒的那個家。瑟琳娜說：「我在基洛納沒有安全感。我的叔叔和爺爺會猥褻我。嗑藥能讓我不去想發生什麼事情。然後我的爺爺還一直叫我奶奶跟我說，叫我要回去，要原諒和忘記以前的事。他說：『如果妳想回來基洛納，在全家人面前好好把話講開，沒問題的』。他媽的把什麼話講開？他在講什麼？一切都完了，結束了，沒有回去的餘地。我爺爺不能忘記和改變他對我做的好事；我的叔叔不能改變他對我做的好事。」

　　瑟琳娜 7 歲首遭性侵，持續至 15 歲誕下一女時。這段時間，她一直在尋找自己的弟妹。

　　「我當時也要保護我的弟弟和妹妹，我會把他們藏在地下室，然後留 4、5 罐嬰兒食品在那邊。他們那個時候還在穿尿布呢。我11 歲的時候，拒絕爺爺的性侵害，但是他說如果我沒有照他的話做，他也會對迦勒下手。迦勒那一年才 8 歲。」

　　「喔，天啊！」我不禁如此脫口而出。在溫哥華市中心東區工作這些年後，我還能感到驚訝，倒還算是萬幸。

　　「妳奶奶沒有保護妳？」

　　「她無能為力。她酒喝太多，後來才戒酒。我奶奶以前一大早

就喝酒。到我生女兒之後，她才戒酒。」

多年後，迦勒遭到殺害。兇手是 3 個表親，他們在發酒瘋的時候毆打迦勒，將他淹死。瑟琳娜說：「我到現在還是無法相信我弟弟死了，我們小時候感情很好。」

到頭來，這就是瑟琳娜口中的完美家庭。奶奶將瑟琳娜拉拔長大，對孫女的關愛固然無庸置疑，但對於保護孫女完全束手無策，無法讓瑟琳娜免於家中男性的魔爪，也無法保護自己，不受到酒精荼毒。這位已經離世的奶奶，過去是瑟琳娜在這個世界上唯一的依歸，為她提供持久、慰藉的愛。

「妳有和任何人談過這段過去嗎？」在溫哥華市中心東區，這問題幾乎形同自問自答。

「沒有，我信不過任何人……和我媽也談不來。我和我媽的互動不像母女。我們住在同一棟旅館，可是幾乎不會打交道。她會假裝沒看到我。這傷我很深。」

「我什麼方法都用過了，就是沒有辦法。多年來，我一直設法增進母女的互動。她唯一會接近我的時候，是看我身上有沒有藥或錢。她只有在這時候才會說『女兒，我愛妳』。」我皺了一下眉頭。

「只有在這種時候，麥特，在這種關頭才會。」

不用想也知道，如果瑟琳娜的母親傾訴自己的人生故事，她所遭遇的痛楚和女兒會不相上下。在溫哥華市中心東區，痛苦會代代相傳。我的病患無論男女，他們吐露心聲時有一項幾乎異口同聲的特點，那就是最大煎熬並非是受虐的過往，而是丟下親生骨肉一事。他們永遠無法原諒自己拋兒棄女。談到這事時，他們會落下酸楚的眼淚，持續用藥也是為了淡化這類回憶的衝擊。瑟琳娜本身在我的診間傾訴時，對於遭她忽視的女兒，以及對於目前使用冰毒一事，都三緘其口。痛苦會帶來痛苦。

當醫者無能為力時

一如往常，如果單一病患的看診時間過長，候診區的民眾會發出嘈雜的抗議聲。「看快點，我們也要開美沙冬耶！」一位病患以粗啞的聲音喊著。瑟琳娜扯開喉嚨：「你們給我閉嘴！」她內心的傷口的怒氣隨著這句咆哮一起爆發。我的頭伸出門外，安撫眾人的焦慮。

我同意為瑟琳娜開立抗憂鬱藥，並說明療效和副作用的存在與否，將因服用者的個人體質而有變化，再告知若目前的藥物無效，也還有其他藥物選擇。我將處方遞給她，在我的內心搜尋，尋找適用的安慰字眼，以幫助平撫她內心承受的煎熬。話是浮上心頭了，但我先攔住話頭。

「妳的遭遇非常可怕，沒有其他字眼可以去多說什麼；任何人、任何小孩要去承受這一切，是多麼可怕、多麼不公平的事，光是要去承認這一點，就無法讓我多說什麼了。但如果要說有誰失去一切希望，我還是不能接受這樣的說法。我相信每個人都有一股自然的力量，還有與生俱來的盡善盡美。就算充滿恐怖、充滿傷疤，那股力量和盡善盡美都還在。」

「希望我能找到。」瑟琳娜語帶哽咽，幾乎聽不到聲音，我得讀唇才知其意。

「妳有的，我看到了。我不能為妳證明，但是我看到了。」

「我有去幫我自己證明過，沒有成功。」

「我知道，妳試過了，沒有用，所以你回來我這裡。過程非常困難，應該要有更多助力。」最後我告訴瑟琳娜一事，即憂鬱者會對一切感到絕對的絕望：「所謂憂鬱，就是這麼一回事。我安排兩個禮拜後回診，我們再看看那藥對妳有沒有效。」

此時此地，我對幫助這個人的無能為力、曾經的妄自尊大感到

慚愧。在溫哥華市中心東區，成癮病患的經歷都帶有污點，每一段故事都在訴說每一位個體獨特的存在，因此從來就無法說閱歷豐富。更加慚愧的是，我竟然會低估瑟琳娜的背景，以及她身為人所發出的微弱光芒。我認定瑟琳娜只是想從藥物尋求喘息，熬過過往的痛苦，這樣的我有何資格去論斷她？

　　各文化傳統中的靈性教誨都會囑咐我們要去覺察每個人的神性。「Namaste」是梵文中神聖的問候語，意指：「用我內在的神性，禮敬你內在的神性」。神性？現在要去看到人性都十分有難度了。這位年輕的美洲原住民女性，過去 30 年來的人生背負著世代給她的壓迫性折磨。對她，我能提供什麼？答案只是每天早上一顆抗憂鬱藥，連同美沙冬一起開立，以及一個月不到 3 次、每次半小時的門診。

5 安琪拉的爺爺

安琪拉的爺爺繼承了我們族裡所有祖靈的力量。
我們能預知死亡、看到祖靈、看到未來、看到死後的世界。

傳承家族的天賦

　　落落大方的氣質加上一頭烏黑長髮在肩頭如波浪擺動，安琪拉・麥克道爾（Angela McDowell）是海岸薩利希語原住民族酋長女兒，在溫哥華市中心東區過著放逐者的生活。她的左頰上，有一道長傷疤水平劃過。安琪拉用陳述事實般的口氣對我說：「我搬到日出旅館的時候，有一個女的把我割傷。」

　　如果安琪拉有安排行程，她總是會遲到。安琪拉常常會在戒斷美沙冬數天後，不是到診間請我開立美沙冬，就是到街頭找海洛英來打管。

　　安琪拉會寫詩，她將文字寫在粉紅色的筆記本內，書脊為金屬線圈材質。她的詩意透過每一頁的手寫字跡充分展現，童稚的韻腳寫出希望和失去、孤寂和可能。我感覺其中有一些詩句格外真摯。「我們有癮頭，我們奮鬥；我們有光芒，我們發亮。」在一首詩的末段，她針對街頭低聲下氣討藥的日子，寫下這句誓言。我納悶了，這些詩句是她的真實感受？還是辭溢乎情？

　　即便如此，我能看到她在某些方面的真摯，是她在真摯處瞥見的真實，為她的詩句賦予真切。安琪拉很久以前體驗的喜樂，體現在那一抹能點亮世界的微笑。當她張開雙唇微笑或是大笑時，那兩排皓齒在這座毒窟格外亮眼。她的眼睛露出笑意時，臉部的皺紋緩了，傷疤也淡了。一天，她說：「我身體有治療的能量。我聽過祖

靈的聲音，我小時候有非常強的靈力。」

　　安琪拉由爺爺帶大，成長過程還有她的兄弟姊妹。安琪拉的爺爺是部落的大巫師。「我爺爺是麥克道爾一族的最後血脈。我爺爺的兄弟和表親叔姨那一輩被殺光了，所以我的爺爺在他很小的時候就被送到寄宿學校，由校方撫養。長大後，他和我奶奶結婚，從一而終。他們一共生了 11 個女兒、3 個兒子。我爺爺繼承了我們族裡所有祖靈的力量。每一處原住民保留區都有自己的靈力和祖靈。以我們海岸薩利希語族來說，我們有一種天賦，我不知道怎麼形容，我們能預知死亡、看到祖靈、看到未來、看到死後的世界。」她語畢搖頭，彷彿在回應我的納悶。安琪拉續道：「看到的時候，不是像在看一個很清楚的畫面，比較像是從眼角那邊看到個什麼東西。這是我從家族傳承來的天賦。」

聽著鼓聲入神了

　　安琪拉的爺爺在她 7 歲時辭世。在過世前一年，她爺爺開始探究子孫輩之中，誰繼承了這項天賦。「他必須幫我們作好準備，面對他的離去，他要看後代之中，誰是被選中的那個人。那一年，我們每天都會去河邊，在同一個地方用雪松淨身。每個小孩都不例外。」

　　史蒂芬・里德的經歷包含作家、文化評論者、藥物成癮者和銀行搶匪。他曾對我說明「靈浴」，這是海岸薩利希語族的神聖儀式，參加者用冷水和雪松葉淨身。於監獄服刑後，他目前進攻學業，同學之中還有一名薩利希族的訪問耆老。對於獲准參加靈浴，里德感到十分光榮。從里德和安琪拉的描述聽來，這項淨化靈魂的儀式過程很艱辛。

　　晚冬的清晨 5 點，安琪拉的爺爺偕同愛妻，帶著子孫輩來到河

畔雪松林的台座。夏冬兩季，孩子們會躺在河岸，一絲不掛。身為巫師的爺爺開始吟誦，奶奶則於晨曦之中，折斷向陽處的小樹枝。此時萬籟俱寂，但有樹葉窸窣，有流水淙淙。安琪拉的奶奶接著將樹枝浸入湍冷的河水中，用蘸了水的樹枝為孩子們刷淨身體。安琪拉說：「她把我們的身體洗乾淨、刷乾淨，護佑我們的成年生活。這樣是幫我們為以後的人生做好準備，我們才不會骨折，生病的時候也能快點好起來。這個儀式也能幫我爺爺找出哪一個孩子具有繼承靈力的資質。我們的所有祖靈都會進入那個被選中的孩子身上。」

「你爺爺怎麼發現誰有資質？」

「河水很冰，你躺在水裡，感覺很像被剝了一層皮。對一個小孩來說，那不是鬧著玩的。我們不相信我爺爺說的話，可是過沒多久，我聽到鼓聲，那是原住民的鼓聲。過了一會，那個聲音讓我感到平靜，那是我聽到的聲音。我的爺爺在祝禱，我奶奶在幫我淨身，這時候我能聽到鼓聲。身體很冷，我們還不能起身。我判斷出一件事情，就是不去注意身體的感覺，才是我熬過去的唯一方法；我要去聽那個鼓聲，讓鼓聲持續下去。鼓聲一直繼續，開始下雪了，我開始聽到歌聲，那聲音很平、很靜、很美，歌詞是我沒有聽過的語言。說來奇怪，我那個時候還不知道怎麼說海岸薩利希語族的族語，但是我在那裡跟著唱。」

安琪拉的故事聽得我入神，同時帶有一絲迷濛的嚮往，感到和過去的世代之間有一塊失去的連結。我的人生中，沒有祖父母輩的回憶。安琪拉深信傳統和靈的世界，她聽過祖靈的聲音。我閱讀古人的作品，但耳裡聽到的只有自己的想法。

一天，安琪拉的奶奶用雪松葉幫她淨身時，爺爺觀察到這位小孫女的狀態很平和，問她：「歌是哪裡來的？」。爺爺知道安琪拉已經入神。爺孫倆漫步於河畔步道，安琪拉的兄弟姊妹和奶奶留在原地，直到看不見兩人身影。他們來到一處林間空地，席地而坐，

身為巫師的爺爺和小孫女一同聆聽部落亡者的聲音。世世代代的亡者悲慟著、痛惜著、吟唱著，他們用古語唱出自己的生命和故事，唱出白人來到之後如何奮鬥、抵抗、逝去，甚至唱出白人來到之前的遭遇。安琪拉領受了祖先的故事和教誨。

　　我曾目睹安琪拉在我的診間，對其他成癮者說出憐憫與安慰的話語。她曾在溫哥華圖書館中央分館的一場公開活動中上台，舉手投足的安定自信，也使我驚豔。

　　當我在台上演講藥物成癮。我邀請安琪拉朗誦她的詩作，而一如以往，她姍姍來遲。我介紹安琪拉上台時，她神情堅定，邁開大步從後台走向講台。安琪拉從容掃視台下 300 名觀眾，彷彿此番上台是例行公事。她用清楚嘹亮的聲音朗誦自己的詩作。誦畢，她的表現打動人心，聽眾報以不絕於耳的熱烈掌聲。

　　儘管之後的童年受虐經驗，使她失去了和那處河畔空地之間的連結，那裡仍是安琪拉的心靈基地。安琪拉逃離那裡，不清楚日後是否能再返回。安琪拉現下不再遵從神聖的部落戒律，她住在溫哥華市中心東區，為古柯鹼和金錢出賣肉體。她有一句詩是：「吹得好，賺到飽／只要躺，嗑到爽」。

　　然而，安琪拉有著可掬的笑容，還有尊榮的氣質。她之所以有這些特質，是因為她深知有心靈基地這樣的地方存在著，她深知自己到過那裡，聽過祖靈的聲音。祖靈對她說話，幫她挺過所有悲慘的過往；祖靈仍在幫助安琪來找回自我。一如安琪拉在詩句中的提問：「我內在的明鏡，他人眼中的風景如何？是我內心的真實，還是人性的浮華？我又看到什麼？」

6 懷孕日誌

儘管這名母親有著為人母的崇高心願，也誠心祈求上帝⋯⋯，
但她未來終將無法保有孩子。

最大的敵人是自己

本章針對一名對鴉片劑依賴的嬰兒，以及一位藥物成癮的母親，簡述懷孕與出生時的故事。儘管這名母親毅然決然面對用藥的惡習，她未來將無法保有孩子。她手邊的資源並不到位，她有著為人母的崇高心願，但哪怕她內心如何祈求上帝，哪怕波特蘭旅館支持系統的我們如何幫助，都無法遂其所願。

2004 年 6 月

聽聞西莉亞（Celia）完全失控，威脅要從窗戶跳樓，我衝上五樓。過去已有多項前例，嚷著自殺的人都是來真的。在我急忙拾級而上，前往喧鬧聲的方向時，西莉亞的叫喊聲穿牆而過，迴盪至兩層樓下我身處的樓梯間。

現場只見西莉亞吵鬧不休，她赤腳踩在碎玻璃上，鮮血從數處小傷口流出。電視螢幕、玻璃杯和陶器破裂後的小碎片散布一地，閃閃發亮；正午太陽以尖銳的角度射進房內，滿地碎片亮晃晃地。液態食物遭潑灑至多面牆上，也灑及斷裂多塊的木椅，一滴滴流淌著。衣物四散。廚房吧檯上，有一台小型的 espresso 濃縮咖啡機，發出滋滋聲響，咖啡涓涓滴落；燒焦咖啡那帶有刺鼻酸氣的香味瀰漫空氣。桌上躺著數管針筒，管內血液乾涸，那一面桌是房內唯一毫髮無傷的家具。

西莉亞四處用力跺腳，低吼的聲調，沙啞、刺耳、高昂，整個人好似半人半獸。淚水從哭腫的雙眼滑落兩頰，在下巴因顫抖化為淚珠。她身著一件骯髒的法蘭絨睡袍，場面驚懼，令人不忍直視。

「我恨死他了。渣、廢、死爛人。」西莉亞看到我，一屁股坐進角落中破爛的床墊。我踢開一堆毛巾，弓著背，靠著陽台窗戶。現在只能不發一語。我靜待西莉亞準備好與我對話時，讀了他寫在床上牆面的祈禱文：「喔，祖靈，我在風中聽祢的聲音，祢的氣息為我周圍的所有世界帶來生命，聽到我們的吶喊，因為我們渺小、脆弱。」文末祈求：「請幫我和我最大的敵人和解，那個敵人就是我自己。」

2004 年 6 月：翌日

等待美沙冬處方時的西莉亞是安靜的，甚至是寧靜的。她似乎會對我的驚訝感到困惑。

「妳說妳的房間回到正常了？」

「跟你說，一塵不染。」

「怎麼可能一塵不染？」

「我和老傢伙一起整理的。」

「妳恨透的那個男的？」

「我是說過我恨他，但沒有啦。」

西莉亞年屆 30，是很有魅力的女性。她的表情柔和、眼神清澈，一頭棕色直髮，氣質淡定。已經完全認不出，眼前這位是不到一天前還在歇斯底里的那個女人。我問道：「妳覺得妳為什麼發飆成那付德性？妳很生氣，但是一定有什麼藥物讓妳抓狂。妳是因為嗑了某種東西才變那樣。」

「是有啦，就古柯鹼。效果很爆炸。我海洛英用愈少，過去的

事情就愈多跑出來。我不知道怎麼處理自己的感覺。快克古柯鹼讓我的情緒更高漲，生活中碰到沒有解決的問題，都會惹到我，我敏感到不可思議的地步。我受傷的時候，傷到我的事情會讓我無法承受，到臨界點的時候，我會從完全崩潰變成絕望，然後幾乎像火山爆發。這對我來講很恐怖。」

「所以還會在美沙冬裡面加海洛英嗎？為什麼？」

「因為我要那種昏迷的狀態；那種狀態下，對什麼都不會有感覺。」西莉亞應答如流、有理有據、口齒伶俐。她的音色低沉粗啞，語速緩慢，口吻甚至正經八百。齒間的縫隙使她話語含糊。

「你不想要有感覺的是什麼？」

「我想要去相信的每個人，都會傷害我。我真的很愛里克（Rick），但是我腦子怎麼想，都不忍心相信他會背叛我。我會立刻想到性侵害的經驗。」

西莉亞回憶起五歲時首次遭性侵害的日子，伸出魔爪的是她的繼父。「那段日子持續 8 年。最近，我都會夢到性侵的回憶。」在西莉亞的惡夢中，身體遭繼父的口水淋透。「那是我小的時候常有的事，他會站在我的床邊吐口水，吐得我全身都是。」血淋淋的回憶，西莉亞的語氣幾乎是輕描淡寫。

我不寒而慄。行醫 30 年，說到大人對幼童和弱勢者的髮指行為，我有時會自認聽過所有類型的故事。然而，在溫哥華市中心東區，仍可聽聞新的虐童手法。西莉亞看穿我的震驚，以眨眼點頭對我示意，續道：「現在我的老傢伙，他曾在塞拉耶佛駐軍，有創傷後壓力症候群。我自己夢到性虐待的事情然後驚醒，他是夢到槍，夢到死亡，大叫後驚醒。」

我頓了一會，說：「你嗑藥是因為想要遠離痛苦，但是藥物會帶來更多痛苦。我們可以用美沙冬，幫你控制鴉片劑成癮問題，但

是你如果要中止問題的循環，你必須努力戒掉古柯鹼。」

「我會，這是我最大的目標。」

在門外的候診區，病患開始不耐，其中一位開始喊叫。西莉亞不願地揮手道別。

我抱以微笑：「妳聽起來和昨天沒有太大不同啊。」

「比那時候還糟。我完全失控。」

門外又傳來尖叫，這一次又更大聲。西莉亞回喊，語調粗暴：「去你的，混蛋。我跟醫生話還沒講完耶！」

我一定要生下他

2004 年 8 月

我的辦公桌後方有小型音響系統，辦公時我喜歡播放音樂。我的病患中，極少有人熟悉古典樂，他們往往會將音樂視為歡迎他們前來的驚喜，心情也因此平復。這一天，我放的是布魯赫的《晚禱》，創作來源是猶太人的禱文，祈求贖罪、原諒，以及與上帝合一。西莉亞閉上雙眼感歎：「好美。」

樂聲停歇，西莉亞回過神來，談她們小倆口對未來的計畫。

「那妳現在藥物成癮的問題呢？這不會對妳或他造成問題嗎？」

「是會啦，因為我這個人還不完整，一個有癮頭的人，不能算是完美的對吧？」

「沒錯。我知道的自己也是。」我附議。

2004 年 10 月

西莉亞待產中。在溫哥華市中心東區，對於身孕總是憂喜參半。藥物成癮問題的女性如果發現有身孕，這裡的醫師儼然首先會商議人工流產。即使如此，藥物成癮族群也好，其他族群也罷，醫師的工作是要去確認女性自己的意願，並且在適當時候說明醫療選項，而非針對墮胎與否施加任何壓力。

許多有藥癮的女性決定生產，而非早期人工流產。西莉亞決定挺過產期，保住孩子。「他們拿掉我的第一胎和第二胎，我一定要生下這一個。」西莉亞發誓。

從西莉亞過去四年的病史來看，無法樂觀看待這次的生產：她曾揚言自殺威脅，並曾在華盛頓旅館大火時，不願意從火場逃生，所以被送進精神病房。她身上有大大小小的傷口：有骨傷、撞傷、雙眼瘀腫之外，膿瘍由外科引流治療，牙齒感染、帶狀皰疹發作、口腔真菌感染復發，以及一種罕見的血液感染，病因是 HIV 造成免疫能力低下，並因為反覆藥物注射惡化。西莉亞曾長期未配合醫院開立的病毒治療。她的肝臟因 C 型肝炎受損。有件事情倒是值得慶幸，自從她和現任的「老傢伙」交往後，她會定期服用 HIV 藥物，免疫能力數值也爬升到安全範圍。如果持續治療，她肚子裡的寶寶將能免於感染。

今天她和里克一同來到診間。兩人身體緊緊依偎，看著對方時投以溫柔的眼神。這一天是第一次產前門診，西莉亞正回顧她先前的懷孕史。

「第一個兒子我養了 9 個月。他的爸爸最後離開我們……他爸爸很好……那個時候我有嗑藥，我不是負責任的媽媽。」

「所以妳知道如果妳不戒毒，這個小孩會被拿掉。」

西莉亞給了堅定的答案：「對，當然。我才不會讓小孩因為我的毒癮受到傷害……說起來容易，但是……」

　　我望著兩人，感受到他們想留下小孩的熱切。或許，他們將自己的小孩視為救星，視為共同生活的力量來源。我在意的是他們陷入一種神奇思維；他們如同小孩，相信願力能讓願望成真。西莉亞的成癮問題根深蒂固，她和里克兩人都遠遠無法處理好自己的創傷和心理壓力，這些創傷和心理壓力會讓他們的感情生變。對於這小倆口無法做到的事情，我不認為西莉亞肚皮裡的那個新生命能幫父母達成。自由得來不易。

　　我固然懷疑和擔憂，仍全心全意希望他們順利。至今，一些成癮者因為懷孕而戒掉惡習，西莉亞有前例可循。第 3 章曾提及卡蘿，她是對冰毒和鴉片劑依賴的一名年輕女性。卡蘿成功產下健康寶寶，並戒掉毒癮，搬到英屬哥倫比亞省內陸地區，和祖父母同住。過去這些年來，也有其他一些成功事例來自我的病患。

　　我說：「我會盡力幫助妳，這是重生的機會。不只是為了小孩，也是為了妳個人，還有你們這一對。但是要知道，妳有一些難關要過。」

　　我提及的第一道關卡是西莉亞的成癮問題。她的鴉片劑依賴問題可以由美沙冬療法處理。愈接近產期時，美沙冬的劑量不但會維持，還可能增加，這一點和西莉亞的預想有所不同。孕婦於類鴉片藥物戒斷期間，可能傷及子宮內胎兒的神經系統。因此先讓胎兒在類鴉片藥物依賴的狀態下出生，於產後慢慢戒除藥物依賴，會是較佳的醫療選項。古柯鹼則是另一回事。由於西莉亞的身體機能古柯鹼嚴重失調，除非戒毒，她配合生產照護的可能性以及產後獲得監護權的機率都微乎其微。我鼓勵西莉亞挑一間遠離溫哥華市中心東區的康復之家，展開療程。

　　西莉亞回我：「我不可能離開里克。」

　　里克說：「不要管我，重點是妳找回健康和穩定性，這是妳需要的。」

我提醒西莉亞：「沒多久前，妳說妳很難信任人。妳現在對里克的信心有多少？」

「這個嘛，我現在是看到他非常投入，但是……」西莉亞大吸了一口氣，直接看向里克：「我很害怕，因為過去每次我付出我的信任，每次結果都很失望。所以我很怕，但是我還是願意去相信。」

我提出建議：「如果是這樣，那兩個人就不要離太遠……」

西莉亞攔住我下一句的話頭：「不要離太遠的話，就永遠都是老樣子了。」

診間外，久候不耐的病患愈發鼓譟。我答應西莉亞會幫她進一步提供治療選項，並交給她血液和超音波檢查排程單。我起身開門時，西莉亞還坐在椅子上。她遲疑並打量了一下里克後開口：「你先不要太嚴肅。我知道對你來說，看到我大著肚子嗑藥是很痛苦的事……」她欲言又止，望向診間的門。我催促她把話講完。

西莉亞再一次面對里克，以緩慢堅定的語氣說：「我需要鼓勵，不是生氣。里克講出來的話會……非常尖銳……非常敏銳。別人對我說什麼負面的話，你完全站在他們那邊……你會說『對，他們沒說錯啊，他們說這個那個，妳就是這樣那樣』，然後把一堆批評都往我這裡丟。我沒有淫亂，我沒有到處勾搭人……」

里克坐立不安，兩眼直盯兩腳：「我們的感情還有很多地方要經營，但我們現在有一個不一樣的動機了。」

「對你來說，看西莉亞用藥物，是很煎熬的事情。」

「非常煎熬，但煎熬也是我在煎熬啊，那是我的責任。」

里克對酒精成癮，先前執行過一些十二步戒癮計畫的內容。他很有想法，能言善道。里克提出想法：「在健康和共同依賴之間，有很明確的界線，那是別人對不起你的場合。盛怒的當下，我實在很難分辨。」

　　我姑且容許自己抱持若干樂觀心態。如果說有誰克服這道關卡，那就是這對小倆口了。

給孩子一個愛的世界

2004 年 10 月：當月稍晚

　　西莉亞並未執行康復計畫。她為了下一次的美沙冬處方到診開藥，坦承還在吸食快克海洛英。

　　我提醒她：「他們會人工流產，幾乎確定了。如果妳繼續用古柯鹼，他們會認為妳沒有當母親的資格。」

　　「我會戒掉的。我已經用盡全力在戒了。就這樣，我有在戒了。」

　　「這是妳要保住小孩的最佳機會，機會沒了就沒了。」

　　「我懂。」

2004 年 11 月

　　西莉亞用一塊濕敷布壓著右眼上的瘀腫，在門與窗之間來回踱步。「我和一個女打起來。別擔心。對了，我去照超音波了，我看到一個小手，好小好小的手。」

　　針對超音波顯像上的陰影，我說明那不可能會是手。懷孕七週時還未長出四肢。即使如此，西莉亞感到興奮，並且和未出世的小生命之間的情感明顯溢於言表，這點打動了我。她還說已經超過一週沒有用古柯鹼。

2004 年 11 月：當月稍晚

　　西莉亞今天面露難以平復的悲戚，我不確定是否我是第一次目

睹她如此的表情。她彎著頭時，長直髮掛在面龐的前方。她的臉在這層髮幕的後方，痛苦地、慢慢地吐出心聲，語調是悲痛的嗚咽。

「他叫我滾開……他把話都挑明了，他不想再和我有任何瓜葛。」

我感到失望，甚至不耐，彷彿西莉亞個人對我有所虧欠，彷彿她應該要跌破眾人眼鏡，活出某種幸福，活出救贖的夢幻結局。我回西莉亞：「這些話出自他本人，還是妳有加油添醋？」

「沒騙你，他打包好所有東西，連講都不想講現在到底是怎樣，也沒講他的下落什麼的。今天早上，我在街上碰到他，他對我亂吼亂叫，說我偷吃，完全聽他在放屁。我從來沒有背著他偷吃。反正他離開了，這是我現在的處境。」

「妳受傷了。」

「我現在心情很煩亂。媽的，這輩子第一次這麼覺得大家都不要我。」

我心裡想，不對，妳早就有這種心態了。妳老是覺得沒有人要妳。還有，妳渴望為妳的小孩帶來一個不同於妳的人生，以充滿愛的心歡迎妳的孩子來到這個世界，但是到頭來妳給孩子的，只是同樣被拒絕的感受。

西莉亞儼然看穿我的內心：「我還是要把孩子生下來。」她噘了嘴說：「我大可以去墮胎，可是我不會。這是我的小孩，這是我的一部分。我不在乎別人有沒有拋棄我。這些事會發生，有一個原因：我無法處理的東西，上天不會給我。所以我必須要有足夠的信念，去相信好的安排會在對的時間出現；那個時機發生的，就是最好的安排。」

在靈性方面，西莉亞有很強的天生信念，這是否會幫她化險為夷？

「我要好起來。我要離開這鬼地方，今天晚上就走，就算只是先去緊急庇護的地方也好，不然我會殺人。我只是想離開這裡……」

我們再一次致電各康復之家。當天下午，她在距離波特蘭旅館兩條街的地方，跳上計程車，前往工作人員為她安排的庇護所。隔天早上，她回到波特蘭，因為古柯鹼毒癮而暴怒。

沒有嗑藥，怎麼挺過去？

2004 年 12 月

停用古柯鹼一週後，西莉亞決定遠離毒品。她說：「我在康復之家待不下去。如果可以遠離快克海洛英，我就沒問題了。」此時的她愉悅樂觀，眼神清澈。隨著產期愈來愈近，她體重增加，有稜有角的五官開始圓潤起來，外型也變得福態。在生產與 HIV 照護方面，我們和橡樹診所合作。橡樹診所是加拿大英屬哥倫比亞省婦女醫院的相關單位。

看到她目前的狀態，倒是提醒了我她的優點：西莉亞秉性聰明，有著渴求愛的本質之外，會感知周遭，個性活潑明亮，也有藝術性的一面。西莉亞寫詩、作畫，唱歌時有著女中音的美麗音色。她在波特蘭旅館的音樂團體中，熱情演唱巴布‧狄倫（Bob Dylan）和老鷹樂團的歌曲時，打動了工作人員的心。願她奮進的秉性能持續向上燃燒，超越她冥頑不靈、無可奈何、焦慮不安的心理機制。

「醫生，你不會想借我一元買幾根菸，對吧？」

我說：「這樣吧，我們一起去街角那邊，我買菸給妳。尼古丁可是比古柯鹼還難戒。」

此番話似乎打動了西莉亞，她說：「我沒想到你會買菸給我。」

我回她：「就當作是新生兒的禮物吧，雖然我不會選這個當禮物送給有孕在身的病患。」

我結帳，並且將菸遞給西莉亞時，銷售員直盯著我看。西莉亞說：「太讚了，不知道該怎麼謝你。」離店時，我聽到店員以低沉聲音模仿：「……太讚了，不知道怎麼謝你。」我在門口轉身，捕捉到店員的表情。他正在竊笑。他心知肚明，在東喜士定這裡，為何一位穿著體面的中年男性，會買一包菸給一名外表邋遢的年輕女性。

2005 年 1 月

里克偕同西莉亞，來今天的門診。小倆口似乎很自在，已經將話講開。

「我可受不了你們演的肥皂劇。」我開玩笑。

里克回我：「我也受不了。」此時西莉亞哼著歌，嘴角掛著一抹微笑。

西莉亞去了橡樹診所。肚子裡的寶寶正在成長，血檢結果顯示免疫系統健全。她的待產期是 6 月，但近期就會住院接受產前照護，比一般孕婦還早了四個月。住院地點為杉樹廣場，是為藥物成癮的孕婦開設的特殊照護單位，位於加拿大英屬哥倫比亞省婦女醫院。西莉亞的來診目的是美沙冬處方，並且再一次請我提供一些康復之家的電話。我滿足她的兩項心願。

小倆口離診。門還未掩，我望著他們的身影步入陽光下的門廊，眼神注視彼此，握著雙手，以寧靜、平和的步伐走著。

這一天，是西莉亞產前我最後一次看到他們在一起的日子。

2005 年 1 月：當月稍晚

　　一月底某天下午，西莉亞自願住進戒斷管理中心，這是展開康復計畫的第一步。傍晚時，西莉亞自己辦理出院。在惡夢中，她困在痛苦、無助、懲罰、徹底孤單的泥淖中。嘴裡只是重複那句口頭禪「媽的，這輩子第一次這麼覺得大家都不要我。」她的眼神混濁、心不在焉，直盯著我左手邊牆上的某處。「沒有嗑一堆藥的話，我怎麼挺過去？」

　　對於這項問題，無論我以前給過何種答案，無論西莉亞如何難以為她自己解答，我們的答案都不足以解決問題。她剩下的孕期會是迴圈：住院又逃院、不斷嗑藥、瘋狂追求古柯鹼，以及被逮捕。她遭逮捕的罪名之一是傷害罪，起因於她在住院中心時，朝護理師的辦公桌上吐口水。我想起來這招自然是她學自孩提時代的體驗。

　　最後，她誕下了一名極為健康的女嬰，女嬰的鴉片劑依賴也輕而易舉獲得緩解。撇開這點不談，女嬰身體各方面都相當健全。古柯鹼不同於美沙冬和海洛英等鴉片劑，並不會引起危險的生理戒斷反應。

毒癮不戒，就難為人母

　　里克克盡父責。西莉亞在分娩後隔天出院，她用藥的渴望，力壓她對善盡母職的決心。里克獲得前所未有的待遇，院方破例讓他以住院的身分待在產科病房。在院方工作人員的出色支援下，里克用奶瓶哺育寶寶，一天 24 小時陪在身邊，兩週後才帶愛女出院回家。看到父親對女兒充滿愛意的溫柔付出，陪同照護的護理師均為之動容。

　　西莉亞因為對他人言行粗暴，加上使用藥物後頭腦不清，法院禁止她探視親生女兒。西莉亞因此感到悲憤，她認為外界故意奪走她的親權。西莉亞在我的診間嚎叫：「媽的，那是我的小孩耶，是

我生的小女兒。他們把我生命最重要的東西給搶走了！」

2005 年 12 月

里克沒有預約，突然來診間找我。我問起他和西莉亞兩人小孩的近況。

里克說：「她被送到寄養家庭了。她跟我一起回去，生活了一陣子後，但是因為那裡毒蟲的關係，旅館的狀況不好。他們還是老樣子。我自己也又開始酗酒，所以小孩被帶走了。他們取得小孩的保護令。」

里克的雙肩顫抖，他試著忍住啜泣。然後他抬頭看我：「我上次看到我女兒是上個月的事情。我現在在找新的地方住，我計畫參加育兒團體，還有酒精與藥物的諮詢計畫，所有該參加的都要參加。目前過得還不錯。」

2006 年 1 月

西莉亞來拿一個月一次的美沙冬處方。她的女兒現在 6 個月大，住在寄養家庭。西莉亞還在夢想能取回女兒的監護權，建立家庭生活。然而，她無法戒掉古柯鹼。

我重申：「妳再怎麼想要去愛妳的小孩，妳如果不戒掉古柯鹼，就沒有資格當一個媽媽。妳自己不也說了，只要還對藥物成癮，就不能做一個最好的自己。妳的小孩，需要的是一個最好的妳，她需要媽媽在情緒上是穩定的，能讓她感受到妳。妳女兒要這樣才會有安全感，她的腦部發育需要這樣才會發育完全。如果被癮頭給掌握，就不可能為人父母。妳不懂這點嗎？」

我的語調緊繃、冰冷；我能感受喉頭的緊縮。我對這個女人感到生氣。我正在灌輸她一項事實，那是我自己的人生中，身為工作狂醫師（以及其他身分）容易忽略的事實。

　　西莉亞繃著臉盯著我，眼神冷峻。我對她的耳提面命不是新鮮事，她早就告訴過自己同樣的事。

　　以目前已知的開頭和結尾來看，這一齣真實世界的肥皂劇，結局固然並不幸福，但以大格局來看，我選擇相信有一個善終：這一個故事顯示了生命如何尋找生命，愛如何渴望愛，哪怕會是微弱的小火苗，我們內心燃燒的神聖火花，全都持續發光發亮。

　　這名女嬰的人生將會如何？其中有著無限的可能性。她的出生歷程坎坷，她往後的人生可能有著無限悲痛，但她不需要被自己的出生背景給綁住，她的人生取決於我們的社會如何養育她。也許，我們的社會能提供足夠的愛，一如巴布‧狄倫的歌詞，幫助她在她的避風港中「挺過風暴」，讓她日後足以認同自己，而非像她的母親，將自己視為「自己最大的敵人」。

7 貝多芬出生的房間

他極度悲傷，有著失落的詩人靈魂，
單方面渴望與人的連結，這分渴望又帶著無望。

猶太裔的醫病交鋒

在我和拉爾夫（Ralph）的第一次會面時，我還沒料到，我們
將有一場精采的歷史對辯。拉爾夫是身材瘦高的中年男子，兩頰下
垂，拄著拐杖，一瘸一拐地走進我的診間。他的頭髮多已剃掉，頭
皮貼著貼布和刮鬍受傷用的貼片。他理了一個姑且還能稱為刺蝟頭
的髮型，髮冠則染成烏黑色。人中部位蓄的希特勒式小鬍子，可不
是隨隨便便的時尚宣言，這一點在之後的對話便知一二。

拉爾夫來診的目的是收集病史、開立藥物處方，以及填寫福利
方案表格，可藉此申請每月膳食補給。他的左踝傷於一場工業意
外，之後罹患關節炎，藥物成癮導致無法展開適當的藥物治療。拉
爾夫的痛苦實實在在，儘管他對藥物依賴，我仍不會停開嗎啡。無
論如何，興奮劑會是拉爾夫的治療可選用藥物，古柯鹼是最主要的
一項。

我很快就發現，在我至今認識的人中，拉爾夫是最天賦異稟的
人。他極度悲傷，有著失落的詩人靈魂，單方面渴望與人的連結，
這分渴望又帶著無望。他的聰明才智在於聯想時天南地北，但又散
漫失控，會被當下的思緒或情緒所控制。即便如此，他思緒敏銳，
擅長自我解嘲。當拉爾夫用了具有興奮效果的毒品後，在其影響
下，會沉溺於高度侵略性（甚至是暴力性）的行為。例如，他會這
樣介紹自己：「我有思覺失調、強迫症、過動、偏執、妄想症和憂

鬱症，也有躁鬱傾向，再加上反社會人格障礙，我還會產生幻覺，幻覺的原因是嗑藥，特別是脖子上種的草莓，也讓我產生幻覺。」他還會繼續說明：「這些全都是一、兩位精神科醫生給我的診斷。我看過很多精神科醫生。」

至於膳食補給方面，拉爾夫已經有了面面俱到的想法：「我需要新鮮的肉、蔬菜和魚，瓶裝水和維他命。我有 C 型肝炎和糖尿病。」

一個人的醫療症狀愈多，金錢補助也愈多。有一些成癮者會為了非法藥物，一天花費 100 加幣以上，並且往往不來門診或檢查，當這樣的成癮者有機會申請一個月 20、40 或 50 加幣的膳食營養補助時，幾乎不會放過。我固然會善盡醫師職責，填寫相關申請表單，但其實內心五味雜陳，因為我知道補助費的流向。要讓這些營養不當的人攝取適當營養，我認為一定有更好的方式；要建立一套替代機制，我們會需要惻隱之心、想像力和彈性。以我們的社會體系而言，在延伸至重度藥物成癮族群時，這幾項特質並非說有就有。

拉爾夫說：「還有，我需要低鈉餐。」

「怎麼說？」

「我不吃鹽巴，我討厭鹽巴。我每次買奶油的時候，都買無鹽的……對了，這個英文字『dysphagia』是什麼意思？。」拉爾夫看著膳食補給清單問道。

「這個字的來源是希臘字『phag』，意思就是吃，那是吞嚥困難的意思。」我說明。

「那好，我有吞嚥困難。然後我一定要無麩質飲食……」

「沒辦法全部達成。我手上沒有任何醫療證明，可以證明你有糖尿病、吞嚥困難，或是任何和鹽巴、麩質有關的問題。」

118

　　拉爾夫連珠炮般的咆哮字句含糊，要聽懂他的話，實在是一大聽力考驗。我沒有聽清楚他下一段話開頭最後的字：「有錢的美國觀光客在笑我們咧……都是美裔猶太人……」

　　「美什麼？」

　　「美裔猶太人。」

　　我很訝異話題轉到這個方向。

　　「美裔猶太人怎麼了？」

　　「美裔猶太人笑我們。他們很惡毒……把整個世界吃光抹盡。」

　　「你說美裔猶太人？現在和你說話的人，是加拿大裔猶太人。」

　　「你是匈牙利裔猶太人，我有聽說。」拉爾夫混濁的眼神發出不懷好意的光芒，因愁苦而皺起的眉頭轉為傻笑。

　　「加拿大裔和匈牙利裔的猶太人。」我退一步說。

　　拉爾夫堅持：「是匈牙利裔猶太人，嘿嘿，你記得德文『 *Arbeit macht frei* 』（工作帶來自由）什麼意思嗎？」

　　「知道啊，你覺得這很好笑嗎？」

　　「當然不好笑。」

　　「你知道我外祖父母在奧斯威辛集中營，就在那句標語下面被殺嗎？我的外祖父是醫生……」

　　「他讓德國人餓死。」拉爾夫彷彿在說一項鐵錚錚的事實。

　　我才應該用幽默化解這番言語交鋒。然而，我想繼續這一波話題，因為我想保持身為醫師的專業淡定，並持續和病患之間的醫療對話。再者，我納悶的是這個男人到底想表達什麼。

　　「我外祖父在斯洛伐克行醫。他要怎麼讓德國人餓死？」

　　拉爾夫鎮靜的假理性狀態，在彈指之間消失殆盡。他蠟黃的兩頰因為怒氣而顫抖，聲音高揚，加快每一個字的語速：「猶太人拿走所有的黃金，他們拿走所有的油畫……所有的藝術作品……他們當警察、法官、律師……他們讓德國人餓死。猶太史達林屠殺了9,000萬名德國人……侵略我們的國家……癱瘓、餓死。你和我一樣清楚。我對你沒有感到悔恨……我對你沒有感到悲傷。」

　　身為猶太裔，又身為種族屠殺的倖存嬰兒，如果說我能冷靜接受這些瘋言瘋語，原因在於我知道關鍵不在於我，不在於我的外祖父母，不在於二戰、納粹或猶太人。拉爾夫正在展現他內在的極度不安。在他的言論中，德國人受盡苦難，猶太人巧取豪奪，這點反映了他個人的幻想；他以荒腔走板的方式說明他所謂的歷史，這點反映他內心的混亂、迷惑和恐懼。「我小時候在德國餓著肚子，到這個國家也是沒有吃飽……我1961年來這裡。去他的加拿大，我恨死加拿大人。」（拉爾夫當年來加拿大時還是青少年）。

　　是時候撇開種族關係和歷史議題了。我說：「好，看看嗎啡對你的效果如何。」

　　「我會拿到多少？」

　　「4、5天分。之後你要再回診。」

　　「我討厭老是要來看診。我討厭診所。都在浪費時間。」

　　「我也討厭加油站，但沒有油的時候，我還是要去加油啊。」我向他保證。

　　「*Danke, mein Herr*（謝謝大人）。別放在心上。」拉爾夫服軟了。

　　「我懂。」我說。

　　我們用德文的「再會」（*auf Wiedersehens*）向對方誠摯道別，結束拉爾夫的第一次門診。後來有幾次回診結束時，拉爾夫以納粹作

出敬禮手勢。當我拒絕配合他的手勢或是拒絕特定藥物時，他會大叫「*Heil Hitler*」（希特勒萬歲）或「*Arbeit macht frei*」，或是那句愈聽愈可愛的「*Schmutzige Jude*」（髒猶太人）。當他用道地的德語，對我大喊納粹的標語時，我無法無限度接納此舉。當他大聲嚷嚷時，我通常會起身開門，暗示門診結束。拉爾夫通常會接受我的暗示，但是我也曾揚言要報警，藉此警告他盡快離開診間。

超越宗教性的永恆追求

拉爾夫口裡的德文，並非盡是仇恨滿點的辱罵。他會用流利的德文，慷慨激揚、斷斷續續地唸出《伊利亞德》中的段落或台詞，乍聽還頗有古希臘文的韻味。第 2 次的門診中，他突然迸出一串德文，我唯一聽得出來的字是「Zarathustra」（查拉圖斯特拉），他說明那和「尼采」有關：「當查拉圖斯特拉 30 歲時，他離開家，以及家裡的湖，前往群山……」

他引經據典這些尼采的字句時，可以說出口成章，彷彿在唸誦自己母國文學的其他經典名作。他口中充滿個人風格的軼事幾分真、幾分假，不得而知，但他對文化有淵博的認知，特別的是他似乎多半自學。他會宣稱自己在一些城市完成大學學位，對此我倒是存疑。撇開正式學位不談，他是博聞強記的人。

一天，他告訴我：「我愛死杜斯妥也夫斯基。」聞言，我決定秤秤他的斤兩。

我說：「杜斯妥也夫斯基算是我最愛的作家，你讀過哪一些他的作品？」

「喔，像是《群魔》、《罪與罰》和《賭徒》，我特別愛這部，你也知道原因嘛，因為我是有癮頭的人。《地下室手記》……《卡

拉馬助夫兄弟們》這本我老是讀不完，太長了。」拉爾夫對這位俄國作家的小說和短篇故事如數家珍。

還有一次，他分享一段他年輕時的一段冒險故事，那是他去德國時發生的事。

「我帶這個女孩子去貝多芬的『*Geburtszimmer*』。」

我回想自己孩提時代說的基礎德文，「*geboren*」是指「要出生」，「*Zimmer*」是「房間」的意思。「那個字的意思是『出生的房間』？」

「我帶了一些紅酒和起司、一些義大利香腸，還有一些大麻。對，我在說的就是貝多芬出生的房間。我們闖進那裡。我撬開那裡的鎖，帶這個女生上樓，我談起貝多芬的鋼琴，在那裡玩得很開心。」

「哈，你們是在哪一個城市？」我揚起眉毛，抱著懷疑的心態發問。

這是另一項測試。

「波昂（編註：前西德首都）。」

「對，貝多芬在波昂出生沒錯。」我咕噥了一下。

對古柯鹼重度成癮的拉爾夫，此時忙不迭演奏完全出乎意料的下一樂章。

「我寫了一首詩，你可能會喜歡。詩名叫〈序曲〉。」拉爾夫帶有斷奏的方式誦詩，聲音低沉粗糙。他唸得很快，從頭到尾，聽者幾乎無法感覺到他有換氣。拉爾夫的詩句原文以五步抑揚格的形式，兩句押一個韻。詩的主旨是孤單、失去與宿命。

「你自己寫的嗎？」

「對啊，我寫的詩有 500 首了。寫詩是我的生命。我不知道我

的詩現在在哪裡。我有 5 年沒有家了。我把我的詩留在一間旅舍，我在那邊待了一個禮拜。拿回我的東西，他們要我付 100 元，但我沒有錢。我的詩可能被拍賣掉了，可能警衛拿走了，也可能被丟到垃圾桶了。我不曉得。我只記得幾首。都不見了。我失去所有的東西。」

拉爾夫罕見地陷入沉思。一會後，他突然抬起臉：「你會認得這一個。」他說這句話後，以慷慨激昂的語氣和快速的語調，說出口語德文。我的德文並不流利，也不懂拉爾夫唸誦的內容，但我倒是樂得玩起猜猜看的遊戲：「聽起來比較像 Goethe（哥德），而不是 Goebbels（戈培爾）。」

「對，那是《浮士德》的最後 8 句。」拉爾夫以勝利的語氣確認。他用英文唸誦，沒有漏掉一拍：

All things transitory ／萬象皆短暫，
Are but a parable, ／不過是虛幻；
Earth's insufficiency ／但凡有不全，
Here finds fulfillment. ／於此皆實現；
The ineffable ／無可名狀者，
Wins life through love. ／以愛得生命；
The eternal feminine ／隨永恆女性；
Leads us above. ／領眾人飛升。

他唸這首詩時，平常那種急促的壓迫感沒了，有的是柔軟、溫和的聲音。

當晚，我回到家，從書架拿起《浮士德》第 2 部，翻至最後一頁，果然寫在此處：那是歌德對於靈性啟蒙的讚頌，以神性的愛獲得啟蒙；那是人類靈魂結合女性的指引，那是受到祝福的結合。哥

德如同《神曲》(*The Divine Comedy*)的但丁。姑且不論拉爾夫的歌德版翻譯是他自己的譯法或是哪裡背來的,相較於我手上的版本,拉爾夫的版本更能打動我。

我在閱讀這位偉大德國詩人的作品,身處自己舒適的家,位於一處高檔的溫哥華社區,社區綠樹成蔭。於此同時,我不禁想起拉爾夫正拄著拐杖,在哈喜士定街陰暗骯髒的夜晚,汲汲營營,尋找著下一管古柯鹼。他心中對於美的渴望,並不亞於我;他心中對於愛的渴望,同樣不亞於我。

如果說我對拉爾夫的認識夠深,他渴求與永恆之女性「caritas」產生同一,所謂「caritas」,是指受到祝福、解救靈魂、具有神性的愛。這裡所謂的神性,並非指的是天上的超自然神祇,而是永恆本質,於我們之中存在、體現、超脫。宗教可能將其視為神的信念,然而永恆的追求超越了正規宗教概念。

實驗室燒杯的小人

成癮是靈性遭到剝奪的後果之一,並非只導因於藥物。在以科學方式探討成癮醫學的會議中,愈來愈多報告者聚焦於成癮與相關治療的靈性層面。成癮的對象、形式和嚴重性受到許多層面的影響,包括社會、政經狀況、個人與家庭背景、生理與遺傳特質等。即便如此,在所有的成癮現象中,核心關鍵在於靈性的空虛。下面以瑟琳娜這名來自基洛納的美洲原住民為例。在她的個案中,空虛來自於無法承受的受虐經歷,那是他孩提時代的經歷(後續將探討此主題)。

而現在,如果我沒有從拉爾夫誦讚歌德時,感受到他對於神性的秘密渴望,因此,拉爾夫會用幾個月的時間來證實這一點。在他的靈魂深處,他渴望和內心女性陰性特質產生連結,而他的好戰性

與未受控制的侵略性，在腳下踏著惡劣的步伐。

不久後，似乎就是隔一次回診，我們又回到了「*Arbeit macht freis*, the *schmutzige Judes*, the *Heil Hitlers*」的德語模式。

拉爾夫被砂紙磨過的沙啞聲音叫道：「我才不稀罕你的嗎啡。給我利他能，給我古柯鹼，給我利多卡因！」他大可以說：「給我自由，不然就讓我死。」藥物是他認識的唯一自由。

藥物使用者容易以血液為媒介，引起細菌感染。這項問題在溫哥華市中心東區特別普遍，因為該區許多成癮者的衛生狀況不佳。去年拉爾夫因為敗血病住院，危及性命，從靜脈打了兩個月的強效抗生素才治癒。

在他的療程快結束時，我前往溫哥華醫院病房探病。躺在那裡的拉爾夫，不同於那位來我診間多次的那個拉爾夫。平常那位大發雷霆、懷抱敵意的假納粹已不復見。此時他臥病在床，身體靠在半高的病床上，一襲白色床單蓋到腹部。他胸部乾癟，上肢裸露。黑白交雜的頭髮修剪得均勻平整，剃除的鬢角上形成一小圈類似古歐洲僧侶的髮式。他揮著左臂向我問好。

我們先聊起他的身體狀況，以及出院後的計畫。我希望幫他遠離藥物猖獗的溫哥華市中心東區，另覓住處。拉爾夫的態度起初模稜兩可，最後也點頭，同意搬離該區是上策。

「我很高興你來，丹尼爾（Daniel）也來了，我們聊得很開心。」丹尼爾是我的兒子，當時他在波特蘭旅館擔任心理健康社工。丹尼爾從事音樂和寫歌，到院探訪拉爾夫，兩人錄了一段將近一小時的巴布‧狄倫歌曲。錄音大都是丹尼爾彈奏弦樂器，為拉爾夫伴奏。拉爾夫的音色粗獷沙啞，音域為中高音；唱歌時，對於旋律的掌控明顯不穩定，然而對於巴布‧狄倫的詞曲，拉爾夫能了解其中的情感共鳴。

「對丹尼爾說那樣的話，我感到抱歉，醫師，我也要跟你道歉，抱歉我說了『*Arbeit macht frei*』那種屁話。」

「我納悶的是，你為什麼要那樣講？」

「就是優越感罷了。反正我也不信那一套。沒有種族是優越的。所以人在上帝面前都是謙卑的，沒有人是優越的……這也不重要。我那個時候就是口無遮攔。我從小被國家社會主義影響，醫生你以前也是啊，只是你長大的環境是在另一個陣營。那是很不幸的環境。我對你和你兒子說了難聽的話，我對每一句都感到抱歉。我真的希望盡快離開這裡，丹尼爾和我才能作更多音樂。」

「你也知道，我最在意的是你被孤立。我想你以前所學到和這個世界相處的方式，就是敵意太深。」

「你說的沒錯吧。」當拉爾夫變得如同現在一樣情緒激動時，他前臂的皮膚會隆起，好像一袋滾動的彈珠。「別人對不起你的時候，你學到的就是也對不起別人。這是一種和這個世界相處的方法……不是唯一的方法……」

我說：「這滿常見的。我自己有時候也會滿自大的。」

「對。我真正想要的……都是藥。我不想要嗎啡……我想要利多卡因。利多卡因會解決了我所有的問題……我沒有渴望什麼，也沒有追求什麼。利多卡因會解決所有問題。」

拉爾夫針對局部麻醉劑利多卡因，鉅細靡遺地說明吸食用的製備方式，過程會混合小蘇打粉和蒸餾水。燃煮的成品會透過一片 Brillo 鋼絲皂刷來吸食。拉爾夫特別說明吸食技巧。據他所言，吸食最後必須慢慢透過鼻子達到飄飄然的境界。在這場拉爾夫精采主講的精神藥理學課程，我聽得目眩神迷。

「喜士定街和片打街上的毒蟲，還有溫哥華市中心東區上上下下的毒蟲都是用嘴巴吸。這很可笑，因為根本沒用。要好好代謝的

話，必須要從嗅覺的腺體，才能刺激到腦部。到達腦部，要才能代謝，會讓連到腦細胞的微血管凍結……」

「這個時候你會有什麼感覺？」

「會帶走我的痛苦、我的焦慮。會帶走我的挫折。會給我霍爾蒙克斯的純粹本質……你知道的，就是《浮士德》裡面的何蒙庫魯茲。」

《浮士德》是歌德的經典作詩劇。其中登場的霍爾蒙克斯是誕生自實驗室燒杯的小人。他有男性形象，自願和廣袤的大海融合，大海代表靈魂具有神性、女性的那一面。根據所有信仰與哲學的神祕傳統，要取得靈性啟蒙，即聖經所謂「神所賜、出人意外的平安」。對此，拉爾夫渴切的只有更多，沒有更少。

拉爾夫續道：「霍爾蒙克斯這個角色，就是代表了我所有經歷過的身分，如果這樣說得通的話，不過最後結果不是這樣。所以現在我都用利多卡因，如果我拿不到，我就用古柯鹼。」

拉爾夫希望透過一支玻璃管，吸入平心靜氣的安定感。他說，他不可能成為何蒙庫魯茲，所以他必須當一名成癮者。

我問：「效果會持續多久？」

「5分鐘。不應該花40加幣，結果只能脫離痛苦五分鐘。為了那5分鐘的解脫，我在喜士定街上跟嗑藥的朋友打交道，真的是在奔波，就為了從他們身上A到一些錢。我會跟他們說『聽好，你要付現金，把錢付清，不然我就用我的拐杖打你一頓。』」

床單下，拉爾夫的肚皮經過休養和醫院伙食的調理後，比兩個月前還更圓鼓鼓一點。他歡樂地搖著肚皮，談著稀奇古怪的A錢手法。「我朋友他們就大笑啊，然後丟一些錢給我。我朋友很多啊。我也會求他們啊，但是我要去那邊找錢就要找好幾個小時，就只是為了五分鐘的解脫。」

「所以你忙好幾個小時，就是為了解脫 5 分鐘。」

「對啊，然後又再去那邊，一次又一次。」

「你想要解脫的痛苦，是什麼樣的痛苦？」

「有一些是生理上的，有一些是情緒上的。生理上的當然就是說，如果我吸了一些古柯鹼，現在我就能下床，去外面吸一根菸。」

拉爾夫使用藥物，尋求一些短暫即逝的利益，我能接受這一點，我也如此告訴他。即便如此，他難道沒有認清藥物如何對他的人生產生負面影響？拉爾夫現在躺在這裡，住院 2 個月，住院前離死亡只有一步之遙，更不用說他先前多次遭逮捕，以及許多其他悲慘的經歷。

「這全部的時間和精力，就是為了 5 分鐘的解脫，這值得嗎？我們這麼看吧，你現在對我說話的方式，和你在市中心東區那邊的言行舉止非還有嗑藥的時候非常不一樣，你在那邊很痛苦，不快樂，和別人起衝突。你會去刺激別人對你的敵意。也許你沒有這個意思，但事情就是發生了。這會帶來非常嚴重的後果。為了那五分鐘，這些值得嗎？」

拉爾夫目前沒有嗑藥，沒有不良情緒，他不想和我爭論：「我懂你的意思，我百分百同意你的意思。一直以來，我處理事情的方式很遲鈍⋯⋯」

我回他：「我不會用『遲鈍』來形容。我認為你處理事情的方式，是你學來的。我的推測是，從以前到現在，這個社會很虧待你。你以前發生什麼事情？有什麼經歷讓你的防衛心變得這麼強？」

拉爾夫吐露心聲：「我不知道⋯⋯我爸爸。我爸是很苛刻、很暴力的一個人，我對他恨之入骨。」此時的他，床單下的雙腳激烈顫抖：「如果說這個世界上我厭惡誰，那個人就是⋯⋯*mein Vater*

（我的父親）。算了，不重要。他現在很老了，他已經無法再對他的罪過付出代價了。他已經付出代價超過上千次了。」

「我想每個人都是。」

拉爾夫低吼：「我知道啊。我自己也因為我的罪過得到報應了。你看我這副德性。沒有這根鳥拐杖，我連走都不能走。我想飛，但是卡在地面，因為……我以後再告訴你……。」

我想飛

我們再展開另一場對話。拉爾夫作了一番聰明、直覺和敏銳的批判。批判內容是人類存在的平淡無趣，以及這個社會對於「目標」這檔事的執著；他認為在本質上，眾人對目標的追求，和他自己對於藥物的追求之間僅有極小差別。我認為他的分析透露了真實，這項真實使人感到不悅，儘管是多不完整的事實。

我們離開前聊得很盡興。拉爾夫告訴我：「如果丹尼爾能回來找我，我會很高興。我還很希望他能帶錄音機。丹尼爾可以幫一些歌談前奏，然後陪我作音樂。你也知道嘛，我唱歌比他好聽。我們可以唱巴布·狄倫。或是賽門與葛芬柯（Simon & Garfunkel）的〈前往回家的方向〉（Homeward Bound）。他們都是猶太人。多虧他們，我的反猶太傾向才消失，因為好多優秀詩人都是猶太裔：巴布·狄倫、保羅·賽門（Paul Simon）和約翰·藍儂（John Lennon）。如果這個世界沒有他們，會比現在還糟得更多。」

我心不甘情不願地提醒他，約翰·藍儂不是猶太人。

尋找新居計畫胎死腹中。我們在溫哥華醫院展開深度對談後，沒過多久，拉爾夫回到溫哥華市中心東區過生活。藥物回到他的生活後，他故態復萌，重拾喜怒無常、充滿忿恨的人格。不久前，他

為了唸誦更多的詩作，來到我的診間。

拉爾夫說：「你會喜歡這一首。」便以機械般的快速語調開始吟詩，聲音嗡嗡。

拉爾夫的詩句中有著不修邊幅的坦率，我發現自己頗愛這項特色。他努力要在每一組對句中所押的韻，深化了他人生中那股密不透氣的窒息感，每一個元素相輔相成：徒勞無功地尋求陪伴、性方面的挫折、孤立無援、以藥物為逃避的慰藉、悲戚、反高潮、憤世嫉俗。

「你還有在創作嗎？」我問。

「沒了。」他無奈地揮手，手勢劃過自己的臉部。「很久沒寫了。好多、好多年了。我想寫的內容都寫過了。每一種我有過的想法，每一種我有過的情感，我都寫進詩裡了。」

我瞄了一下手錶，知道候診區還有一群病患在等診。拉爾夫搶話：「等一下，我還有一首詩要唸給你聽。這首詩叫……」他在腦海搜尋詩名，手抓了一下剛禿的頭頂，指甲塗了深色指甲油，顏色是藍中帶紫。髒 T 恤的下襬，前臂的肌肉正在進行激烈的蛇形舞。

「我想到了，叫作〈冬至〉（Winter Solstice）。」拉爾夫以其獨一無二的快速語調和沙啞嗓音，再一次快速唸了他的詩作。他直接凝視我，彷彿堅持我應該要洗耳恭聽。詩末的內容是一隻在飛行中死亡後，從天空落下的老鷹。我想起拉爾夫在醫院說過的話：「我想飛，但是卡在地面。」

兩天後，他回來診間，提出不切實際的要求。他所要求的藥物、食物與住處，是以我的立場所無法提供的項目。拉爾夫勃然大怒，用英文和德文咒罵了需要消音的字串。他大叫：「以後有你好看的。」氣沖沖地邁開大步，從診間走入候診區，他的藥友搖著頭，帶著不解、不認同的表情。下一位病患走進門時，說：「有時候你還真難做人啊，在這種地方工作。」

　　我離開診間的那天下午，只見波特蘭旅館的一位清潔人員配備著一桶摻雜了洗潔劑的熱水，還有一塊粗海綿刷，正在洗去一大塊黑色納粹黨徽，黨徽的繪製手法粗糙，就畫在一樓出口旁的牆上。

8 讓光明再次照見人生

我們見證了勇氣；見證了人之間的情感連結；見證了為生存
而展開的頑強鬥爭，甚至是為了尊嚴而展開的頑強鬥爭。

獲得真誠的認可

在餓鬼道的荒涼一角，撰文描述位於其中的貧困毒窟時，會難
以傳達我們見證的恩典；所謂「我們」，指的是有幸於此工作的
人。我們見證了勇氣，我們見證了人之間的情感連結，我們見證了
為生存而展開的頑強鬥爭，甚至是為了尊嚴而展開的頑強鬥爭。在
毒窟之中的慘狀固然令人吃驚，然而人性也是。

普利摩‧李維以真知灼見和極度同理心記錄奧斯威辛集中營的
故事。即使受到人造煉獄的折磨，當一個人出現了「壓縮身分」，
並宣稱這層身分的獨特性，在李維的筆下，如此意想不到的時刻稱
為「緩刑時刻」（編註：為作者同名著作）。在溫哥華市中心東區，
緩刑時刻所在多有。哪怕有著骯髒的過往與蒼涼的現在，當一個人
的真實現身時，當這分真實堅持獲得認可，那就是緩刑時刻。

喬許（Josh）住在波特蘭旅館已大約 2 年。喬許年輕，身材魁
梧，蓄著金色鬍子和一頭長髮搭配。由於喬許心理狀態不穩定，加
上使用藥物，他人往往無法感受他的內在魅力與貼心。喬許擁有雷
達般的敏銳直覺，能瞄準他人的脆弱之處；他的聰明才智，讓他口
中的言語如同利刃，深深劃傷別人。週五的早晨，我正在切開並引
流喬許腿上的大面積膿瘍時，他說了一個貶低人的單字，且頻率過
高。當天我心情不愉快，我感到暴躁、疲倦。我對他人的反應不受
控制，懷抱充滿攻擊性，我這樣形容還算是輕描淡寫了。

那天下午，感到羞愧的我費力上樓，想對喬許賠不是。他聽著我的道歉時，看著我的眼神一如以往，目不轉睛，然而又帶有善意。喬許平常對他人懷抱的敵意，讓別人望而生畏，嗑藥後疑神疑鬼的跋扈隨處還著惡意。這樣的他說了：「謝謝你，但我原本有意要跟你道歉的。我有觀察到你是怎麼樣的一個人。上個禮拜，你來醫院找我，你靜下心來聽我說話，一副好醫生的樣子。你在這種地方工作一定有很為難的地方，你要承受這裡所有的負能量，有一些還是我給你的。我有看到你接納了，我納悶你怎麼承受這些負能量，還能做好你的工作。你是人，在某個時候總是要取捨。」

金·馬克爾是波特蘭旅館的護理師，個性活潑，頂著尖翹的髮型：「這裡的藥友會有很深入的想法，但我還是會很訝異他們會關心我們。你會覺得他們腦袋都神遊去了，因為藥物或疾病的關係，無法關心到任何事情。就拿我自己以前的生活來說，我有過幾個月的糟糕日子，我記得賴瑞（Larry）來找我，他說『我說不上來，妳怪怪的』（賴瑞對類鴉片藥物和古柯鹼成癮。如果沒有因為毒品導致療程失敗，他的淋巴瘤原本可以根治）。我說：『對，我怪怪的，我已經在努力了。』他說：『那就好……現在要出去喝一杯啤酒嗎？』我說不用，但我有被打動。藥友雖然有各自的困境，他們其實頗關注我們，實際上他們知道我們當下不太順利。」

金的辦事效率高，幽默、務實，具備獨具一格的開放心胸，能接納新事物與不同的事物。她為人體貼，看到我和喬許之間的事情，在喬許離開檢查室後溫柔按摩我的肩膀。

搬進波特蘭旅館之前，喬許曾當了 3 年的街友。他當時的妄想症、暴怒傾向和毒癮都相當失控，因此找不到落腳處。若沒有波特蘭旅館協會與其他組織管理的減害設施，溫哥華市中心東區的許多成癮者和精神障礙人士都將成為街友；四海為家，一年之間遊走於五、六處晦暗骯髒的住所，這還算是最好的情況了。在溫哥華市中心東區，有數百名的街友。隨著 2010 年冬奧逼近（編註：本書出版

於 2008 年），溫哥華官方預估這項統計數字還會上升。對於一些立法官員來說，這項問題儼然與其是人道主義危機，不如說更可能讓他們臉上無光。

金回憶：「當喬許剛搬來的時候，我根本進不去他的房間。現在我每次經過的時候，他都希望我進到房間裡，給我看他住的瘋狂世界，讓我看他怎麼整理房間。你知道嗎，上個禮拜他帶我出去吃披薩。他堅持要請我吃披薩。我說『不用啦，不要，我請你吃午餐。我賺比較多錢。』他堅決要請。那一餐是他的款待。那是我這輩子吃過最大的披薩。」金笑道。「我吃得一乾二淨，就跟他說『嗯嗯，謝啦。』他還是會拒絕服藥，所以狀況老是不穩定，可是他現在比較容易親近了。」

幫助藥友戒除毒癮或是治癒疾病，固然算是我們的出色成就，然而在波特蘭旅館，「緩刑時刻」的時機並非來自於這些成就，而是個案讓我們去親近他們的時候，他們開一道小口，允許我們進入他們建構的殼時，哪怕殼又硬、又多刺。為此，感受我們的投入，感受我們接納他們的身分，是首要之務。這不但是減害的本質，同時也是任何療癒關係與培養關係的本質。偉大的美國心理學家卡爾‧羅哲斯（Carl Rogers）於著書《成為一個人》中，針對一種溫暖的關懷態度，稱其為無條件的積極關注。據卡爾‧羅傑斯形容，「這種態度沒有價值條件攀附於其上」，其中具有關懷，「沒有占有，沒有個人滿足，僅僅展現了『我在關心』的氛圍，而非『如果你這樣做、那樣做，我就會關心你。』」

無條件接納

無條件接納彼此，是人類的一大挑戰。很少有人能自始至終無條件接納；成癮者從未能做到此點，至少自己無法。金說：「以我

自己來說，比較有效的是不要去追求很大、很厲害的那種成功，要去欣賞小事：如果有不常來的人來看診……那真的是很棒的事情。在華盛頓旅館，有一個個案，他有左小腿慢性潰瘍。半年來我一直騷擾他，請他讓我看一下，最後他終於在這個禮拜讓我幫他看他的小腿了。

我覺得這是很棒的事情。我會試著不要用好或壞去論斷事情，就只是從個案的觀點去看事情就好。像是我會問『好，你去戒斷管理中心兩天了……對你有幫助嗎？』而不是去問『你怎麼沒有多待幾天？』我試著跳脫自己的價值體系，去看事情對於他們的價值。就算個案的狀況不好，覺得真的窮困潦倒，還是可以和他們在一起。所以我會在旁邊觀察，把每一天當作是成功的小小一環。」

在西莉亞懷孕期間，金如同其他許多女性職員，她們都度過了非常艱難的時期。波特蘭旅館的衛生專員蘇珊‧克雷吉（Susan Craigie）回憶道：「樣子很慘。西莉亞在生產前一天在街上被毆打。她在人行道上，兩個眼睛都黑青，流著鼻血，大叫：『波特蘭旅館不願意給我計程車錢，讓我去醫院！』我主動提議載她去醫院。她堅持要我先給她 10 元加幣，她才能先打管。我當然拒絕她，但是我的心很痛。」

下雨的 11 月早晨，蘇珊、金和我三個人在我的診間聊天。這一天是 11 月倒數第 2 個週三，是發放補助支票的日子，稱為「週三福利日」。在溫哥華的毒窟，形同當地的狂歡節。這一天，我的診間會門可羅雀；到了週四與週五時，藥友會將錢花光；接著一大群宿醉的戒毒患者會突然來到我的診間，互相抱怨、要求、挑釁。

金嘟起嘴唇，面露哀傷：「西莉亞和她的小孩……有一天我聽她唱歌，那是我最美好的回憶之一。我那個時候在她的樓層，做我的事情，她在洗澡。她開始唱歌。那是一首鄉村歌曲，很糟糕的歌，我第一次聽到這樣的歌。可是我不自覺一動也不動在那邊聽

歌。西莉亞的歌聲非常純淨。很純、很溫柔的聲音。她聲音很嘹亮。我儼然立刻清楚發現，那歌聲背後的語氣和純真才是西莉亞真正的樣子。她一直唱、一直唱，唱了 15 ～ 20 分鐘。這提醒我一點，我們服務的這個族群都有這些不同的面向。每天相處的我們可能真的忘了這一點。

這也給了我幸福的感覺，這種幸福感又帶了一點悲傷。我覺得，她的人生原本能有很大的改變。每天工作的時候，我盡量不這麼想……在任何時候，我會努力接納藥友本來的樣子，用這種方式去支持他們。不要去論斷藥友，也不要去想他們本來可以過什麼樣的人生，因為每個人都可能有別種人生。對於我自己，我不太會去想『當初如果怎樣，我現在就怎樣』，所以我也不會把這種想法套到別人身上。話是這麼說……那個時候有一瞬間，我腦中有兩個畫面：一個畫面是西莉亞平常最難堪的那一面，然後另一個畫面是在某個地區的農場，西莉亞和她的家人同住，她在唱歌給她的小孩聽……然後我從這兩個畫面回到現實，靜靜地聽她美妙的歌喉。」

順從自己的內心

敬啟者：

你不認識我，但是信封上的名字可能會給你線索，我是那個奪走你們兒子性命的人……那一天是 1994 年 5 月 14 日。

因為興奮也或許因為焦慮，雷米（Remy）的聲音微微顫動。他是身材瘦小的男子，一臉病懨懨的樣子，灰白的鬍渣，輝映著不符合年齡的灰白頭髮。雷米站在喜士定街上一面開啟的窗戶前。街上車水馬龍的聲音，顫動地傳入房間，雷米讀著一張紙上的字句，紙帶著皺痕和髒污。他說：「老兄，你不知道這對我的意義，這是

我寫的，我可以讀給你聽。提醒你，我不知道會不會寄出去。」

我為雷米開了利他能，這才幫他解除心理負擔。他有嚴重的注意力不足過動症（ADHD）。他在我這邊初次確診；當我告訴他病患終其一生會有的主要症狀（身體躁動、心神慌亂，以及衝動調節能力不足）時，他目瞪口呆。「我一直以來就是那樣子。」他反覆說這句話，不斷用手掌拍打著額頭：「你怎麼這麼了解我？我從還是小不點的時候就是一直這樣子。」

雷米的對話往往拐彎抹角。他會發表長篇大論，抨擊任何主題，而且前言不對後語。他說話繞來繞去，卡在一個思緒走不出來，又迷失在下一道念頭裡。雷米不知道控制話語。一些醫界權威會將 ADHD 視為神經生理方面的遺傳性失調，但是在我看來，患者的精神機動有著深層因素。雷米對他自己本身感到不安，這股不安的感使他焦慮；而雷米不著邊際的說話模式正是他正企圖逃開這種不安的感受。

雷米現年 35 歲，青少年時期以來對藥物成癮至今。他最初用的藥是古柯鹼。雷米在獄中生活時，開始對海洛英成癮。透過美沙冬療法，成功控制海洛英毒癮，但出獄至今極難戒除古柯鹼。在我為雷米診斷出 ADHD 後，他同意至少暫時不用古柯鹼。如此一來，便能先試用派醋甲酯（methylphenidate），即一般所知的商品名：利他能。

開始服藥的第一天，雷米就感到震驚。他向我回報藥效：「我感到平靜。我不會像機關槍一樣亂掃射。我會思考，不會好像在那邊開車亂撞，一個小時 60 英里的速度往四面八方亂衝。我會說『等等，我必須一次做一件事。就在這邊先慢慢來吧。』」

拜利他能之賜，幾天後，雷米擺脫了古柯鹼帶來的躁動反應，腦部的過動獲得緩解。他反思後，來到我的診間：「我要和你談一件事。」

　　我等雷米開口。他不發一語,過了好一會才說:「我做了一件真的很該死的事,我刺死了一個人。我那個時候嗑了古柯鹼,亢奮了 4 個小時。我開始狂喝酒,整個人很糟,我就是很爛的人,好像等著要變成現實的惡夢。」

　　「我坐牢坐了快 10 年。10 年耶。都是因為毒品。每天我都會想這件事情,每天喔,跟你說,每天都在想……我不會跟其他人說這件事情。我想解脫,好像一切對我沒影響,但是真的有影響……我殺了一個人,他該活下去的。我整個人因為古柯鹼、藥丸和酒精都搞砸了…」

　　在醫學訓練的課程中,不會教學生如何傾聽這一類心聲的傾訴。雷米在我的診間,他冀求寬恕的心情之強烈,彷彿是身處告解室的懺悔者,而我是身穿聖袍的牧師。

　　我說:「每個人的一生中,都有想要重新活過的時刻……想要修正歷史。不過對你來說,你的渴望一定更強烈。」

　　「你知道嗎,我記得我媽說過的一件事。她說,如果我要改過自新,我需要的是比從前更去傾聽我的內心。我現在也開始這樣做了。我做的那件事,那個可怕的事,是我唯一過不去的事。那是現實,是我的現實。我接受這件事。」

　　「你能原諒自己嗎?」

　　「可以,我可以。我不知道方法,不過我可以原諒我自己。雖然他的家人永遠都不會原諒我,他們想殺了我。不過我自己,對,我不會被這個事情打。我的人生要繼續前進。我的意思是,那件事情還是會在那邊,但我要前進,要正面看待,保持專注在活著這件事情上。我必須這樣做!我不知道這是對的還是錯的,但我不能活在過去,被這件事情打倒,不然我就完了。」

　　「你有和他的家人溝通過嗎?」

「沒有，被我刺死的是原住民，他們對白人的偏見非常、非常深⋯⋯」

在這樣的情境下，一個家庭的悲傷和憤怒，抑或是報復心理，不必然和種族偏見有關；我想提醒雷米這一點，但抑制住我的衝動。

「對美洲原住民而言，原諒是很重要的概念。」

「是沒錯，但不是在這種情形下。我懂得⋯⋯所以我才離開薩斯喀徹溫省（編註：在加拿大的中部），因為他們在找我。」

「讓我給你個建議吧。」

「你要說寫一封信給我，還有給他們嗎？我完全知道你在打什麼主意！」

「你說中了。你看吧，這代表你有在順從你自己的心。」

「這是個辦法，對吧。」雷米說來興味盎然：「我是可以試試看啦，看看我的感受會有什麼改變。我會帶信來給你讀。我們可以再討論⋯⋯我會吃藥。我喜歡在早上寫下第一個想法。我其實一直想要這麼做，你剛剛正要提議的時候，我就知道你要說什麼了。這可以幫我更想開一點。我每天都在想這件事⋯⋯我可不喜歡當殺人犯。你也知道，這已經是 11 年前的事情了。」我常常看到雷米亢奮的樣子，但是倒沒看過他如此興致勃勃。

放下心中的大石

當週，雷米過沒幾天來到我的診間讀他的文章，他一方面緊張，一方面雀躍。他兔子般紅了的雙眼四處掃視，眼神原本對著他兩手抓著的信紙，轉瞬直盯我的臉，不斷打量我的反應。雷米講話

的同時，身體也跟著前後搖移，重心從一隻腳移到另一隻腳上。

敬啟者：

您不認識我，儘管寄件人姓名可能會讓你們想起什麼，我是那個奪走令郎性命的人……那一天是 1994 年 5 月 14 日。

我之所以提筆寫下這封信，是想讓您知道：自從悲劇發生的那一晚起，到現在的每一天，我沒有一天不想起我做的事！！

我不期望家屬能原諒我，但我覺得我必須寫下這封信，讓您知道：發生這件事情，我深感遺憾，我犯下大錯。

這件事從 11 年前起就吞噬著我。我真的不認為，我當時如此少不更事，結束了令郎 19 歲的人生。我的作為是一種漠視、一種不尊重，帶來可怕的後果。我永遠不會忘記自己的作為。

我希望您對我懷抱的仇恨，和 1994 年當時相比，已經沒有如此強烈！但如果是這樣，我會理解，對此不會對您或您的家人懷抱任何負面情感。

對於我做過的事，我確實全面感到抱歉。我不再像從前那樣酗酒、嗑藥，毫無節制。我不再用海洛英，最後也戒掉一切罪惡根源的古柯鹼。

我來信的初衷，是向您與您的家人，對我的作為傳達深深的歉意。並且，我希望終有一天，您能感到心靈平和。

雷米從未寄出這封信。他將信當紀念品送給我。我真希望能成功報告雷米已成功遠離古柯鹼。他至今無法戒除古柯鹼，因此我必須停開利他能處方。不久之後，雷米展開一段感情，對象是一名心理狀態不穩定的女性，兩人交往關係是無可救藥的緊繃。在開始交往後，雷米的戒毒意願就失敗了。

雷米有著堅定不移的樂觀態度和富有活力的幽默感。哪怕仍是

未定之天，希望之光仍繼續在他身上閃爍。我堅信，這道光芒將永不熄滅。他的自白信雖未寄出，但這封信放下了他心中的大石。他的悔悟讓人深深地感同身受，他的解脫顯而易見。儘管雷米仍未完全戒除古柯鹼，但使用量已大幅降低。我相信著他。也許，與我或其他人展開另一次對話，那另一次接觸的時刻，將能幫助他再次前進。

一蹶不振

　　狄恩‧威爾森（Dean Wilson）語帶嘲諷說道：「我媽說我是加拿大最有名的毒蟲。」在藥物成癮相關的政治活動與國際會議中，狄恩是知名人物，也是溫哥華毒品使用者地區網絡（VANDU）的創始者之一。在提倡除罪化與減害政策時，他向來堅頑不屈、辯才無礙。由政府管理的毒品安全注射室是劃時代的政策，狄恩便是該單位設置的主要倡議者。狄恩曾上台報告，對象為加拿大參議院藥物成癮委員會，委員會將狄恩的報告其譽為最啟迪人心的講演之一。

　　狄恩身材削瘦，個性易煩躁；他精力旺盛，因此坐著也好，站著也罷，身體都在動著。狄恩的語速快，話題跳躍，只有在為自己的風趣偷笑時才會打斷自己。狄恩年屆半百，但如同許多注意力不足症患者，外表比實際年齡還輕。狄恩知道我也有注意力不足症。我有一套理論，認為有注意力不足症的人放空的時間，不會增加到實際歲數，所以外表相對凍齡，狄恩聞言捧腹大笑。

　　製片人奈蒂‧威爾德（Nettie Wild）的紀錄片《毒，城市的故事》（*Fix: The Story of an Addicted City*）於國際上映，獲得獎項，也使狄恩名聲遠播。紀錄片開頭，狄恩一身商務打扮，腳步輕快地走過喜士定街，並講述他曾如何獲得 IBM 的回饋，原因是他經手的個人電腦銷量，在加拿大業務員中獨占鰲頭。下一幕，他打著赤膊，一面展示布滿刺青的軀幹與上身，一面注射著純海洛英。「在這部

紀錄片拍完後的某個時機，我會戒掉。」狄恩如此向鏡頭承諾。

狄恩從未成功戒毒，他至今斷斷續續使用海洛英，古柯鹼的使用頻率則更頻繁；狄恩有使用美沙冬療法。有時他會試圖欺騙我（有時還真的讓他得逞），但現在他坦率承認自己吸食毒品。狄恩說：「我花了一段時間才信任你。我還滿喜歡在我過得很渣的時候，直接跟你說，我過得很渣。」（據我所知，這句話可能也不用當真）。最近，他已經數個月不注射毒品，整個人感到樂觀、有活力。他針對目前熱衷的議題，對我說笑：「還有下一場，別放空了。」

狄恩目前於日出旅館的住處是一房格局的公寓，他以前在南溫哥華時的住家索費不貲，兩者落差有天壤之別。他在南溫哥華時是單親爸爸，撫育 3 名子女，一年收入數十萬加幣。狄恩說：「我以前是賣電腦的。當時在賣微電腦，一台 4 萬美元。我早上和接近半夜的時候會用海洛英。我過這種生活 12 年了。每 3 個禮拜，我的小孩會去找他們的媽媽。他們一坐上公車的時候，我會拉起每一道窗廉，鎖每一扇門，等到禮拜天他們回家前，我都完全沉浸在海洛英裡面。然後我就會回到平日穿西裝、打領帶的正常上班生活，週末玩棒球、踢足球，這樣過兩個禮拜要死不死的生活，真的是要死不死，直到我又開始能關起門來嗨的日子。我愈來愈難去戴上這樣的假面具生活。包括我自己在內，我對每個人都在說謊。當我倒下後，我真的就一蹶不振。我老婆（以前也有重度毒癮）最後終於戒毒，小孩子離開我，去和她一起生活。我立刻重回古柯鹼的懷抱，在那之前，我有 13 年沒有用古柯鹼了⋯⋯我在一年半內，花了 18 萬美金買毒品。回過神來的時候，我住在科巴特旅館。」

成癮減害的國際代言人

狄恩早年在富裕的領養家庭中，過著銀湯匙生活，並度過成功

的商場職涯。即便如此，他後來犯下毒品相關罪刑，入監服刑 6 年。我問他：「你做過最壞的事情是什麼？」狄恩眉頭一皺，告訴我一件監獄事件。這起事件的殘酷與齷齪，在他的心頭仍揮之不去，即使在此不斷述說，仍無濟於事。他說：「這件事，我以前也只告訴過一個人。」安（Ann），狄恩的長期伴侶，是第一個。「在坐牢的時候，我看了一些恐怖的事情，也做了一些恐怖的事情。我一輩子都說不出口。安最後叫我把這件事情寫出來。我寫了 15 頁，筆停不下來。3 個月後，她請我唸出來給她聽。我唸了：我終於說出來了。我轉過身看著她，我說『妳做到了，妳幫我做到了！』。之後我把那些紙燒掉了。」

「我在淨化的時候，我發現我必須把光明帶回我的生命，不然過去我看過、見到的所有恐怖都無法轉成有意義的東西。必須要有一些亮光。我相信，事實是存在的，我不知道還有什麼字可以形容，我會用『屬靈』事實去形容。我用這個詞，和上不上帝沒有關係；我要表達的事實是這個世界是美好的，一切會歸於美好，我希望我內心有這塊美好……」

「所以我才會這麼熱衷於這塊運動。VANDU 背後的理念是要去相信別人不相信的事情，去幫助無助的人。我們之後開始參與政治。我們接了政府的工作，改變了這座城市的政治生態。我帶參議員參觀了吸毒族群的所在地，給他們看的不只是毒品，還要給他們看看藥癮者這個族群。現在有非常多政治領袖支持毒品減害方針，那是我們的努力。」這一波政治風向的改變雖小，但舉足輕重，無論是否能全部歸功於狄恩的組織，這項嶄新計畫都是值得驕傲的。

「前市長菲利浦·歐文（Phillips Owen）曾經說所有的藥物成癮的人都該被送到芝里華克市（編註：位在溫哥華的東南方）的軍事基地。2 年後，他支持安全注射室的政策。我們去市政廳，抬著一口棺材走進去，這棺材象徵所有因為用藥過量死亡的人。市政委員說『把他們趕出去。』我說『我只要 5 分鐘就好。』歐文市長給我們 5

分鐘，我很尊敬他，他聽我們陳情。在減害政策的領導上，現在他已經有國際知名度，溫哥華這座城市在這方面也變得很有名。我們是何方神聖？那個時候不過是一群毒蟲罷了。」

狄恩繼續說：「這一點照向吸毒者族群的亮光，沒有獲得公開關注。」在他居住的分館中，有 3、4 位較年長的居民。如果狄恩一整天沒有看到他們的身影，他會查房據狄恩說，其他人會幫忙努力找人。許多性工作者也是這一套夥伴互助機制的合作對象：如果有人最後沒有來消費，所屬的夥伴會開始找人。「在我以前住在溫哥華西端區的那些日子，我搭電梯不會看任何人，只會盯著地板、天花板或是亮燈的樓層數字。我不認識我的鄰居。現在在我住的那一棟，我認識每個人，在這裡每個地方都是這樣。」

過動的狄恩即使坐著不動，旁人看起來也好像在慢跑。狄恩續道：「這裡的人非常憤世嫉俗，不過我們多數的人也希望看到我們在互相照顧。我們有一種感覺，沒有人會照顧我們。這裡的大多數人都會覺得，沒有人會照顧我們。因此我們必須互相照顧。這裡說的照顧是最基本的那種，就是『你好，最近還好嗎？』然後你就跟這個人說再見。我們用某種方式，在敲人竹槓與照顧彼此之間取得平衡。給彼此很多溫暖，給彼此很多支持。」

何處可容身？

狄恩知道「隔離」正是導致成癮的本質。心理上的隔離會先使人往成癮的道路走，成癮會使人維持隔離狀態，原因是相較於其他人事物（即使是人類接觸），成癮會使藥物使用者更重視和藥物有關的動機和行為。「敲竹槓這種事是存在的，但身為這個族群的一分子很重要。就算這裡是加拿大境內最窮困的地方，這也是最後的容身之處。我說『如果在這邊找不到容身之處，在其他地方也找不

到了。』」

在溫哥華市中心東區，投入的照護者和成長團體為數眾多。各項創新計畫展開時，往往預算不高，參加對象僅限於剛對類鴉片藥物或其他藥物成癮的人。第 3 章曾探討的個案茱蒂，已經完全戒掉古柯鹼。他自願和其他成員參加夜間巡邏，這個夜巡團體以守護天使的姿態在為性工作者服務。

「我們會關注這些性工作者，跟他（她）們說話，打個招呼或開個玩笑。我們會問他（她）們是否需要幫忙。我們會發保險套，讓他（她）們覺得遇到麻煩時，有人在身邊可以求助。」茱蒂改變對自我的認知以及提升自尊的契機，在於她開始真誠地關懷別人的需求，能見證她的轉變令人讚嘆。在近期的一張照片中，茱蒂散發自信和使命感，這是一年前還無法想像的。一年前的她，還在因為脊椎感染，幾乎不良於行，接受靜脈注射抗生素，並且必須戴上金屬復健支架，支架穿過她的頭骨。

療程結束後，朱蒂對我說：「我感染過很多次，但這真的是很嚴重的一次。整天戴著鋼圈，受到限制，感覺頭裡面拴著螺釘，這還真的讓我大開眼界。我每次有想嗑藥的想法時，我就會提醒我自己過去 5 個月來的教訓，這並不值得。」

朱蒂回想過去：「當我還在嗑藥時，我並沒有注意到我周遭的日子還在繼續。我只知道我的小世界。我當時想要的，就是我下一次打管什麼時候，下一次吸毒什麼時候。現在，我一天會出去散步幾次。我在外面看到那些人、那些遊客。我會說：『嗨，你好。』我不知道我怎麼了……這很奇怪但這感覺很好，我很喜歡這種感覺，但這感覺也非常奇怪。會一直都保持這樣子嗎？變化會很快來臨嗎？我試著不要悲觀。就只是覺得這不尋常，對我來說很陌生。」

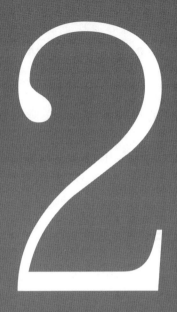

身為醫師的我，也有需要戒的癮

說來不幸，用來改善生活體驗的所有外來手段都
是雙面刃。沒有任何外部解藥可以改善情形，而
不會同時帶來惡化。

——精神科醫師湯瑪斯・荷拉（THOMAS HORA）
出自《夢境之外：醒來面對現實》（*Beyond the Dream: Awakening to Reality*）

9 知己，知彼

幾乎有用的東西，永遠嫌不夠。

美國內科醫師文森・費利堤（VINCENT FELITTI）

明天，永遠是明天

這一天，不是我在波特蘭旅館看診的日子，但工作可沒有要放過我。衛生專員蘇珊致電我的手機，語氣忿忿：「葛蘭特先生回到飯店了。我們要怎麼辦？」我壓抑著不爆粗口。今天的我沒有耐心來治療成癮病患。我應該在家裡寫書的，主題就是成癮。

「葛蘭特先生」名為蓋瑞（Gary），是一名挺著水桶肚、蓄著灰鬍子、外形像熊的大漢。蓋瑞有 HIV 和糖尿病，兩者均易導致感染，而兩者均無法阻止他將古柯鹼打到任何能注射的靜脈。他上上臂的血管傷痕累累，被化學物質腐蝕，無法發揮功用。一處大面積的潰瘍正在侵蝕他的右腳趾，腳趾基部發黑，分泌出死肉分解後的物質。靜脈抗生素還能救回他的腳趾時，我們連續兩週勸蓋瑞住院治療。他都說：「好，明天去。」然而，明天永遠是明天。

4 天前的週五夜晚，我去蓋瑞的房間找他；他的房間在旅館八樓。負責治療傷口的居家護理師先前打電話給我時語氣崩潰：「醫生你可以用心理健康當理由，讓他強制住院嗎？」強制住院是最後手段，蓋瑞絕非精神病患者，他只是藥物成癮。我不願祭出強制住院這招，來對付沒有精神性失常的人。我答應護理師評估其他辦法。我是做好準備，可以抽出強制住院單的那張紅色聯，但退無可退的時候才會走這條路。

蓋瑞才剛買完毒品回來。如同溫哥華市中心東區的許多藥友，他用來支撐嗑藥習慣的買藥行為，多年好友史提薇曾戲稱為「自發性、自我組織的行銷活動」。蓋瑞會買足夠量的藥，沉浸在自己所選購的藥種。不過就在兩週前，史提薇死於肝癌。兩人交情十分親密，史提薇稱兩人是「自由貿易提倡者的夥伴關係」。史提薇的逝世，使蓋瑞感到莫大痛苦。蓋瑞於她死後便瘋狂使用古柯鹼。

我說：「蓋瑞，每個人都很擔心你。所以我才來找你。」他回：「是喔，我也很擔心我自己。」

正當此時，肯楊（Kenyon）出現在門口，拄著拐杖問：「蓋瑞，你那邊還有冰毒嗎？」肯楊的聲音帶有哭腔，口齒模糊不清，對於我在現場渾然未覺。「白癡，滾開啦。沒看到醫生也在這裡喔？」「好吧。」肯楊回答的語氣和緩，彷彿在敷衍吵鬧的小孩。「我會再來。」蓋瑞步履蹣跚，拐杖碰撞水泥地的回聲在廳間迴盪。

「你的腳可能要截肢。」我回到原本的話題：「壞疽在擴散。」

「我看得出來啊。如果你說我應該去醫院，我就會去啊。」

「我很感謝你對相信我的判斷。你的承諾是可以履行的，我只希望我對你履行承諾的能力有一樣的信心。我刻意語氣強烈。「你上個禮拜才答應過一模一樣的事情，結果這一個禮拜，你的潰瘍就大一倍。你今天晚上會去醫院嗎？」

「啊，禮拜五晚上都不行。我早上再去急診。明天去。」

「蓋瑞，我不想說狠話，但是如果明天上午 11 點以前你還沒有去醫院急診室，我會宣告你心智不健全，然後以病患本身危害自己健康為理由，讓你強制住院。你要我說真話嗎？我從來不覺得你這個人是瘋子，但你的行為就是瘋子。我說到做到。」

數個月前，我對德凡（Devon）說了同樣的台詞。當時德凡因脊椎膿瘍，可能導致四肢癱瘓，但他拒絕治療。我很少如此出言不

遜，因為在道德上站不住腳，而且多數在實務上沒有價值。我確實曾出於脅迫，對德凡祭出強制住院的手段，然而他後來為此多次表示感謝。

翌晨，蓋瑞確實去了醫院，結果因為抗生素無效出院。旅館員工並未及時來電通知，我也沒有機會急診室醫生溝通。週日才安排蓋瑞住院，並聯絡合適醫護專業人員。現在到了週二，他從 HIV 病房逃離，回到波特蘭旅館。原本能用抗生素力挽狂瀾的時機已經錯過，已安排週三截肢。

週間的這一天早晨，是我的寫作日，但蘇莎認為蓋瑞的情形過於複雜，我的代班醫師無法處理。我同意去看一下，不得已的時候再強制住院。我聽到蘇珊如釋重負的聲音。前往市中心時，我的癮頭也在我腦中敲了一記聲音：「要去山雀唱片行嗎？去一下就好？」不行，就算多麼誘人，現在去也沒有道理。我到波特蘭旅館找到蓋瑞。所幸，他已經在緊要關頭回到醫院，再遲個一時半刻就搶不到病床了。我已經厭倦了老是要揪著別人領口，拎著人來治療。這麼一道念頭閃過，我駛離溫哥華市中心東區這座毒窟。這座毒窟中，毒蟲和毒販成天汲汲營營、勾心鬥角，就是為了滿足毒癮。

成癮無關乎身分地位

我啟程前往聖保祿醫院。波特蘭旅館以外，聖保祿醫院也是我為內部病患提供精神衛生照護的院所。我走平常會走的路線：離開波特蘭旅館的車庫，離開巷口，進入雅培街，往右開去片打街。山雀唱片行距雅培街有兩條街之遙，接近時我的心跳加快。不用說，山雀唱片行是全球最出色的古典樂唱片行之一。

讓我心神不寧、身體蠢蠢欲動的是一張 CD。那是我最愛的歌

劇作品,出自男高音羅蘭多‧維拉宗(Rolando Villazón)之手。昨天我聽精選輯,前往山雀唱片行消解我最近期的渴望,但是我戰勝了購買的欲望。今天,我內心的欲望在鼓動,要我回頭購買。我必須買下那張 CD,我必須現在就買下那張 CD。這股欲望最初只是一道思緒,很快在我心中轉換,成為實體,中間上演著內心戲的拉鋸戰,產生無可抗拒的重力場。只有在我妥協的時候,這股拉力才會釋放。

一個小時後,我拎著羅蘭多‧維拉宗的 CD 和其他作品,離開山雀唱片行。讀者諸君,我名叫嘉柏,在購買古典音樂時,我常常欲罷不能。

走筆至此,我要先聲明一點:我沉迷音樂,我的波特蘭旅館病患有著危及生命的毒癮,我並沒有將兩者劃上等號,反而兩者天差地遠。儘管我用成癮來稱呼我的習慣,與成癮者相比,我戴的是別緻的白色手套。我有更多機會,在生活中做出自由選擇,至今仍然如此。然而,我有我的行為習慣,對於我的個案,他們的生活方式會帶來自我毀滅,如果說兩者差異很明顯,那麼這些相似之處不但發人省思,也使人謙卑。我已經看到,成癮不是一個離散的、實心的實體,不是「有就有,沒有就沒有」這麼一回事,而是一個細微、寬廣的連續體。對於所有成癮者而言,「成癮」這回事的關鍵中心本質是具有活性的,這一點不但適用於社會頂層受人遵從的工作狂,也適用於溫哥華的遊民區,在這裡,貧窮與犯罪的快克惡魔肆虐著。沿著那個連續體的某處,我找尋著我自己。

過去兩個月來,先別提我在最近的巡迴演講時殺去第四大道上的魔笛唱片行,還有多倫多的山姆唱片行和 HMV 唱片行,光是山雀唱片行我一週就拜訪數次,而且還去紐約淘兒唱片行的清倉拍賣。從新年到現在 2 月中,我光為了買古典樂 CD,已經噴了兩千加幣。原本為了不要狂買 CD,我向我的老婆蕾依(Rae)作了最大的承諾,而在聖誕節前與節禮日時我花了 1000 加幣血拚 CD,這份

承諾就此破功。日復一日，我醉心於研究想入手的音樂，花了無數時間詳讀古典音樂網站上的評論，這些時間本來可以用於陪伴家人以及趕這本書的稿子，畢竟截稿日迫在眉睫。然而，一旦有樂評說「每一位有自尊的交響樂／合唱／鋼琴樂愛好者，都該入手這一張大碟」，我就淪陷了。

德弗札克的交響曲全集、巴哈的 B 小調彌撒曲，以及海頓的巴黎交響曲——突然之間，我無法想像這些作品的各類詮釋版本在我的生命缺席。拉赫曼尼諾夫的前奏曲、《費加洛婚禮》、蕭士塔高維奇的室內樂《巴西巴赫曲》（Bachianas Brasileiras）、14 張 CD 版本的華格納指環全集（我收藏的第 5 版本），以及巴哈的小提琴獨奏或是大提琴獨奏——我同樣無法忍受我的人生中，沒有這些作品隨侍在側。

而就在這一天，我不能不聽羅卡泰里（Locatelli）的《小提琴的藝術》（L'Arte del Violino）、勞烏塔瓦拉（Rautavaara）的《空間的花園》（Garden of Spaces）、狄亞貝里變奏曲（Diabelli Variations）、皮耶·韓岱（Pierre Hantai）最新的大鍵琴版本《郭德堡變奏曲》（Goldberg Variations），以及施尼特克（Schnittke）、亨策（Henze）或莫札特的完整小提琴協奏曲（我收錄的第 3 版）……閱讀、寫作、用餐，甚至入睡，我都需要音樂的陪伴。沒有透過耳機來一首奏鳴曲、交響樂或詠嘆調，我就無法遛我的狗。我每天早上起床以及夜晚進入夢鄉時，我的思緒、情感和內心對話都是古典樂作品。

貝多芬作了 32 首鋼琴奏鳴曲。我手上有 5 張唱片全集，先前丟棄的數量是這個數字的 2 倍，有一些是回購，有一些是棄置，不只一次。我的閣樓裡收藏著 2 張，已經不會再聽。貝多芬的 16 首弦樂四重奏，我有 5 種完整版本；貝多芬的 9 首交響曲，我有 6 張專輯。以 CD 形式發行的貝多芬交響曲集中，我曾經不只一次擁有幾乎所有版本，包括目前束之高閣的 3 套，這 3 張不合我的口味。如果此時此刻，我開始播放我架上所有的貝多芬收藏，一路專心聽

到底，要花上數週才能聽完——這還只算貝多芬作品而已。

　　即使我聽過自己收藏的 CD，許多還只是在我的立體音響一輪遊罷了，其他未曾播放的光碟，只能承受自己如孤兒般的命運。

　　蕾依沒有很吃這套，過去幾週，她問了我好幾次：「你還是在迷嗎，還有在一直買嗎？」我直視這位結縭 30 年的伴侶，我說謊了。我告訴我自己，我不想傷害她。我害怕失去她對我的愛。我不想要在她的眼裡看來不堪。我害怕她生氣。那非我所願。

　　我有給過蕾依提示，彷彿我希望她能抓包。一月初的一天傍晚，蕾依說起她的看法：「你看起來很有壓力。」我開始給個交代：「對啊，都是這些 CD 的關係。」我老婆眼神落在我身上：我的尷尬立時無法遁形。我只能硬凹：「我是說，都是這些 CV（音似 CD）的關係，我要 email 出去，演講活動可以用。」我感到罪惡深重，我看起來一定也罪惡深重。我不知道如何逃開，有一度想坦白從寬，一如我的作風。

我對音樂成癮了

　　隔週某天早上咖啡後的時光，我放下手上報紙，抬頭對蕾依說：「呃，三月的時候，溫哥華歌劇院要演《唐·喬萬尼》（Don Giovanni）。」

　　蕾依尋思：「《唐·喬萬尼》……我不知道，那是什麼？」

　　「唐璜（Don Juan），那個風流的好色之徒的故事。他很有創造力、也很迷人。他勇於冒險，但是在道德上是個懦夫，他從來沒有找到內心的平靜。他的性欲無法滿足：無論性交多頻繁，唐璜都還是坐立難安、欲求不滿。唐璜在作詩方面的文采，還有他的向上心，只是讓他的占有欲更強而已。他永遠在想著下一次獵豔，他甚

至有一本芳名錄，記載著征服女人的豐功偉業。他有許許多多獲得救贖的機會，但他全都不屑一顧。他折磨別人，也犧牲掉自己的道德靈魂。他不屑悔改，最後被拖到地獄。」

蕾依打量著我，儼然感到驚訝，但或許那是明知故問後的假笑。她說：「你的形容好傳神。角色被你講得活靈活現的。一下就聽得出來，唐璜還真貼近你的心。」

這話說得倒是不錯。對於這部莫札特的曠世巨作，我上個月買了 4 種版本，為我原本就有的 2 部收藏錦上添花。我至今還未從頭到尾聽過一遍。而且我一直在說謊，將蕾依矇在鼓裡。說穿了，我也是唐‧喬萬尼，不過比他微不足道、貌不驚人；我也會騙，但騙的事情不是女人，而是歌劇。

對於購買六種版本的《唐‧喬萬尼》，一些人可能難以理解為何這稱為成癮。愛音樂、對於偉大的藝術作品有熱情、尋求盡善盡美的美學體驗，這些事情何錯之有？我們人類的生活，需要美與藝術。實際上，這是使人類有別於其他動物的主因和已經滅絕的表親尼安德塔人相比，學名「*Homo sapiens*」的我們智人具有一項特點：象徵性表達的能力，即我們可以用抽象的形式表達我們的體驗。尼安德塔人的腦部，並未發展出前額葉的相關部分。即使尼安德塔人再存活一百萬年，也無法產生出一位莫札特。說到底，人類真的會追求或渴望「美」嗎？

我還真的對音樂愛不釋手。音樂是藝術之中最抽象的形式，不用文字和視覺圖像，就能傳達意思，同時也是最直接的藝術形式。最起碼對我來說，表達藝術時，音樂是最純粹的形式。無論有沒有穿插文字，藝術能沛然傳達失去與喜樂、懷疑與真相、絕望和靈感、俗世的欲望和超凡的神聖。音樂挑戰著我，讓我欣喜若狂，讓我完整，感動我，軟化了我的心。音樂釋放了我內心情緒的流動，那是我很久以前無法消除的情緒。湯瑪士‧德昆西於《一位英國鴉

片癮君子的自白》中寫道，音樂具有使生命激情「升高、精神化、昇華」，即使湯瑪士・德昆西自認必須使用鴉片才能欣賞這一點。

到頭來，只能說我對音樂充滿熱情，但我也對音樂成癮了，這是一組能從本體論探討的事實。

《異形奇花》的成癮對決

成癮現象類似一般人類會有的渴望行為。即便如此，成癮的本質更接近於欲望，而非獲得。當人進入沉迷模式時，情緒上的衝動在於對期望對象的追求和「獲得」，而不是對期望對象的持有和享有。滿足渴望的瞬間，是最大的樂趣所在。

成癮的本質，在於成癮者會瞬間體驗「沒有成癮」。成癮者所渴望的，是渴望狀態的不存在。成癮者會短暫解放，擺脫空虛、無聊、無意義、渴望、被驅動、痛苦。在這一刻，成癮者是自在的。成癮者成為外部事物（物質、客體或活動）的俘虜，這項事實構成了渴望或易怒的誘因。希臘左巴（卡山札契斯的小說）說：「我沒有物欲，我沒有恐懼。我自由自在。」一般人很少達到左巴的境界。

在我的癮頭發作時，音樂仍然使我興奮激動，但是我有進一步追求和進一步獲得的需求，音樂無法使我擺脫這層需求。音樂帶來的果實不是喜悅，而是不滿。每買一張每張 CD，我會自我欺騙，告訴自己收藏完整：入手這一張，再買這一張就好，下不為例，我就心滿意足。這就是錯覺的運轉機制。如同佛教僧侶與導師米龐仁波切（Sakyong Mipham）所述，「再一次就好」的心態，是整個苦難迴圈的緊箍咒。

以我而言，停好車，趕往山雀唱片行，進門前慢下腳步，深呼吸，推開店門的時候，那是我最純粹的自由時刻。這麼曇花一現的時候，生命有著無限的可能性。鋼琴家暨指揮家丹尼爾・巴倫波著

無限的可能性。鋼琴家暨指揮家丹尼爾·巴倫波英（Daniel Barenboim）曾寫道：「只有在自我中尋求這種底蘊，我們才能感知音樂的無限。」

誠然，但這並非成癮者追求的無限。追根究柢，我所追求的是腎上腺素，還有珍貴的回饋化學物質。我因為處於受到驅動的狀態而承受壓力，當我手裡拿著新 CD 時，前述化學物質會淹沒我的大腦，使我暫時擺脫這股壓力。然而，在腎上腺素再次流動之前，我幾乎沒有離開商店，我心心念念的是下一次的購買計畫。無論是性成癮、賭癮還是購物成癮，對任何事物有成癮現象的人，都是在追求腎上腺素這個人體自產的化學物質。

成癮現象的迴圈已經有數十年之久，我從小孩子還小的時候到現在。

等等，什麼叫「成癮現象的迴圈」？「現象」說起來簡單，聽起來真是事不關己，好像成癮這檔事是獨立個體似的。我應該說的事：「不對，我成癮以來已經好幾十年了，從我孩子還小的時候就有了。」

每年我都花費數千加幣購入 CD。一、兩個小時內豪擲數百加幣不是難事。我至今最高紀錄是一週內花了 8000 加幣。醫師在全球是受到尊重的職業，身為不斷犧牲自我的工作狂醫師，我的收入使我免於受到經濟災害的影響。我在其他文章提過，對於我來說，以心理補償的名義來正當化我的所有開銷，這一點並非難事：一項成癮行為，可以為其他成癮行為提供不在場證明。

說來困惑的是：這兩大行為依賴模式都代表了我的真實面，兩種的變形都不成比例。我對音樂和書籍的癮頭會偽裝成一種審美激情，而我對工作的癮頭則戴著「為人類服務」的面具。而我確實對美學懷抱熱情，我也確實希望服務人類。

談到對古典樂的沉迷，我並非舉世無雙；在收藏多張音樂大作

方面，我也不是孤單一人。所有的樂迷都是成癮者嗎？不，話不能這麼說，但多是如此。我在唱片行看到樂迷，在網路上也可以看到很多音樂心得。成癮的樂迷會互通有無。

　　對任何事物的熱情，均可能產生癮頭，但如何分辨兩者？關鍵問題在於：主導權在誰手上？是人本身主導，還是行為？人可能支配熱情，但是過於激情的熱情如果無法支配，就是一種成癮。即使知道這會傷害自己或他人，如果仍不斷從事一項重複行為，即為成癮。從外部觀察成癮時，外部表徵如何，無關緊要。關鍵問題是一個人對於那一項熱情以及其相關行為之間的內部關係。

　　如果抱有懷疑，捫心自問一個簡單的問題：因為你的成癮行為，傷害了你自己和他人；你明知如此，會願意停止嗎？如果不願意，你就是成癮了。如果無法擺脫成癮行為，或是遵守戒除的諾言，你就是成癮了。

　　當然，任何成癮的背後都有一個更深，更僵化的層面：一種拒絕的狀態在這種狀態下，即使原因和證據全部擺在那裡，你會拒絕承認在自我傷害，你會拒絕承認自己在傷害他人；在這種拒絕狀態下，你會完全抗拒詢問自己問題。但是，如果您想知道答案，請環顧身邊。在你的那項熱情得到滿足後，你和你所愛的人之間，關係是否拉近，還是更加疏遠呢？您是否更真實了解自己，或是感到空虛？

　　熱情和成癮之間的區別在於，前者是神性的火花，後者是焚化的火焰。摩西在何烈山（希伯來聖經中提到的山）透過聖火感受神的同在，這個聖火並沒有燒毀其源頭的灌木叢：耶和華的使者從荊棘裡火焰中向摩西顯現。摩西觀看，不料，荊棘被火燒著，卻沒有燒毀。熱情如同神聖的火焰：使神聖充滿活力，賦予神性；熱情產生光亮和靈感；熱情是慷慨的，因為熱情並非由自我驅動；成癮是以自我為中心的。熱情會為生命付出，使生命豐富，癮頭如同小偷；熱情是真理和啟蒙的源泉，成癮行為使你步入黑暗。熱情使人

生意盎然，無論是否達到目標，都是勝利。然而，成癮則需要達成特定結果，這個結果可以餵養自我；若未達成結果，自我會感到空虛，感到被剝奪。無論後果如何，對一件事物的熱情如果會消耗自我，讓你無助，無法抗拒，那就是成癮。

　　你甚至可能將你的一生，都投入到對一件事物的熱情中，但如果這確實是熱情，而非一種成癮，在投入熱情的同時，會是自由、喜樂的，並且完全肯定最真實的自我和價值。成癮者則沒有喜樂、自由或自我肯定。成癮者身處於陰影角落裡，羞愧地潛藏著。我的成癮病患身處溫哥華市中心東區，我瞥見了他們的羞愧，從他們的恥辱中，看到了自己的身影。

　　成癮形同黑暗版的熱情；對於一旁天真懵懂的觀察者來說，成癮是一個複製體，完美地複製了人對事物的熱情。成癮和熱情的相像之處在於緊迫感，以及實踐的承諾，但是伴隨的好處是虛幻的。你為你的成癮供應愈多養分，你的癮頭就愈需索無度。成癮所到之處，只會使觸碰到的東西變得更少、更廉價。

　　放縱自己狂買 CD 之後，我更快樂了嗎？我活像個守財奴，腦海中不斷計算和分類購入的商品；我像鬼鬼祟祟的史古基（小說《小氣財神》的角色）拱著背、磨著雙手，帶著渴望的歡愉，心變得愈加冰冷。在狂買的激情過後，我並沒有滿足自適。雙手輕輕地撫摸著他的手，他的心變得越來越冷。

　　成癮無法往內匯聚能量，而是離心擴散。一旦成癮，會從身上吸走能量，產生一種慣性的空虛；對一項事物的熱情，則會帶來活力，豐富人際關係。熱情會賦予自己力量，也給他人力量。激情是創造的，而非消耗的；成癮則首先消耗自我，然後會消耗自身範圍內的其他事物。

　　針對成癮這檔事，熱門舞台歌舞劇《異形奇花》（ *Little Shop of Horrors* ）提供了傳神的比喻形象。男主角西摩（Seymour）最廣為

人知的演出版本，飾演者是 1986 電影版的里克‧莫拉尼斯（Rick Moranis）。西摩個性怯懦，是花店店員，同情一株正死於營養不良的小型植物，這株植物「又怪異、又不尋常」。花店頗需提振業績，這株植物帶來一些客人，但問題來了。這株植物以他暗戀的女性為名，取名為「奧黛莉二世」（Audrey II）。

西摩誤傷手指，需要營養的奧黛莉二世相當飢渴，嚐到了西摩傷口滴出的血。奧黛莉二世食髓知味，想要喝更多血，盡責的西摩以自己珍貴的血餵養奧黛莉二世。奧黛莉二世有自己的人格，會開口說話。這株小植物連哄帶騙，保證自己聽命於西摩，但之後突然以命令的語氣說：「西摩，餵我！」驚嚇之餘，西摩照做。奧黛莉二世成長茁壯，變得愈來愈龐大，愈來愈飢渴，而無論從道德面或生理面來看，西摩都日益衰退，且有貧血症狀。當西摩發現血會留得一滴不剩時，他靈機一動，可以用人的屍體餵養殖物，這也開啟了他的新副業：殺人。劇情最後，西摩被迫和嗜血的奧黛莉二世展開決鬥。奧黛莉二世一心想獲得主宰權和力量，也終於不再故意為了友誼而惺惺作態。

成癮亦如是。一開始，你只是獻出幾滴血的量，很快就遭到主宰和支配。接著，你的癮頭開始獵殺您周圍的人，你必須拚命努力，才能加以殲滅。

成癮到失心瘋

我陷入成癮的漩渦時，自我也迷失了。我感到道德力量逐漸式微，感到自己的空虛。空虛從我的雙眼後方凝視。哪怕是在山雀唱片行賣給我音樂的朋友，我也害怕他們能看穿我這頂紙糊的面具。在假象的背後，只存在冀望立即獲得滿足的一個生命。那個生命，不是站在唱片行櫃台的樂迷，而是卑躬屈膝的弱者。我能感受到旁

人對我投以同情。

　　無論前往何處，我發現我都在努力扮演自己。聖保羅醫院護理師問候我，我會說「不錯啊，過得很好。」我不會說：「我買到失心瘋了。我剛從唱片行飄過來，現在迫不急待想弄完醫院的工作，然後趕快開車回去，聽剛剛買的歌劇或交響樂。不然我會回家，對我老婆扯謊，並感到無比罪惡。我就是這樣的人。」自嘲、悲觀或負面的意見，會不自覺地從我的嘴裡吐出。病房裡有人稱讚我的工作表現，我會開玩笑：「哦，你這招灌迷湯對別人有用，對我沒用喔。」別開玩笑了。他們會納悶地看我，抗議他們說的並非違心之論。他們當然是認真的，但我會羞於相信我值得受到肯定。不為人知的成癮者，會自動排除外界的稱讚。

　　對於這個世界的政治生態、人、可能發生的事情，以及未來的發展，我愈來愈感到憤世嫉俗。每天早上閱報時，我會和新聞內容針鋒相對，不滿其中已報導和未揭露的內容。以新聞傾向、社論和所邀稿的專欄作家而言，加拿大《環球郵報》偏好企業、主流政黨和新保守派的對外立法者。然而，雖其忠於貴族血統並具有資本主義色彩的本質。仍是加拿大最出色的報紙媒體，我也付費訂閱，贊助這間報社。那我何必早上喝咖啡後，對報紙大吼大叫呢？我的負面情緒源於個人內部的不滿，這是嚴厲的自我批評。它沒有說出我眼裡的真相嗎？我自己何嘗不是如此？《環球郵報》使自私的貪婪正當化，使不誠實無罪化？誰有地位，誰最大。

　　這種消極態度的加劇，在我身上，是否僅限於對平面媒體的挑三揀四？答案是不盡然，吾家有女初長成，我對她的態度也是不自覺地愈來愈挑剔、易怒、自以為是。我愈是縱容自己，對她的批判性就愈強。當我有自知之明，曉得正在破壞自己時，我就無法樂觀地相信她的成長和發展。當我看不到最壞的我時，我如何能看到最好的她呢？我們的互動很緊張。17歲那年，她毫不猶豫地用文字或肢體語言表達自己的不滿。

　　我和蕾依的感情也失去活力。對於音樂的沉迷，支配了我的內心世界，所以我無話可說，我的話在我自己聽起來也很虛假。因為我的注意力向內拉扯，我對蕾依的關注變成出於丈夫的責任，而非出自誠心誠意。成癮會伴隨對成癮事物的沉迷、謊言與心機，當我處於成癮週期時，幾乎彷彿是婚外情般，充滿對成癮事物的沉迷、謊言與心機。

　　最重要的是，我心不在焉。當築起一道道牆，不讓外界看到你的時候，就無法全心全意的關照對方。與對方之間的親暱關係，以及情感付出的自發性都不復存。一定會失去事物，有時候花上數天，有時要花上數週，有時候要花上數月。

　　孩子年幼時，為了滿足我的 CD 購買欲，我會讓他們等待我，或是催促他們。如果可行，我會在 11 歲的兒子的足球比賽結束後，留他與他的球隊朋友在漫畫店，跟他們說：「我 15 分鐘內就回來。」我真正回來時，都過了快一個鐘頭。我不僅要跑到對面的唱片行，還會開車去市區的另一間，為的就是入手那一陣子我非立刻買到不可的唱片。當我終於現身漫畫店門口時，我兒子會愁容滿面，一臉焦慮和困惑。

　　有一陣子，我每天都對老婆撒謊，為期數週至數月之久。我會衝進屋子，把最新購買的東西藏在門廊中，假裝宅在家裡，但是滿腦子都只想到音樂。當被發現時，我一如既往地認罪，很快就要兌現諾言。

　　我討厭我自己，我與子女的應對之中，這樣的自我厭惡以嚴苛、控制欲、帶有批判性質的方式呈現。當我們全神灌注，滿足自己的錯誤需求時，我們無法忍受看到別人的真正需求。最起碼，對於自己子女的真正需求，我們視而不見。

依然故我

在我成癮的那些年，曾經放著分娩中的女性不管，在正午的車水馬龍中穿過橋，來到山雀唱片行。即使根據當時的狀況，我其實是有時間可以回到醫院做分娩。我回來時嘴裡咕噥著道歉的話，沒有給任何解釋。就算是我的病人，她的心情很失望，但包括她在內，每個人都給我最大的諒解。畢竟，麥特醫生很忙，他又不可能瞬間移動。身為醫師，我在溫哥華享有很高的聲譽，為懷孕的病患和其分娩時，熱心提供支援。這次可就不是這麼一回事。我沒有在場的情況下，嬰兒誕生到這個世界。孕婦的名字叫卡梅拉（Carmela），是一位 20 歲的美麗大學生舞者。我多年前對她的母親喬伊絲（Joyce）全盤托出事情始末。

說到公開「認罪」，這不是我的第一次。無論是撰文或口頭談論，我都談論過我對音樂的成癮。事實是，截至本書付梓時，我對成癮行為的公開認罪，或是徹底理解成癮行為對自己和家人的影響，都無法阻止我重蹈覆轍。至今，身為 3 本書的作家，我收到了世界各地讀者的來信和電子郵件，感謝我幫助他們重生。即便如此，我依然故我，我選擇靠攏的生活方式，會使自己的精神黯淡、疏遠與我最親近的人，並且耗盡我的活力。

2006 年 1 月，是我 CD 樂癮正嚴重時，西恩（Sean）一路呻吟，來到我的診間。他說：「我搞砸了。我吐個沒完，屎也拉個沒完。我一直在嗑海洛英⋯⋯喔，老天。」西恩在康復之家待了幾個月。我已經很久沒見到他了，但是他有確實固定致電通報自己的戒毒進度，以及遠離毒品的決心。有一次，他留下了語音訊息：「我打這通電話，是要感謝你的所有幫助。醫生，我只是想跟你說謝謝。」現在他回到溫哥華市中心東區：面色蒼白、裝扮邋遢、身形孱弱，看起來一貧如洗。他流落街頭已經好幾週，但是計畫住進一間基督教戒毒營。

「你沒有想過你應該再用美沙冬嗎？」我提出建言。西恩急切地吞下第一劑的美沙冬後，才回想這最近一次復發的細節：「醫生，我不知道怎麼了，我當時的想法是，用一次就好，一次就好。就是這樣。」。

「所以你要去那間基督教戒毒營嗎？」

「我家人強迫我去，但是我不想。」

「你有跟他們說了嗎？」

「還沒。」

「什麼原因讓你不想說清楚你的想法？」

「會傷害他們。他們幫我很多，而我逃開了，然後下場很淒慘。」

我立刻帶著批判的眼鏡。由於他需求孔殷，加上意志薄弱（我也不遑多讓）我感到不耐，想教他一堂課。

「我不信。」我提出反駁：「原因不是你在唬人，而是你沒有對自己誠實。你所擔心的，不是傷害他們，你已經在傷害他們了。」

「對，我在傷害他們，可是我不想去那個基督教的戒毒營。那裡面在搞什麼，我都知道。裡面很難熬啊，戒毒內容排得很精實。很嚴格，很僵硬。」

「重點不是這個，我的重點是你要告訴家人真相、您的感覺，還有你怎麼打算。你只是不想面對與他們把話說開的麻煩罷了。您只是害怕他們的反應，或者你也害怕你的反應。說穿了，你只是太懦弱。」

西恩直接打量著我，面露尷尬笑容：「醫生，都被你說中了。」

「這樣吧，你就別胡扯了，好好跟他們說你想要什麼，不想要什麼。這些是你欠你家人的。」

　　對於西恩這位成癮的病患，敦促他坦白心聲的這位「醫生」現在可是要回家騙他的老婆；他的公事包，還塞滿山雀唱片行的最新戰利品呢。

10 十二步戒癮指南：2006 年 4 月 5 日

要活出生命的完滿，我非得要酗酒、失去一切、大吐特吐，
尋求宗教慰藉之後，才能達到這個境界嗎？

格格不入，還是賓至如歸？

今晚，我會參加十二步康復小組。我很忐忑不安：我會不會格格不入？我要說什麼？「嗨，我是嘉柏，我是……誰？有癮頭的人，還是偷窺狂？」

我從來沒有對物質成癮過。我從未試過古柯鹼或鴉片劑，部分原因是我害怕我會對這些藥物愛不釋手。我一生中的酒醉體驗是在大學期間，不多不少就兩次，最後以多次嘔吐告終。這是第一次搭上朱尼斯（Jeunesse）中尉的車，在安大略省波登加拿大軍官訓練部隊夏季訓練營中，他是我所屬連的指揮官。隔天清晨，朱尼斯中尉在閱兵廣場上對我喊道：「昨天晚上，你把我的車弄得一團亂。」

「長官，抱歉。我那個時候頭腦不清楚。」我回覆他時所發出的呻吟聲，拉回我的全部注意力。

我期盼認識與戒酒匿名會的人。整體來說，酒與其他藥物毀了戒酒匿名會參加者的人生。在他們的人生中，有一段為期數月或數年的時間，對於酒或藥物的渴望，折磨著他們精神和身體。他們苦於戒斷的痛楚，他們的喉嚨乾裂，他們的大腦困於恐怖和幻覺。我如何與他們相比？會不會覺得自己很潦倒？我今晚可能會聽到他受苦受難的困境，和他們相比，我如何提到我微不足道的困擾？說著自己是貨真價實的成癮者，這點都讓人半信半疑了，我有何權利如此聲稱？身處這樣的一群人之中，自己為成癮者，充其量只是要想

要原諒我的自私，並且缺乏自律罷了。

我害怕被認出。他們可能看過我出現在電視上，或是閱讀過我的作品。以權威人物的身分站在舞台上，針對壓力、注意力不足過動症、父母腳癢、兒童發展等話題演講，並且承認多年來有衝動控制的問題——這是一回事。在這樣的脈絡下，自我揭示的公眾形象是誠實、真誠，甚至是勇敢的；面對比我更密切對抗生命困境的一群人，向他們坦承我是他們的同伴，我是「無能為力」的人，我往往無法擺脫我的的成癮行為，並且不快樂——這又是另一回事。

不用說，我心中也潛藏渴望，想要被認出：「如果我不是以醫師和作家這些公眾形象示人的那個我，那我會是誰？」這樣的聲音從我耳邊傳來。如果我沒有了我的專業成就，失去展現個人地位、聰明與才智的機會，說來耐人尋味，我觀察到內心的自我，正在失控地手忙腳亂地跳舞。我的自我，無法獲得滿足。

十二步康復小組的見面會在一間教堂的地下室舉行。現場人數爆滿，這點出乎我意料之外。現場觀眾吵雜，以各種語言交談。前方講台後面，有一位中年婦女，和藹可親的五官面帶嬌羞，以有威嚴感的聲音，請這群觀眾坐到木椅上。喧囂聲逐漸平息，我趁機觀察在場民眾的外觀特色：雙手長滿老繭、牛仔褲、牛仔靴、飽經風霜的臉、毫不在乎的表情、因尼古丁染黑的牙齒、粗啞的聲音、粗鄙促狹的幽默感，以及很容易打成一片的戰友情感——這是東溫哥華風情聚會，未經雕琢，帶有藍領特色。

年輕女性頂著龐克頭，展示著抓尖的綠色與粉紅色髮冠。邊邊的中年民眾交頭接耳說笑著，微笑時可以看出沒了牙齒。前方一排排民眾頂著稀疏銀髮，好似冬天田野上耕過的犁溝，閃閃發光，一名老人坐在我的前方，他的頭皮就著這一排排民眾發亮著。

我立刻感到賓至如歸並發現原因：這群有過動現象、活力旺盛、堪比注意力不足症的人，他們的能量和我自己的能量產生共

鳴。

相信，就會產生力量

「你們好，我是莫琳（Maureen），對酒精成癮。」主持人開場道。

「妳好，莫琳。」室內各方群眾向她問好。另外更多人開始自我介紹：「我是艾琳（Elaine），對酒精成癮……我是喬治（George），對酒精成癮……」響亮的歡呼聲互相問好。新來的人受邀自我介紹，我則安靜坐著。

「歡迎大家前來。唯一的參加資格，是一顆想要戒酒的心。」那我想我得開始喝酒了。「我們來這裡的目的是臣服，拋開綁住我們的舊觀念。」我不要臣服，我甚至不確定那是什麼意思。

如同回應我的心聲，一名高大魁梧的男子大步此時走向講台。他鼻子很粗，抹油的頭髮往後梳成鴨尾頭。看著他，如果是在暗巷，你會避之唯恐不及。他說話時展現的權威自信：「我是彼得，對酒精成癮。」台下異口同聲：「你好，彼得。」聲音響亮。

彼得開始進入正題：「我來這裡的目的，是要跟各位分享臣服的觀念。我剛來到戒酒匿名會的時候，我是很時髦、很酷炫的一個人。你們不會相信我那個時候多潮、多時髦。」語畢，全場竊笑。彼得續道：「我想要的東西，我開口就能得到，如果不行，我用拳頭就能拿到。我曾經搶我媽媽的東西。到現在她還是會傷心。」

「我剛來戒酒會的時候，是希望能夠得到解救，這樣我才能專心我蒸蒸日上的賣藥事業。我最後一次喝掛是 6 年前，我有整整 3 天都待在廁所上吐下瀉、一直流汗。之後我看到馬桶或蓮蓬頭，都要保持幾呎的距離。」語畢，哄堂大笑。

166

「在廁所住 3 天後，我重新拿起電話，有 3 通訊息。第 1 通是房東，說『彼得，你被我退租了。』第 2 通是我媽，說『彼得，你會好起來的。』第 3 通是我朋友，說『我試過臣服步驟，很有效。』我想說這很完美，如果那個傢伙用臣服這招有效，我也可以。我的狀態比她好。」眾人點頭稱讚，以大笑和掌聲捧場。

「我環視周圍，納悶臣服看起來是什麼樣子。我的想像中，臣服看起來像是 GLAD（佳能）綁繩垃圾袋，我會在袋子裡面放我所有的吸毒器具，還有幾本小的電話簿，上面寫了我的『業務聯絡人』。如果不再需要這些電話簿了，我就把這些都丟到後巷的垃圾桶了。」

對此，我嚇了一跳。啊哈，臣服不是什麼抽象空洞的靈性概念。臣服是偏向個體的實際概念。同時，我也覺得自己像個偷窺狂。若是用痛苦度來衡量，我和這個男人的人生不能放在同一座天秤上。我忌妒他的沉著、謙卑和平穩地控場能力（因此，在我的腦海中會發出自動，機械的自我判斷之聲）。

「現在我的目標只有一個，就是每天都能更接近我了解的神。我所得到最大的教誨是，我不需要把我的意志強壓在你們或其他任何人身上，就算我有這樣的意願，我也可以活得幸福。」

「你們可能不相信，你自己也做得到臣服，但是當你相信的時候，就會產生改變。因為你的心態改變，你會發現事情產生改變。你在讀《大書》（十二步戒癮指南）、服務人群和幫助社會的時候，你的心態會軟化。柔軟的心，就是最大的禮物。我以前也不會相信。」是啊，柔軟的心。我的心變硬的速度有多快啊，硬的心會多麼脆弱啊。

你的生命是現在

「妳好，艾琳。」最後一位講者是酒精成癮者艾琳。

艾琳開口：「在新人的眼裡，我看到的是悲傷、飢餓和絕望。『我的人生怎麼重新來過？我要怎麼賺錢？我要怎麼建立情感？』我想，這些不會是我的問題。我還是納悶，她在我的眼裡看到了什麼？

「對於你們大多數的人來說，一夜之間並不會改變什麼。我花了很長的時間才讓我自己來到這個聚會，也才讓我能聆聽大家的分享。酗酒的人討厭的兩件事是工作和時間。無需付出任何努力，你現在就想要結果。」眾人輕聲笑出，給予掌聲。

她說的就是我。我拒絕情緒勞動，想要立刻看到結果。

我在拙作《Scattered Minds》一書中曾寫道：「注意力不足症的典型症狀是急迫感。那是一種絕望感，想要立刻取得在那個當下想要的東西，不管那是實體的東西、一個活動還是一段感情。」如果沒有很快到手，我會覺得想要擺脫，除非我特別有動力，否則我常常會想要擺脫。

艾琳用著洛琳白考兒（Lauren Bacall，美國女演員）的口吻續道「我以前個性很強硬，很愛跑趴。」她畫了很重的眼妝，眼型看起來很大，紅褐色瀏海蓋過前額。「除了玩得開心之外，我不會認真對待任何事情。我所謂開心過日子，說的是喝到醉倒。」

「愛、教育和懲罰，這 3 件事情沒有幫到我。不管別人怎麼努力想要愛我，不管我知道什麼事實，也不管生命中遇到多少次的困境，我都沒有感受。我開始傾聽後，才感受到。」

「我第一次學會傾聽的時候，是在多倫多參加戒酒會見面活動的時候。當時分享的一位美洲原住民男子，他 60 多歲。他說『我戒酒成功 2 年了，然後半年前，我找到第一份工作。如果我能知道

工作的美好，我早就戒酒了。5 個月前，我有了自己的地方可以住。如果我知道這有多美好，我早就戒酒了。3 個月前，我交了女朋友。各位，如果我知道這有多美好，我八成不會酗酒了。』」觀眾歡樂地大笑，報以捧場的掌聲。

「這名男子說：『今年我 64 歲，醫生才剛說我有癌症，還有半年可以活。』」正當觀眾聽講時，艾琳停下來環顧室內。眾人不發一語，等待她開口。艾琳續道：「我以為他會說『我接下來的半年要大喝特喝，永別了，祝福你們』。如果是我只剩半年可以活，我大概會這樣做，但這個美洲原住民的格局不同。他說『我非常感激，很感謝我現在把酒戒掉了，很開心我遠離酒精 2 年了，我期待日後的人生，可以在戒酒的狀態下度過。』」

「我戒掉酒的意義不只是沒有酒精了，而是一種生活的方式，讓生命活得更完滿。」

要活出生命的完滿，不管那裡面有什麼意義，我非得要酗酒、失去一切、大吐特吐，尋求宗教慰藉之後，才能達到這個境界嗎？我很不滿，不對，應該說我很焦慮、恐懼，害怕我不值得這樣的人生。那就是艾琳可能從我身上看到的樣子，或者說，她早就看出來了。也許我就是她口裡那位新來的人。

眾人點頭肯定艾琳的分享，她也即將要下台了，但她再次走向麥克風，說道：「我的意思不是我的人生很完美。有時候可以感覺到支離破碎，就像這個禮拜的事情。但是我不再會因為過去的遭遇而困擾。就算事情不順利，在那個當下是 ok 的。在這裡、這個當下、這個時刻，事情是 ok 的。」

靈性導師艾克哈特・托勒（Eckhart Tolle）曾說：「忘掉一下你的人生處境，注意你的人生。你的人生處境是過去，你的生命是現在。」我讀過這本書多次，將這句話劃線，吸收這句話的內涵。台上的女性艾琳不僅也懂，她心領神會。那是她為自己發掘的真理。

艾琳說：「關鍵在於臣服。就算是現在，哪怕我再怎麼努力，還是會搞砸事情。不要去嘗試。就只是去傾聽神的指示。」

天啊，又來扯什麼神不神的。到底什麼神？我從小就對天空揮拳了。

那個時候起，我有了自己的想法，我知道沒有全知全能愛世人的神。在東歐史達林政權下，曾有這樣的說法：「你可以誠實，你可以聰明，或者你可以當共產黨員。事實是，你可以擁有這 3 項特質中的兩樣，但不可能全部都同時符合。」同樣地，我了解神可以全知全能，但不可能愛世人。

我的外祖父母死於奧斯威辛集中營的毒氣室，我自己在嬰兒時期，也差點死於布達佩斯貧民窟，這些經歷，要如何解釋？又或者，神可能愛世人，同時全知，但不可能全能。一個懦夫。一個弱者。那麼這個我要聽令的神是什麼？

我的叛逆時刻結束，對於彼得所說「目標只有一個，就是每天都能更接近我了解的神。」現在我更了然於胸，並且銘記在心。我所了解的神是什麼？不會是天空中那個任性妄為的老人。我對我的一生向來忿恨不平：真相。本質。我內心的聲音一直在逃避。那就是我一直在抗拒的神。如約拿一般，我還寧願躲在惡臭的鯨魚肚內，而非面對我知之甚詳的真實。要臣服，你必須放棄某項事物。我向來不願照做。耶和華對摩西說：我看這百姓真是硬著頸項的百姓。

一股力量與恩典湧現

一些後台事項交辦完成，座椅收回堆高，界酒會結束了。許多人往出口的速度之快，讓我吃驚。我走到室外後，看到外面的光景，立刻明白原委。他們都在停車場吞雲吐霧，三倆成群地談天說地，場面熱烈。透著來自教堂窗戶的光，菸藍藍的，勾在空中，慢

慢發散。我看到彼得。對於這位成功戒酒，並且金盆洗手不再賣毒的壯漢，我興味盎然，我相信自己可以從他身上學到什麼。彼得正在和 2、3 名男性交談，香菸的光不時照映在他們的臉上。我實在不好意思前去攀談。

我糾結地站在那邊時，一隻手搭上我的肩膀。我轉過頭，只見一名女子對我微笑。「嘉柏・麥特醫生！我剛剛就在想是你！我叫蘇菲（Sophie）。19 年前，是你幫我接生的。你可能不記得了。」

「我是不記得，不過很高興看到妳。」蘇菲提醒我，我幫她接生時，那一年她 21 歲。在戒酒匿名會遇到以前的病人，到頭來，我不但沒有感到尷尬，反而高興對方滿面歡容向我問好。我簡短述說自己的情形，問蘇菲：「我問妳喔，我會不適合來這裡嗎？」

「當然適合。」蘇菲表示戒酒會的聚會歡迎每個人共襄盛舉：「如果你有成癮行為，那你來對地方了。任何人都能來，只有標示 C 的活動才不能來。在戒酒匿名會的標記中，這是『休會』（Closed）的意思，C 活動只限酒精成癮的人。」

我決定了，我還要再來。我在這裡觀察到的人性特質，是謙遜、感激、承諾、接納、支持和真誠。我多麼心心念念，想要自己擁有這些特質。

一位女性作家朋友曾告訴我：「我只有在戒酒匿名會的聚會中，才看得到這樣的力量和恩典。」她有躁鬱症，對酒精長期成癮，來到戒酒匿名會已經 15 年了。她老師催我來參加，我如今終於得知她所指為何。

我前去開車時，看到蘇菲向一群朋友攀談。我聽到她說：「你們不會相信我剛剛碰到誰了。」

我忍不住笑了：我的自我正在渴望別人認出我，又害怕別人認出我，而在可能發生的最後一刻，這些都發生了。

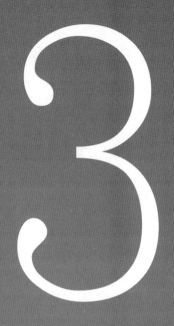

成癮者的腦部會呈現不同狀態

多項腦部研究顯示，成癮者針對激勵、回饋和抑制的重要腦區遭到根本破壞。藥物成癮是腦部疾病，而相關的異常行為是腦部組織功能障礙的結果，如同心功能不全是心臟疾病的一種。

——諾拉・沃爾科沃（Nora Volkow）博士
美國國家藥物濫用研究所（National Institute on Drug Abuse）所長

11 成癮是什麼？

我定義成癮時，不會使用：「疾病」（disease）一字。
將成癮視為一種疾病，會將其縮小為醫學問題。

成癮的定義遠超乎想像

在西方社會中，「成癮者」（addict）和「成癮」（addiction）這兩個字詞有其文化底蘊與辭典涵義。我們都知道成癮者是誰，也知道成癮是怎麼一回事（或者我們自認知情）。本章節將從科學的角度出發，探討成癮的操作型定義，並消弭一些常見的誤解。

在英文中，「成癮」有兩大意義，兩者重疊，卻截然不同。在今天，成癮最常指的是對藥物或性行為或飲食等行為的失調性依賴。說來令人驚訝，這項含義的歷史僅大約 100 年。在此之前的幾個世紀中（至少回溯到莎士比亞時期），成癮的定義僅限於投入熱情、關注和心力的活動。針對西班牙作家塞萬提斯的經典作《唐吉訶德》，一份 18 世紀的英文譯本曾將某位角色對騎士唐吉訶德的提問句翻為「Sir, what sciences have you addicted yourself to?」（先生，您至今對哪一些科學有熱情？）；在 19 世紀作品《一位英國鴉片癮君子的自白》中，英國作家湯瑪士‧德昆西從未用成癮形容他的類鴉片藥物使用習慣，而若從現代的定義來看，湯瑪士‧德昆西當時確實成癮了。

英文「addiction」（癮／成癮）的病理學涵義在 20 世紀初才開始有。該字字根來自拉丁文的「addicere」，傳統上不帶負面意涵，意為「分配／指定／分派予」：一種習慣性活動或興趣，往往常有積極目的。英國維多利亞時代政治家威廉‧格萊斯頓曾寫道

「對農業上癮」，其中的涵義是說這是使人全然景仰的使命。但是，羅馬人還有更負面的另一種用法，反映了現代用法的意涵：「addictus」（成癮者）指的是因拖欠債務而指定成為債權人的奴隸。由此來看，「成癮」的現代意義是指遭習慣所奴役。湯瑪士‧德昆西針對他本身對類鴉片藥物的依賴，承認後果是「絕對奴役的枷鎖」。

　　問題來了，什麼是成癮？多位成癮專家於 2001 年達成共識。成癮是種「慢性神經生物學疾病……其特徵包括以下至少一項：對藥物使用的控制受損、強迫性使用、儘管受到傷害仍繼續使用，以及渴望。物質成癮的關鍵特徵是儘管有負面後果，但仍吸毒或酗酒，同時復發也是特徵之一。」

　　我聽過一些人聳著肩說：「我不可能有酒癮，我沒有喝那麼多酒」之類的話，或是：「我只有特定時候才喝酒」。成癮的問題在於所帶來的影響，而非數量或甚至頻率。「如果有證據強烈顯示藥物造成顯著傷害，成癮者會持續用藥……如果使用者有沉溺於物質使用的傾向，或是長期反覆強迫性使用，且有復發情形，那麼可確認為成癮。」

　　前述定義固然有助於釐清，我們仍必須以更宏觀的視角來全面了解成癮。成癮的基本表現形式，會透過許多不同重複行為展開。海洛英、古柯鹼、尼古丁與酒精等物質的使用只是最明顯的例子同時也是最具生理與醫學風險的物質。許多行為成癮和非物質成癮也可能高度危及生理健康、心理平衡，以及個人與社會關係。

　　成癮是重複的行為，無論是否和物質使用有關，成癮的行為者會有被迫要持續下去的感受，這無關乎對於本人生活與其他生命的後果。成癮包含：

1. 做出強迫性的行為，沉溺於該行為；

2. 對於行為本身無法控管；

3. 執意或復發，無論是否有傷害的證據；

4. 若未立刻提供成癮對象（藥物、行為或其他目標），會有不滿、焦慮或是強烈渴望。

成癮不全然是一種疾病而已

　　強迫症、節制力缺損、執意、焦慮、復發和渴望——這些都是成癮的典型特色，適用於任何成癮。然而，並非所有有害的強迫性行為都是成癮，以強迫症為例，符合定義者也會節制力缺損，並會重複同一行為，該行為會有導致心理衰弱的習慣性傾向，例如不斷洗手。兩者差別在於：強迫症者不同於成癮者，對於所表現的行為，並不會樂在其中。

　　成癮者如何知道自己節制力缺損？關鍵在於成癮即使知道會帶來負面後果，仍不會停止成癮行為。成癮者會對自己或他人承諾戒癮，哪怕會感到痛苦、哪怕知道置身險境、哪怕自己給了承諾，仍會持續成癮行為。也會有例外案件，這點不置可否。有些成癮者從未承認他們的成癮行為會帶來的傷害，也從未下定決心要擺脫成癮行為。這些成癮者持續否定，並持續合理化自己的行為；其他成癮者則會接受癮頭帶來的風險，並決意繼續以「自己的方式」活著，以「自己的方式」死去。

　　無論是藥物成癮，或是對於非藥物的行為成癮，所有的成癮機制都牽涉到同樣部位的腦部迴路與腦部化學物質，這部分將於後面探討。從生物化學層面來看，所有成癮的目的都是在腦部改變生理狀態。許多面向都可以達成此點，而使用藥物是最直接的方式。因此，成癮並非是全然的「心理」問題，所有成癮都和生物機制有關。

在探究科學研究前，必須避免一項思考盲點，那就是針對成癮，無法簡單化思考為腦部化學物質、神經迴路或任何其他神經生物學、生理學、社會學數據上的運作。哪怕多準確，由於無法從單一觀點去全面了解成癮這檔事，因此必須進行多方面探究。成癮是複雜的情形，是人類與其所在環境的複雜互動。檢視成癮時，我們必須同時多管齊下。在從單一角度探究時，最起碼也秉記有其他因素的存在。成癮的形成基礎牽涉層面包括生物學、化學、神經學、生理學、醫學、情緒、社會、政治、經濟與靈性，甚至還有其他不及羅列者。為了更接近全貌，我們必須不斷檢視手上已有的內容，觀察是否還會出現其他模式。

由於成癮過程的牽扯層面過多，無法從特定框架理解，因此我定義成癮時，不會使用：「疾病」一字。無論是後天還是遺傳，將成癮視為一種疾病，會將其縮小為醫學問題。成癮確實有病徵，在重度藥物成癮者中更是明顯（例如我在溫哥華市中心東區所服務的藥友）。有一種認知是成癮的疾病模型可以解釋成癮本身，或甚至是全方位了解成癮的關鍵。對此，我從未推廣這項認知，因為成癮的涉入層面「包羅萬象」。

毒癮用量與戒斷症狀的迷思

同時必須注意的是，關於藥物成癮的標準定義或是廣義定義，本書所探討並不包括生理依賴性或生理耐受性。耐受性是「得寸進尺」的概念。換句話說，為了得到同樣的回饋效果，即成癮者必須使用愈來愈多的成癮物質，或是從事愈來愈多的成癮行為。耐受性固然是許多成癮的相通結果，但並非一定要有耐受性現象，才能形成成癮。至於生理依賴性。以醫學詞彙的定義來說，其表徵是停止使用物質後，由於腦部和體內產生變化，而產生戒斷症狀。藥物引起的短暫變化會形成生理依賴姓。儘管對於物質的生物依賴性是藥

物成癮的特徵，產生依賴性並不全然等同成癮。

　　以嗎啡和海洛英等鴉片劑來說，各類藥物的戒斷症候群不同。相關症狀包括嘔吐、下痢、發汗、隱隱作痛、疼痛、虛弱、嚴重焦慮、激動和憂鬱。然而，如果要體驗戒斷的感覺，不需要成癮，只要曾經長期間服用一項藥物即可。令許多成癮者懊惱的是，他們會發現即使是非成癮性藥物，突然停藥後，即可能產生高度使人不快的戒斷症狀。這類藥物包括抗憂鬱藥 paroxetine（Paxil，克憂果）與 venlafaxine（Effexor，速悅持）。這只是其中 2 例。戒斷不代表成癮，成癮的定義還必須包括渴望與復發。

　　事實上，以類鴉片藥物而言，那種「使人感覺良好」成癮作用在腦部形成的區域，似乎同於生理依賴性的形成區域。將嗎啡注入大鼠腦部的「回饋」迴路後，會產生類似於成癮的行為，但並沒有生理依賴性和戒斷現象。

　　要理解「依賴性」也可視為對有害物質／行為的一種強烈依附。此定義能有助釐清成癮的全貌。成癮者開始依靠物質或是行為，其目的是獲得短暫的平靜，或是增加興奮感，抑或是減少對於自己人生的不滿。後續章節的探討層面就是此面向，除非特別在談生理依賴性，這是較窄義的醫學現象。在最近一場演說中，芝加哥大學的作家與前聖公會牧師山姆・波特羅（Sam Portaro）表示：「成癮的本質是依賴、過度依賴、不健康的依賴，不健康是指不完整，依賴是指會使人分離和毀滅。」他的定義相當精湛。

12 藥物是否會導致成癮？

「成癮是人類本身的問題，發生關鍵並不在於藥物，
也不在於引起生理作用的能力。」

蘭斯・多德斯（Lance Dodes）
哈佛醫學院成癮科精神科醫生

成癮是人的問題，藥物不是主因

公開討論成癮問題時，多項迷思使人霧裡看花，而其中特別惹人注目的，是「藥物使用本身會導致成癮」一說。換言之，成癮的原因在於毒品對人類腦部的影響力。各國政府所謂的對毒品宣戰，其中形成的支柱之一，就是這項迷思。這項迷思會同時讓基本成癮歷程的存在失焦，在成癮歷程中，毒品只是多種可能對象中的一種。以強迫性賭博為例，強迫性賭博廣泛認為是成癮的一種形式，但沒有人會說賭博用的紙牌是始作俑者。

成癮由藥物引起，這一概念往往是根深蒂固。以名人吸毒為例，名人在進入康復之家時，可能會宣稱他們先前是因為背部受傷才使用醫生開立的類鴉片藥物，後來產生癮頭。針對老牌喜劇演員傑利・路易斯，美聯社在 2005 年 4 月報導中，曾有這麼一句：

「傑利・路易斯老是靠『綜藝摔』賺錢，最後終於嚐到副作用了」

「綜藝摔」是傑利・路易斯的招牌綜藝梗，需要肢體動作。在美國 ABC 新聞台製作的《This Week》週日政論節目中，他談到因為這一招，他 37 年來時常疼痛。傑利・路易斯表示：「1965 年，他

們開給我一顆 Percodan（止痛藥可待因酮的一種商品名），讓我度過那一天。到了 1978 年，我一天要吃 13 顆，成癮是很要命的事，因為你自己根本不清楚你幹嘛要吃藥。我早就討論過各類解決方案了，其中一個就是自殺。」

我也曾經服用過幾天的 Percodan，為期數天。大約 30 年前，拔除智齒後，我有了「乾性齒槽症候群」的症狀。在此之前，我對這個症狀聞所未聞，當然也不希望這輩子有機會知道。我下巴的痛苦痛徹心扉。我吞下的 Percodan 劑量高於建議劑量，且服藥頻率高於處方頻率。最後，我諮詢的第 3 位牙醫診斷出問題，為我清理感染的齒槽。痛苦之後減輕，自此，我從未使用 Percodan 或任何其他類鴉片藥物。

顯而易見的是，如果藥物會造成成癮，當醫生的開立類鴉片藥物給任何人，都會是不安全的事情。針對癌症病痛（長期者），醫學證據已經持續顯示開立類鴉片藥物不會引起成癮，唯一例外是針對少數敏感性族群使用。

我於緩和醫療病房服務的那些年，治療對象有時候是癌末病患。他們接受即高劑量的類鴉片藥物，劑量之高，恐怕是我的藥物重度成癮個案才會夢寐以求的分量。舉例來說，當病患因為脊椎的腫瘤沉積造成背痛，經神經阻斷治療成功後，嗎啡便可快速停用。然而，若說有誰有正當立場，透過類鴉片成癮來不醒人事，那麼會是前述末期病患。

2006 年，《加拿大醫學期刊》（Canadian Journal of Medicine）的一篇文章回顧國際研究，該研究的研究族群為因非原發性癌症慢性疼痛而接受類鴉片藥物者，檢視的族群人數超過 6000 人。探討對成癮與使用類鴉片藥物用於緩解疼痛的關係後，所有研究均有一項共同發現：並沒有顯著的成癮風險。據一項大型研究指出，「對類鴉片藥物的療效、毒性、耐受性以及濫用或成癮的疑慮或考量，

不應再作為正當化類鴉片藥物停用的理由」，該研究的受試者族群為因風濕病引起慢性疼痛的病患。

如果我們僅依靠化學物質的作用來尋找成癮的來源，無論這些化學物質有多強效，我們都永遠無法理解成癮。哈佛醫學院成癮科精神科醫生蘭斯・多德斯曾寫道「成癮是人類本身的問題，發生關鍵並不在於藥物，也不在於引起生理作用的能力」。確實，有一些人僅在使用幾次後便沉迷於所用的物質，但若要了解原因，必須要知道箇中原因：是什麼讓這些個體成為成癮的敏感族群。僅僅暴露於刺激性、類鴉片或任何其他改變情緒的化學物質不會使人敏感。對於已經成癮的人，成癮的關鍵原因是該成癮者已經是風險族群。

一般認知中，海洛英是具有高度成癮性的藥物。這項認知也確有其事，但只適用於一小部分人（說明如下例）。眾所周知的事，1960 年代晚期至 1970 年早期越戰中服役的美國士兵中，使用藥物者為數眾多。這些有藥癮的士兵內，大多數也適用巴比妥酸鹽類（Barbiturates）中樞神經抑制劑或安非他命，或是兩者皆用。

根據 1975 年在《普通精神病學檔案》（Archives of General Psychiatry）發表的一篇研究，返回的入伍男性中有 20％在東南亞時符合診斷成癮的標準，而在離開美國前，不到 1％對鴉片劑成癮。研究人員發現，「在越戰後，特定藥物和藥物組合的使用率下降到接近（甚至低於）服役前水平。」並對這項發現感到驚訝。緩解率為 95％，「這在美國的類鴉片藥物成癮者之中聞所未聞。」

研究人員總結說：「在（越南）那裡的時候，類鴉片藥物使用和成癮率很高，這和美國以往的經驗完全不同。而同樣引人注目的是士兵返美後，他們的高緩解率讓人驚訝。」這些結果顯示，成癮的起因並非海洛英本身，而是士兵對於藥物的使用需求。否則，其中多數會至今無法戒癮。

至於其他常遭濫用的藥物，也是和鴉片劑一樣的情形。許多人

即使重複用藥，也不會成癮。根據美國國家問卷調查顯示，菸草的依賴比例最高：32％的吸菸者使用尼古丁後，甚至曾持續長期習慣性使用尼古丁。以酒精、大麻和古柯鹼而言，依賴比例大約15％，海洛英則為23％。總的來說，美加兩國人口／族群調查顯示，表明多次使用古柯鹼會導致成癮風險低於10％。

前述數據當然無法證明尼古丁比古柯鹼一類物質「更具」成癮性。之所以無從得知，是因為菸草不同於古柯鹼；菸草是可合法獲得的，業者會推廣菸草，同時，社會或多或少較能容忍菸草。這樣的統計數據確實表明的是，無論藥物的生理作用和影響力如何，這些數據都不能單獨解釋成癮。

藥物不必然和成癮劃上等號

即便如此，長久以來人們的固有觀念是某些藥物有著絕對的成癮性，這是有事實依據的：對於一些相對少數的小型族群，如果暴露於某些物質，會有嚴重的成癮風險。對於這個少數族群來說，暴露於藥品時將引發成癮，並且一旦開始依賴毒品，就極難停止。

在美國，嘗試戒癮的族群中，鴉片劑復發率為80％至90％以上。即使接受醫院治療，再次成癮的比例仍高於70％。這些數據令人絕望，產生的印象是類鴉片藥物本身具有力量使人類成癮。無獨有偶，媒體將古柯鹼形容為「地球上最容易成癮的藥物」，會引發「即時成癮」。

最近，結晶甲基安非他命（crystal methamphetamine，俗稱「冰毒」）廣為人知，成為最強大、速效的致成癮藥物，惡名昭彰，而我們要記住的是，冰毒的使用者中，絕大多數人都不會成癮。例如，加拿大統計局在2005年報告說，有4.6％加拿大人試過冰毒，

但在過去的一年中，只有 0.5％的人使用過。如果冰毒會導致成癮，兩項數據應會相差不遠。

在某種意義上，某些物質（例如類鴉片藥物、興奮劑、酒精、尼古丁和大麻）可以說具有成癮性。本書使用該術語時，套用此定義。這些是動物和人類渴望獲得的藥物，他們尋求這些藥物，過程中具有強迫性。然而，歸納這項論述時，還遠遠無法直接說是「使用藥物會直接導致成癮」。後續內容將探討為什麼這些物質具有成癮的可能性，原因在於人類情緒的神經生物學和心理學深處。

實驗人員可以誘使幾乎所有的實驗動物，強迫牠們使用酒精、興奮劑、類鴉片藥物和其他物質。因此，對於只有在暴露於藥物時才會一致導致藥物成癮的觀點，這類動物研究會強化這樣的想法。但這項看似合理的假設，問題在於動物實驗研究無法證明這一點。自由生物（包括人類在內）的生命和籠中動物的生命歷程相比，兩者無法劃上等號。動物研究可提供豐富的結論，但前提是要考慮到實際情況。此外還應補充的是，必須接受強加在這些非自願「受試者」身上的巨大痛苦。

在野外，固然有動物醉倒的趣聞，但多數不算貨真價實的醉，例如大象會因為吃了發酵的馬魯拉樹果而「喝醉」。自然界中，並沒有長期成癮行為的已知實例。當然，對於實驗室中給予的純化強效成癮物質，如果野生動物能自由、方便地取用，我們無法確切預測會有什麼發展。即便如此，迄今結果顯示，實驗室條件會強烈影響導致成癮的動物種類。以猴子為例，群居地位劣勢的雄猴遭受壓力且相對孤立時，自己使用古柯鹼的可能性會更高。先說結論：有主導地位的猴子腦部會產生變化，為較強壯的猴子提供保護，不對古柯鹼產生成癮反應。

加拿大西門菲莎大學心理學家布魯斯・亞歷山大（Bruce Alexander）指出顯而易見的事實：實驗動物容易被誘導致成癮狀態，原因是實驗動物遭囚禁，生活在具有壓力的不自然環境。亞歷

山大博士的觀點與其他觀察力敏銳的研究人員一樣，認為這些動物
自己服用藥物，目的是「應對社會和感官孤立所帶來的壓力」。因
為受到自我給藥的裝置約束，無法自由活動，實驗動物更會自己服
藥。後續章節的探討內容指出，動物如同人類，情緒孤立、無力感
與壓力是成癮的精神生物學促成因子。亞歷山大博士也執行了設計
巧妙的實驗，結果顯示即使受試對象是大鼠，在合理正常的生活狀
態下，也能抵抗藥物的成癮力。

成癮的三大因素：
敏感的個體、具有成癮潛力的藥物，以及壓力

我和多位同事在實驗室中，為大鼠打造最符合自然條件的環
境，命名為「鼠園」。鼠園通風、寬敞，和標準實驗室籠相比，占
地面積是 200 倍大。膠合板牆壁上，繪有英屬哥倫比亞省森林景
色，賦予優美的視覺效果；地上撒滿空罐子、木屑和其他小玩意，
環境舒適；居處同時放入 16 至 20 隻雌鼠和雄鼠，提供社交功能。

齧齒類通常對甜得要死的糖水無可抗拒。前述實驗結果顯示，
即使將嗎啡溶於糖水中，使這些大鼠被迫攝取嗎啡數週，且攝取量
足以使牠們在不攝取嗎啡的情況下，產生令人焦慮的生理戒斷症
狀，嗎啡對大鼠的吸引力仍是很小。換句話說，在這一處「天然」
環境中，食物中有嗎啡的選項時，即使已經對類鴉片藥物產生生理
依賴，大鼠仍會遠離嗎啡。

亞歷山大博士的報告中指出：「對於在合理正常的環境中飼養
的大鼠，我們嘗試的任何方法都不會使牠們對嗎啡產生強烈食慾，
或是引起看起來像是成癮的現象。」和鼠園中自由自在的大鼠相
比，籠內大鼠的嗎啡消耗量是其 20 倍。

亞歷山大博士第一次發表前述發現時，是在 1981 年。1980 年時，已有報告指出社會隔離會增加動物的嗎啡攝取量。其他科學家以此確認，環境條件可能會誘使動物使用藥物；但即使是被關起來生物，也可以抵抗成癮的誘惑。

前述越戰老兵的研究結論有異曲同工之妙：在某些壓力條件下，許多人容易成癮；但是如果所處環境改善，驅使成癮的影響力就會減弱。在越南開始使用海洛英的美國士兵有大約一半對海洛英成癮。戰爭殘酷而危險，一旦兵役帶來的壓力消失，絕大多數的個案也都戒癮。回到家後仍因成癮持續吸食海洛英者，多數是童年時期經歷不穩定，且先前即有用藥問題的人。

早期的戰爭中，美軍產生癮頭的人數相對較少。越戰經歷與早期戰爭有何不同？當時純海洛英和其他藥物是隨即可取得的，這點只是答案的一部分。越戰不同於先前的戰爭；士兵遵從軍令遠赴東南亞，在當地叢林與野外打仗，結果客死異鄉。美方先前告知的軍況，與士兵在戰地目睹、體驗的現實，兩者天差地遠，因此越戰很快就失去意義。不光是戰爭帶來的危險和匱乏，任務失去意義，才是最大的壓力源，誘使他們墮入吸毒的深淵。

簡而言之，藥物不會使人成癮，其中邏輯恰如食物不會使人成為暴飲暴食。一定會有一個導致成癮的源頭事先就存在。同時，也一定有顯著的壓力，如同越戰士兵的感受。藥物等外部壓力源哪怕再嚴重，要導致成癮是不夠的。越戰時固然有許多美軍對海洛英成癮，但未成癮者占大多數。

因此，我們可以說，物質成癮的發生需要同時考量三大因素：敏感的個體、具有成癮潛力的藥物，以及壓力。個體如果容易取得藥物，則個體本身的易罹病性（susceptibility）將是成癮對象的決定因子。

後續章節將探討易罹病性的根源。

13 腦的不同狀態

透過新的造影方式，一窺人類腦部運作樣貌，
經由大規模研究可檢視何種遺傳潛在特性導致成癮，
以及生活經歷如何影響成癮者的腦部路徑。

成癮不再神秘了

精神科醫師羅伯特・杜邦（Robert Dupont）寫道：「成癮是一種神秘、不理性的行為。」杜邦醫師也是美國國家藥物濫用研究院（NIDA）第一任主任，並於尼克森和福特總統任內時擔任白宮緝毒總管。

從另一個觀點看：成癮是非理性的，成癮者的行為有時甚至對他們自己都是神秘的。本書前面回顧成癮者的人生故事，如果，大家都能先聆聽成癮者的心聲和經歷，是不是會看到不同的風景？如果我們檢視各種角度幾乎滴水不漏的科學文獻，能有何收穫？

如果我們對這種稱為「成癮」的現象心態開放，我們會理解其中的複雜性，這一層理解能取代前述神秘感。我們對人腦的神奇機制感到敬畏，並對因沉迷於成癮衝動者懷抱同情，這樣的心態更是重中之重。

研究界透露了什麼？如前章的討論，實驗者可以引發實驗動物對藥物和酒精成癮。誘使大鼠接近設計好的設備，讓牠們能無限制使用古柯鹼後，許多大鼠會自行服用靜脈注射的古柯鹼，最後導致飢餓、疲憊和死亡。研究人員甚至知道如何透過基因操縱或干擾產前和產後發育，使某些實驗室動物（大鼠、小鼠、猴子和猿類）更容易成癮。

　　有些實驗細節確實令人不適，但動物實驗也讓研究能進行微調，檢視腦部迴路、行為和成癮之間的關係。透過新的造影方式，我們得以一窺人類腦部運作的樣貌。研究人員可以透過放射技巧和磁性頻率，觀察流向腦部的血液，針對不同或動或特定情緒狀態，量測腦中樞使用的能量值。

　　根據腦電圖（EEG）檢查發現，一些酗酒風險高於正常值的年輕人其腦電波變化異常。科學家研究成癮者腦部的化學機轉、其神經聯繫和解剖結構；同時，也分析了分子的工作原理，細胞膜和遺傳物質的複製，並探討壓力如何活化成癮者的腦部迴路。大規模研究則檢視何種遺傳潛在特性（hereditary predisposition）可能導致成癮，以及早期生活經歷如何影響成癮者的腦部路徑。

　　固然也有相關爭議（將於後續探討），但在基本生理面，可借用醫師暨研究人員查爾斯・歐布萊恩（Charles O'Brien）的話來說，各方的共識是成癮代表「大腦的不同狀態」。爭議點是在於腦部異常狀態的形成機制。成癮者的腦部變化單純只是藥物使用的結果？抑或是習慣用藥者開始用藥前即有易罹病性？是否存在著特定腦部狀態，會使人易對藥物或行為成癮（如性強迫症或暴飲暴食）？如果是這樣，針對這類容易成癮的腦部狀態，是否多數起因於基因遺傳，或生命歷程（或兩者兼而有之）？對於成癮的治療和康復，前述問題的答案至關重要。

　　若比較藥物成癮者和非藥物成癮者，兩者腦部運作方式不同，檢視正子斷層（PET）掃描和磁振造影（MRI）後，造影結果看起來也並不相同。2002 年執行一項 MRI 研究，受試者為青年至中年的數十名古柯鹼成癮者，比較受試者與未用藥者兩者的腦部白質。腦部的灰質包含神經細胞的細胞體，其連結的纖維由含脂肪的白色組織覆蓋，形成白質。隨著年齡增長，腦部會形成更活躍的連結，因此產生更多白質。在古柯鹼成癮者身上，無法觀察到他們腦部會隨著年齡增加白質。在腦功能上，這代表失去學習能力，成癮者會

愈來愈無法作出新的選擇、學習新知,並適應新環境。

更糟的是,其他研究也顯示,古柯鹼成癮者的大腦皮質中灰質密度也降低了;也就是說,在神經細胞的數量和大小上,成癮者的數值均低於一般人。在海洛英成癮者和酗酒者身上,也顯示灰質減量。

腦部變小與用藥時間有關:成癮時間愈長,灰質損失就愈大。大腦皮質有負責調節情緒衝動和執行理性決策的部位,成癮者的相關部位活動減少。在長期用藥者身上,特殊掃描研究結果也指出,腦中樞的能量利用減少,顯示這些部位的神經細胞和迴路減少運作。前額葉皮質是人腦中司掌「執行」的部位。針對心理層面檢測時,結果則顯示同一批成癮者的前額葉皮質(prefrontal cortex)功能受損。造影透露出生理功能受損,會伴隨理性思維能力的下降。

在動物研究中則顯示,長期使用古柯鹼後腦部神經細胞減量、電流活動改變,以及神經細胞分支異常。無獨有偶,長期使用鴉片劑以及長期使用尼古丁後,也可以觀察到神經細胞結構和分支產生改變。這種變化有時是可逆的,但可以持續很長時間,甚至可能終其一生。長度取決於藥物使用的持續時間和強度。

從多巴胺得知戒斷難

寫到成癮的生物學知識時,不得不提多巴胺。多巴胺是關鍵的腦部化學「傳遞分子」,在所有成癮形式中有著舉足輕重的地位。2006年發表的一項造影研究,以恆河猴作實驗,結果符合先前的研究發現,即長期使用古柯鹼後,體內多巴胺受體減少。受體位在細胞表面,多巴胺會配合其影響細胞活性。每一細胞膜都有成千上萬的針對許多訊息傳遞分子(messenger molecule)的受體。透過傳遞

分子和受體之間的互動，腦部與身體的其他部位會發出輸入和指示，細胞會接收這些輸入和指示。細胞之所以能運作，仰賴的是細胞與所在環境交換訊息的能力。

在大腦中樞細胞，古柯鹼和其他刺激性藥物會大幅增加該部位細胞的多巴胺含量，這是古柯鹼和其他刺激性藥物的運作方式。腦部會釋出使人「感覺良好」的化學物質，多巴胺為其中之一。興奮劑使用者體內的多巴胺含量突然上升後，會感到情緒高漲，有產生無限潛力的感覺（至少在藥癮開始時）。

如前所述，已知和一般人的多巴胺受體相比，長期使用古柯鹼者的腦部會有較少的多巴胺受體。此類受體愈少，大腦將愈「歡迎」有助於增加多巴胺量的外部物質。根據上述的恒河猴研究，對於服用更多古柯鹼的猴子（成為更重度的使用者），與從未暴露於古柯鹼之前相較，牠們體內的多巴胺受體數量較少。研究者認為這一項恆河猴的動物試驗是針對人類成癮極為出色的實驗模型；此研究的發現具有啟發性，同時指出有些人比其他人更容易產生極端的藥物依賴。

刺激性藥物可使細胞利用更多的多巴胺，而多巴胺可活化細胞。這類刺激性藥物包括古柯鹼和甲基安非他命（冰毒）。多巴胺在刺激、激勵和能量機制上很重要，當受體數減少，成癮者的體力會變弱，戒癮時想回到正常生活的動機和動力也會降低。這是惡性循環：使用愈多古柯鹼，會降低多巴胺受體數量。受體愈少，成癮者更必須為腦部供應人工化學物質，藉此彌補損失。

為什麼長期使用古柯鹼會減少多巴胺受體？答案不難，只是腦內運作的經濟性問題。人腦習慣有一定濃度的多巴胺在活動。如果腦部以人工方式注入高濃度多巴胺，會想要重建平衡，而平衡方式是透過減少可配合多巴胺運作的受體數量。這個機制說明了為何人體會有耐受度，用藥者會為了攝取或吸入更高的劑量而注射，來達到先前的效果。如果藥品被剝奪，使用者會產生戒斷，部分原因是

受體數量減少，無法再產生所需的正常多巴胺活動。因此，興奮劑成癮者若沒有藥物，會有煩躁、情緒低落、孤立感和極度疲勞的感覺——此即第 11 章中討論的生理依賴性狀態。腦部受體數量要回復到用藥前的數字，可能需要數月以上的時間。

成癮是一種腦部慢性疾病？

　　從細胞層面看來，成癮的關鍵全在於神經傳導介質（如多巴胺）與其受體。成癮者經常濫用的藥物都會以不同的方式，暫時影響腦部的多巴胺運作。酒精、大麻、鴉片劑（海洛英、嗎啡）以及刺激物（尼古丁、咖啡因、古柯鹼與冰毒）都會產生前述效果。以古柯鹼為例，古柯鹼會阻斷多巴胺的再吸收或再進入（多巴胺會從原釋放部位進入神經細胞）。

　　一如所有神經傳導介質，多巴胺運作部位是在細胞之間的空間，名為突觸間隙。突觸是兩個神經細胞的分支未接觸而匯聚的地方，各細胞之間的訊息會以化學方式在突觸之間的空間傳導。因此腦部需要神經傳導介質才能運作。神經傳導介質由神經元釋出。多巴胺等神經傳導介質會「浮在」突觸間隙中，依附於第二個神經元的受體上。將訊息帶給目標的神經細胞後，神經傳導介質接著會回到突觸間隙內，從突觸間隙被攜至原本的神經元，供後續使用。這段流程即為「回收」，回收得愈多，神經元之間的神經傳導介質愈不活躍。

　　古柯鹼的作用與抗憂鬱藥氟西汀（fluoxetine）可堪比擬。氟西汀商品名為「百憂解」（Prozac），可抑制血清素的再吸收，增加其濃度。血清素是調節心情的神經傳導介質。和氟西汀屬於同一作用機轉的藥物，稱為「選擇性血清素回收抑制劑」（Selective Serotonin Reuptake Inhibitors，SSRI）。

　　古柯鹼可以說是一種多巴胺再吸收的抑製劑。腦部化學物質會將多巴胺傳送回其源頭的神經元，腦部化學物質通常作用在細胞表面，古柯鹼會占據該細胞表面上的受體。實際上，古柯鹼算是跑到別人家占為己有。古柯鹼占據的部位愈多，有愈多多巴胺停留於突觸空間，用藥者也愈有欣快感。

　　不同於百憂解，古柯鹼的藥理機轉沒有選擇性的抑制其他神經傳導介質分子的再吸收，包括血清素。相對來說，尼古丁會直接觸發多巴胺的釋出。冰毒則能同時釋出多巴胺（如尼古丁的效果），並阻擋多巴胺的再吸收（如古柯鹼的效果）」。冰毒可使多巴胺濃度快速倍增，其影響力之大，能產生強烈的欣快感。

　　前述興奮劑會直接增加多巴胺濃度，然而一些化學物質對多巴胺的作用是間接的。以酒精為例，會針對釋出多巴胺的細胞，減少對其的抑制。嗎啡等類鴉片藥物的作用對象為天然的鴉片劑受體，這些受體位於細胞表面。同樣能觸發多巴胺的釋出。

　　飲食或性接觸等活動也能刺激突觸間隙內多巴胺的產生。根據加州大學洛杉磯分校（UCLA）綜合藥物濫用學程副主任理查・羅森（Richard Rawson）博士的報告指出，覓食能提高50％某些關鍵腦中樞的多巴胺濃度。性刺激、尼古丁和酒精也有同樣工效，但幅度為100％。

　　然而，這些和古柯鹼相比是小巫見大巫；古柯鹼刺激多巴胺濃度的幅度超過3倍。即便如此，相較於冰毒（speed），古柯鹼完全遜色，因為冰毒刺激多巴胺的幅度為1,200％。對冰毒成癮的個案卡蘿談到藥效時，會形容為「沒有性的高潮」，也就不難理解了。一如古柯鹼帶來的後果，反覆使用冰毒後，重要腦部迴路中的多巴胺受體會減量。

　　簡而言之，用藥會暫時改變腦的內部環境：化學物質的快速變化產生「嗨」的感覺。用藥也會產生長期影響，如長期用藥會重塑

腦部的化學構造、其解剖結構和生理功能。用藥甚至會改變腦細胞核的基因運作方式。一份精神醫學期刊中，針對成癮的精神生物學進行文獻探討，表示「濫用藥物最陰險的後果，是戒癮數週或數年後，容易再次渴望，並且癮頭復發。這種行為上的脆弱性能夠持久，代表腦部功能的變化持續著。」

由於腦部決定人的行為方式，因此這些生物學變化會改變行為。從這個意義上說，醫學語言將成癮稱為慢性疾病；這個脈絡談的是藥物影響腦部狀態，再由此意義來看，我認為前述疾病模型是有用的。疾病模型可能無法完全定義成癮，但確實有助於了解其最重要的功能。

在任何疾病中，例如吸菸引起的肺病或心臟病，器官和組織都會受到損害，並以病態的方式起作用。當大腦患病時，會有病態式運作的人的情感生活、思維過程和行為。

這項問題會使成癮者陷入兩難：如果將會康復，腦部則必須開啟自己的康復過程。發生變異並功能異常的大腦必須自行決定是否要克服自身的功能障礙恢復正常或者該說是人生中第一次恢復正常。成癮越嚴重，腦部異常狀況越嚴重，選擇走向健康之路的生理障礙也就愈大。

科學文獻幾乎一致認為，藥物成癮是慢性腦部症狀，僅此一項原因就足以勸人不要責罰成癮者。畢竟，對於類風濕性關節炎患者，也沒有人會去指責他們的關節炎復發，其中道理在於復發就是慢性疾病的特徵之一。如果我們知道，成癮者的選擇能力肯定會受到損害，那麼做出選擇的概念就顯得不太明確。

查爾斯・歐布萊恩寫道：「成癮是腦部的狀態改變，這項論述的證據在治療上有重要的意義。」但他又補述：「可惜多數健康照護體系如果遇到這種情形，向來都將成癮視為急性疾病來治療。」

14 針頭下的溫軟擁抱

所有對物質成癮的人有著心理的渴望，也有著對化學物質的渴望。「我第一次服用海洛英的時候，感覺就像是一個溫暖、柔軟的擁抱。」

成癮絕非自然狀態

現今人類所濫用的主要藥物，皆源於天然植物產品，人類數千年前早已認識這些植物。海洛英來自鴉片，鴉片則是亞洲罌粟（Papaver somniferum）的萃取物。4000 年前，蘇美人和埃及人已經熟悉亞洲罌粟在治療疼痛和腹瀉方面的作用，並能影響人的心理狀態。古柯鹼萃取自古柯樹（Erythroxyolon coca）的葉片，古柯樹是矮小的樹種，生長於南美洲西部安地斯山脈的東部斜坡。

遠在歐洲人征服南美洲之前，亞馬遜印第安人很早就咀嚼古柯樹葉，在長時間艱苦跋涉山區時，緩解疲勞，減少進食需求。在靈性儀式中，古柯樹也備受推崇：當地原住民稱為印加人的神聖植物。西班牙侵略者指責古柯樹帶來的效果是「魔鬼的妄想」，這或許是在意識形態上首宗權力者對毒品宣戰。

大麻取自大麻植物，最初生長於印度次大陸。1753 年，瑞典科學家卡爾・林奈（Carl Linnaeus）將學名命名為「Cannabis sativa」。古波斯人、阿拉伯人和中國人也也認識大麻，最早記載的藥物用途出現在將近 3000 年前寫的中國醫學綱要。古中國人也會使用草本興奮劑治療鼻子和支氣管充血等病。

酒精的產製來自微小真菌（microscopic fungi）的發酵。酒在人類歷史上與尋歡作樂時是不可或缺的一員，在許多地區的傳統中，

酒精尊為諸神賜予的禮物。不同現今的形象，酒被視為智慧的賜予者。希臘歷史學家希羅多德（Herodotus）透露了一個故事，提及近東的一個部落，除非先來烈酒，否則部落耆老無法持續裁決。或者，針對酒醉時的提議，耆老們也必須在酒醒後另外承認。

上述物質只有在對人腦的自然過程下起作用，並且利用到腦部先天的化學機制，否則都不會影響人。而藥物會影響並改變行為和感受的方式，這是因為藥物和腦部天然的化學物質相似。

由於有這種相似之處，使藥物能占據人體細胞上的受體位置，並且與腦部原有的訊息傳遞機制相互作用。

人腦又為何如此欣然接受濫用的藥物呢？

腦部迴路、神經傳導介質和受體構成的系統，其複雜度令人難以置信，自然界花了數百萬年的時間，形成了這樣的運作機制，目的不會只是讓人類能「嗨」起來，逃避本身的困境，在週六晚上狂歡解放。頂尖神經科學家暨成癮研究者雅克・潘克賽普（Jaak Panksepp）教授曾撰文，表示腦部迴路與系統必定「有某些關鍵任務，而非用來促進高度精純的化學化合物的劇烈吸收」。成癮可能不是自然狀態，但腦部因為成癮遭到顛覆的區域，是人類生存核心機制的一環。

「腦部因為成癮遭到『顛覆』（subvert）。」這樣的用詞使我了解到，我正在製造給人一種印象，即成癮具有其自身的生命，好比是病毒入侵身體，又如準備撲殺的掠食者，或是外國特務，滲透至一個毫無戒心的地主國。實際上，各式各樣統稱為成癮的行為，源頭是一套複雜的神經和情感機制，這一套機制是在體內形成的。哪怕成癮者的自我感受可能經常是受到強大控制力的支配，或承受無力抵抗的疾病之苦，但這些神經和情感機制不會單獨存在，也沒有自我意識。

說到底，「成癮可能不是自然狀態」會是更準確的說法，但是成癮影響的腦部區域在人的生存扮演要角。成癮歷程的影響來變源

自於此。打個比方：運動皮質是腦部掌控身體運動的區域，若其中某個部分受，或發育不正常，這個人必定有某種身體上的損傷：如果受影響的神經只掌控小腳趾的動作，那麼會幾乎難以察覺有所損傷。反之，如果受損或未發育的神經支配著腿部的活動，則那個人會有嚴重的殘疾。換句話說，肢體損傷有多大，腦中樞功能失常的區域和嚴重度就會有多大。成癮的道理如出一轍。

　　嚴格來說，腦部沒有掌管成癮的中樞，也沒有迴路是專門司掌成癮的。與成癮有關的腦部系統，是人類情感生活和行為的一大組織者和驅動者。因此，成癮對人類有著強大的控制力。本章末段將探討類鴉片藥物的機制，第 15 章和第 16 章的探討對象將分別是多巴胺系統與皮質（灰質）的自我調節機制；其中多巴胺系統執行的是激勵──動機的功能。類鴉片藥物機制的決定性分子是腦內啡，有人腦的「天然類鴉片藥」之稱。

你我身上就有天然類鴉片藥

　　首次發現先天的類鴉片藥物機制是在 1970 年代。在這個機制中，具有神經傳導介質功能的蛋白質分子稱為腦內啡（endorphin），命名者為美國研究人員艾瑞克・賽蒙（Eric Simon），一方面因為原文語源來自「endogenous」，意為「起源於生物體內」，一方面也因為「與嗎啡相似」。嗎啡與其他鴉片劑都能作用於腦內啡受體，也因此，一本成癮研究教科書針對主要的腦內啡受體，描述為「代表類鴉片藥物成癮的分子閘門」。人類不是唯一具有天生類鴉片藥物機制的生物。人類進化路上的近親和遠親，都有腦內啡，即使單細胞生物也會產生腦內啡。

　　源於植物的類鴉片藥物，說來並不意外，恰好和腦內啡的作用相同：腦內啡可強效緩解生理與情感上的痛苦。用鴉片劑信奉者英

國文學家湯馬士・德昆西的話來說,可以給予「寧靜、平和的感受……全面消除深層焦慮」。對於無法專注、心靈受苦受難的人而言,腦內啡如同注入鴉片,可以「緩和焦慮的心,聚焦無法專注的心」。

包括緩解性質在內,腦內啡還能提供生命所需的其他功能。自主神經系統(ANS)不受意識控制,但腦內啡在自主神經系統中,具有重要的調節功能,並影響腦部、心臟、腸道等體內許多器官。腦內啡影響情緒變化、生理活動和睡眠,並調節血壓、心率、呼吸、排便和體溫,甚至也有助於免疫系統的調節。

在感受重大情緒時,腦內啡扮演化學催化劑的角色,為人類的生命(或其他哺乳類生命)賦予可能性。對於母親與嬰兒之間的關係,腦內啡可產生情感上的聯繫,這是最舉足輕重的一點。針對剛出生的實驗動物,以基因工程的方式將其天然類鴉片受體機制「汰除」後,這些動物無法與母獸之間建立穩固的情感連結。與母獸分離後,幼獸的壓力減輕。這代表幼獸無法向母獸傳達所需訊息,母獸需要這些訊息,來知道自己身為養育者和保護者的身分。

這並非是說幼獸不會感到不適或恐懼。諸如暴露於寒冷環境或危險訊號(如雄性小鼠的氣味)時,幼獸也確實會感受不適或恐懼,但沒有了類鴉片受體,幼獸無法維持和母獸之間情感,而母獸是幼獸生存所必須依靠的存在;幼獸對母親的暗示毫無興趣。因此可以想像的是在野外時,如果幼獸對母獸態度冷淡,會遭遇到什麼樣危及的困境。反過來說,當與母獸隔開時,狗、雞、鼠、猴等幼獸如果感受到分離焦慮,這股焦慮感可以透過非鎮靜用的小劑量鴉片劑產生緩解。人們形容腦內啡為「情緒分子」,不無道理。

一項造影研究以 14 名健康女性志願者為受試者,說明了腦內啡在人類情感中扮演的角色。在受試者處於中性情緒狀態時進行腦部掃描,然後研究人員請受試者回想生命中的不幸回憶,此時再次

掃描腦部。其中 10 人回憶起至親、摯愛或摯友的離世，3 人回憶起與男友的分手，另一人則是和摯友最近起了爭執。掃描時使用特殊的示蹤劑，針對每一位受試者的腦部，顯示類鴉片受體的活動。當受試者陷入悲傷回憶時，她們腦部受體的活動度會大幅降低。

　　另一方面，正向期待（positive expectation）會打開腦內啡的機制。舉例而言，科學家觀察當人們期望減輕疼痛時，類鴉片受體的活動度將會增加。即使用了惰性藥物（不會產生直接生理活性的物質），也會刺激類鴉片受體，進而減少對疼痛的感受。此即所謂「安慰劑效應」，是不折不扣的生理活動，遠非出於想像的心理效果。藥物固然是惰性的，但腦部自己生產的止痛劑會發揮緩解之效，止痛劑即腦內啡。

　　鴉片劑受體遍布全身，在每一個人體器官中都有特定作用。在神經系統中，類鴉片受體是鎮靜劑和止痛劑；但在腸道中，類鴉片受體的作用是減緩肌肉收縮；在口腔中，類鴉片受體可減少分泌。因此，緩解疼痛的類鴉片藥物會對其他部位引起不良副作用，例如便秘或口乾。為什麼同一類的天然化學物質，負責的任務如此多樣？只能說，大自然的機制上，如同會物盡其用的管家，對於實證後有效者，會加以留存，然後針對每一類傳遞分子蛋白質，會盡量找出愈來愈多用途。隨著生物的演化，在簡單生物中原本功能相對狹窄的系統與物質，會在更高等、複雜的物種中發現了新的活動領域。

愛與連結的化學反應

　　許多人體化學物質具有多種用途，生物體愈進化，單一特定物質的功能就愈多。即使是基因也不例外：在一種類型的細胞中，某種基因負責一項功能。在身體的其他部位，該基因會被分配完全不

同的職責。潘克賽普博士在其著作《情感神經科學》（Affective Neuroscience）中，寫到血管加壓素（vasotocin）在爬蟲類體內扮演的角色。血管加壓素是催產素蛋白質的原始版，會促使分娩收縮，以及雌性哺乳類的哺乳。

母海龜血液內的血管加壓素濃度開始上升時，開始挖洞，洞的大小會足以產下數十顆卵，當血管加壓素濃度會升得更高，會下著一粒又一粒的卵。分娩結束後，母海龜會將蛋蓋好，同時血中循環的血管加壓素會降至低濃度。母性任務完成後，會離開沙灘，展開另一段長期的海洋之旅。

至於哺乳動物母親不會如此輕易離開，牠們會留下，陪同無助的孩子。催產素是一種更複雜的血管加壓素，在哺乳類身上扮演的角色，比爬蟲類體內機制還更加多樣。催產素不僅促使分娩，而且也會影響母親的情緒，使母親進行嬰兒的身心理撫育。在雌雄兩性的哺乳動物體內，催產素都有助於性高潮的愉悅，更普遍認為是「愛情荷爾蒙」之一。受到壓力的幼獸如果體內注入催產素，可減少分離焦慮，其效用與類鴉片藥物相同。

重要的是，催產素也會和類鴉片藥物交互作用。催產素不是腦內啡，但會針對腦部類鴉片機制增加腦內啡的敏感性。自然界透過這種方式，確保人類對於體內自產的鴉片劑，不產生耐受性（請記住：產生耐受性後，成癮者不再能感受先前藥物劑量所提供的愉悅感，而必須尋求更高劑量）。

為什麼必須避免人體天生的回饋性化學物質產生耐受性？因為類鴉片物質對於父母的愛是必需品。如果母親對體內本身的類鴉片物質變得不敏感，會危及嬰兒的健全狀態。哺育中的母親與自己的嬰兒進行親密互動時，會感受到腦內啡激增。

嬰幼兒照顧工作繁重。有鑑於此，自然界為人類提供一種機制，享受育兒的樂趣。耐受性會剝奪這種樂趣，威脅嬰兒的生存。

潘克賽普教授文章中提到:「在孩子還很小的時候,如果母親因養育而失去了對社交的強烈滿足感,那會是一場災難。」腦細胞對於類鴉片物質的敏感性增加後,催產素得以使母親的心力「維持」在嬰兒上。

換句話說,鴉片劑對於腦部負責護育嬰兒生命的情緒機制有化學上的關鍵。因此,前述腦部機制司掌人類生存中最強大的情緒動力,而對於嗎啡和海洛英等鴉片劑的成癮,就在這樣的腦部機制中產生。這種人類生存中最強大的情緒動力,就是人的依附本能,也就是「愛」。

依附是與他人保持身心親密關係的動力。依附會使嬰兒與母親之間產生雙向的情感聯繫,以確保嬰兒的生存。人終其一生,依附都會促使人建立情感與和夥伴關係,保持家庭聯繫,並維持社群關係。當腦內啡鎖定在鴉片劑受體上時,會觸發了愛與連結的化學反應,從而幫助人展開社交。

說可能讓人一頭霧水,何以大自然會發明了一類化學物質,司掌各種截然不同的工作:既能減輕生理痛苦,緩解情緒痛苦,也能建立親子情感,維繫社交關係,還能催生強烈的愉悅感?說穿了,這五大功能其實密切相關。

鴉片劑無法「帶走」疼痛。人會意識到疼痛是不愉悅的刺激源,而類鴉片藥物能減輕這樣的意識。疼痛是一種始於腦部的生理現象,腦部會意識到疼痛,但人可能會(也可能不會)在特定時刻有意識地注意疼痛。喊著「喔,好痛」的時候,所謂的「感到疼痛」是對刺激源的主觀感受,是我們對這個感受的情緒反應。

鴉片劑有助於提升疼痛的耐受度。舉例來,幼童在精力旺盛地玩耍時,高濃度的腦內啡能幫助在家裡幼童耐受因而產生的許多腫傷和小型瘀傷。其中道理不是說幼童受傷後不會感到疼痛,幼童固然還是有疼痛感,但疼痛感不足以阻止幼童玩耍,這部分歸功於腦

內啡。

　　精力旺盛地玩耍，是幼童在探索這個世界，對於學習和發育是不可或缺的；若無高濃度的腦內啡，幼童便可能卻步。若是一個小孩子僅因為輕傷就大肆抱怨，或是常遭嘲笑是個「愛哭包」，這樣的孩子可能腦內啡濃度低，而且相較於同儕，會較缺乏大膽冒險的心態。

　　從解剖學上來看，視丘（腦的一個部位）會感受疼痛，但其主觀影響則是在另一個部位感受，即前扣帶迴皮質（ACC）。腦部在視丘接收疼痛訊息，但在前扣帶迴皮質中「感受」到疼痛訊息。當人對疼痛刺激產生反應時，會「啟動」前扣帶迴皮質，也就是開始運作。鴉片劑可以幫助皮質（前扣帶迴皮質和其他部位）忍受痛苦，且能同時減少生心理的影響。

　　近來一項造影研究顯示，當人感到社會排斥的痛苦時，前扣帶迴皮質也會「啟動」。研究人員安排健康的成人志願者進行一項心理遊戲，接著冷不防將這些志願者「踢出」試驗，此時掃描這群受試者的腦部後，顯示這種程度和緩、顯然出自人為操作的「排斥」會啟動前扣帶迴皮質，引起受傷的感覺。我們在和重要的人產生情感連結時，這反過來說是一項關鍵機制。在正常情況下，當我們最需要親密的情感連結時，分離的心理痛苦會拉近彼此的距離。

類鴉片藥物趁虛而入

　　自然界的設計上為什麼要使哺乳動物的類鴉片物質機制來司掌對於生心理痛苦的反應？有一項理由相當說得通：關鍵在於幼齡哺乳動物的完全無助，以及對於成年照顧者的絕對依賴。生理疼痛是危險警報，如果幼齡哺乳動物因肚子疼而醒來，其前扣帶迴皮質會

加倍運作，會盡速全力發出訊號，使照顧者來到身邊。對於嬰兒期哺乳動物來說，在警告功能上，心理痛苦具有同等重要性。

如果我們身邊有人，需要依賴他們才能賴以生存，而與這樣的人分離時，心理痛苦會警告我們，去注意分離產生的危險。這種心理痛苦會觸發嬰兒的行為。舉例而言，幼鼠會發出超音波，人類嬰兒中則會發出引人同情的哭聲，目的是吸引成年照顧者回到身邊。成年照顧者無微不至的存在，會觸發腦內啡釋出至嬰兒的腦部，協助嬰兒舒緩情緒。

當父母在場，但情感上未給予關懷時，孩童情緒上也會感到憂慮。即使成年人，如果知道重要的人身在心卻不在，也能感受這種痛苦。這種狀態是開創性研究人員暨心理學家艾倫・修爾（Allan Schore）所稱「近側分離」。孩童的依賴在生理面與心理面是等量的，在正常情況下，感到分離情緒的孩童會針對與父母之間的情感，尋求重新建立聯繫。此時，父母的關愛會使腦部充滿腦內啡，減緩孩童的不適。若父母未給予關愛，或是反饋不足，將不會釋出腦內啡，只能交由孩童自身不足的處理機制，例如，以晃動身體或吸吮手指作為自我舒緩的方式，或是逃避以擺脫憂慮感。孩童若未獲得父母給予的關愛，在後續人生階段中，將會暴露於更高風險，從來自外部的化學物質獲得滿足（這部分會於後續探討）。

對於化學物質，自然界以有效率、多用途的方式進行「回收」利用，腦內啡配合此種機制，也創造愉悅與興奮的體驗。如同嬰兒和母親之間的關係，戀人、靈修者和高空彈跳者（沒錯，高空彈跳也是）都能達到欣快感的狀態，在此狀態中，腦內啡起了關鍵作用。一項研究發現，高空彈跳後半小時內，血中腦內啡濃度增至三倍，這與自我評估的欣快感程度有關：腦內啡濃度愈高，欣快感愈強。

在回饋、舒緩和情感連結等功能上，腦部的鴉片劑受體固然是天然的機制範本，卻也能被類鴉片藥物刺激產生作用，而鴉片劑受

體也在其他成癮現象中扮演一定的角色。在一項針對酗酒者的研究中，發現數處腦部的類鴉片受體活動減少，這與受試者對酒精的渴望增加有關。類鴉片藥物途徑啟動時，腦內啡活動隨之增加，這也會增強古柯鹼的效果。與酒精一樣，腦內啡活動降低，代表會更渴望使用古柯鹼。以大麻而言，鴉片劑受體啟動後，也會增加使用大麻帶來的愉悅感。

簡而言之，鴉片劑受體機制帶來愛與愉悅的感受，並能緩解痛苦，這些是維持生存的基礎。這樣的機制為類鴉片藥物提供了著力點，讓類鴉片藥物能作用於人腦。藉由化學物質促成愉悅感的腦內機制如果愈不作用，人愈會透過藥物或其他認為是獎賞的衝動，來尋求愉悅感或舒緩痛苦。

有一名 27 歲的性工作者曾如此形容鴉片劑帶來愉悅感的本質（她生前為 HIV 患者）。她對我說：「我第一次服用海洛英的時候，感覺就像是一個溫暖、柔軟的擁抱。」她用這樣的措辭，傳遞自己的生命故事。所有對物質成癮的人有著心理的渴望，也有著對化學物質的渴望。這位性工作者的描述，也為這樣的渴望下了一個註腳。

15 古柯鹼、多巴胺與點心吧：
成癮的激勵機制

古柯鹼效用很快消失，因為古柯鹼會占用受體部位的時間頗短。而為了獲得下一波的多巴胺，使用藥物的衝動會再加倍。

古柯鹼成癮難以抗拒

麗莎（Lisa）站在我辦公室的中間，拉起上衣，只見紅色皮疹散布於腹、胸和背。她的肢體動作像一只僵硬的木偶，肘間托著大罐的橘色飲料塑膠瓶，好像在抱著嬰兒或洋娃娃。她用左手拉扯她的頭髮。麗莎雖然今年 24 歲，但在情感上還很不成熟，行為舉止很孩子氣。我看到她的時候，往往會以為她是在家裡玩娃娃的人，而不屬於溫哥華市中心東區。如今，她不安的動作使她看起來比平時更具孩子氣。她身材矮小，大眼睛，雙頰飽滿，刷滿睫毛膏和眼妝，看起來像是被抓包拿媽媽化妝品來玩的青春期女孩。但麗莎的古柯鹼成癮用量很高。

「醫生啊，我這個疹子已經 3 天了，這是什麼啊？」

我請麗莎就座，以便檢查四肢。麗莎褪下一雙骯髒的白襪，雙手手掌和雙腳足底也看得到小紅點。

我告訴她：「恐怕是梅毒。妳要驗血。」

先前擔任家醫服務 20 年的歲月中，我從未見過一例梅毒。在溫哥華市中心東區，倒是固定會有梅毒確診。

麗莎跳起腳來時，托著的塑膠瓶拍打到地板上，瓶中的飲料溢了出來。「怎麼可能是梅毒？我以為那是性病。」她大叫，語調混

合了孩子氣的驚訝和抱怨。

「是性病啊。」

「可是那傢伙在你下面射，你就會得嗎？」有那麼一會，她的單純使我啞口無言。

「誰是你的伴侶？他也要檢測才對。」我問到。

「我哪知道？那是在巷子裡。我為了嗑古柯鹼在找錢。那是週三福利日的前一天，我等不及了。」

許多成癮者告知我，古柯鹼是比海洛英更厲害的狠腳色，更難以戒癮。儘管古柯鹼不會引起使人憂慮的生理戒斷症狀，但哪怕古柯鹼不會再給予愉悅感，使用古柯鹼的心理動力儼然更難以抗拒。

古柯鹼會針對神經傳導物質多巴胺，阻止多巴胺運回到源頭的神經細胞，藉此提高腦部的多巴胺濃度（先前討論過，所有藥物作用的方式，都是透過鎖定細胞表面的受體部位）。古柯鹼效用很快消失，原因在於古柯鹼會占用受體部位的時間頗短。接著，為了獲得下一波的多巴胺，使用藥物的衝動會再加倍。一如其他興奮性藥物（安非他命、尼古丁和咖啡因）一樣，古柯鹼會直接進入腦部系統，其強度如同前一章所探討的類鴉片藥物依附／回饋機制，在所有物質成癮以及行為成癮中，都扮演關鍵角色。

中腦有一處區域，觸發該區域會引起強烈的情緒高漲或欲望，稱為腹側被蓋區（VTA）。當研究人員將電極插入實驗大鼠的腹側被蓋區，並且給提供了一支槓桿，使大鼠可以刺激腦中樞時，大鼠將為此耗盡精力。大鼠無視食物和痛苦，只是為了碰到槓桿。為了繼續自我觸發這一處部位，人也可能使自己身處危險。有一名受試者3個小時內，自我刺激了1,500次，「他感受到幾乎無法承受的欣快感和情緒高漲，研究人員不得不中斷實驗，儘管他以亢奮的情緒抗議實驗的中斷。」

　　多巴胺是神經傳導物質，主要工作是針對腹側被蓋區與其腦部迴路的相關網絡，使這些部位作用。腦中樞在所有成癮中均有著核心作用，而來自腹側被蓋區的神經纖維，會觸發腦中樞釋出多巴胺：阿控伯核（nucleus accumbens）位於腦部的前下方。阿控伯核中多巴胺濃度如果驟升，成癮者會掀感受到最初的興奮和情緒高漲，這也是大鼠和人類受試者為何會不斷推動桿子。所有可能濫用的物質，都會增加阿控伯核中多巴胺的濃度，古柯鹼一類的興奮劑效果最強。

吸毒過程更重於結果

　　如同類鴉片物質機制，若自然界並未設計腹側被蓋區、阿控伯核或腦部多巴胺系統的其他部位，世界上成癮者與藥物使用者才能更幸福、更有活力和更專注。人腦的多巴胺迴路與類鴉片物質機制對生存的重要性相同。如果類鴉片藥物提供愉悅感，藉此完善腦中尋求回饋的機制，多巴胺會首先啟動這些活動。在新行為的學習與內化至生活的過程中，多巴胺也扮演重要角色。

　　「激勵—動機」機制，是關乎成癮歷程的另一個主要腦部系統。腹側被蓋區連結前腦和皮質，據此形成「激勵—動機」機制的神經基礎。這機制會對增強有所回應，且對於核中的多巴胺濃度，有提升的效果。

　　本段以第二人稱敘述，請讀者代入自己，進入以下假想情境：萬聖節的糖果袋中，你看到一條巧克力棒，有了想大快朵頤的渴望，這是典型的正增強行為。也就是說，你之前品嚐過類似的巧克力棒，喜歡那股滋味。現在當你看到這一條新的巧克力棒，多巴胺會釋出至阿控伯核中，刺激你拿起來咬一口。

　　你有一名 4 歲的愛女，她才是巧克力棒的主人，她指控你是小

偷。你替自己辯解：「是多巴胺叫我偷吃的。」以學齡前的小小孩來說，妳的女兒講起道理，可是有理有據。她語帶氣忿地說：「爸，這還用你說。以前的愉快體驗，是行為的引子，是你腦中阿控伯核內多巴胺大量噴發的關鍵，引誘你做出終結行為。你看到我的巧克力棒，這是引子；吃我的巧克力棒，這是終結行為。你的增強系統如此愚蠢，一下就讓人看穿。」你說：「哇，我的寶貝女兒，全都給妳說中了耶。那最後一條巧克力棒，可以分給我嗎？」「想都別想！你的多巴胺迴路是你的問題，不是我的。」

人、事（情境）、物（吸毒用品）、地——這些都是環境面上和藥物使用有關的引子，本身會觸發多次多巴胺的釋出，使藥友無法戒癮。以癮君子來說，如果他們習慣玩撲克牌的時候吞雲吐霧，那麼戒菸的建議會包含避免玩牌。在溫哥華市中心東區，哪怕動機再強烈，除非搬到其他市區或是康復之家，否則我的病患都會認為成功戒癮幾乎是天方夜譚。箇中因素不只在於毒品容易獲得，還因為所處環境中人事物都使他們很難忘記惡習。

所有成癮（無論是否和藥物有關）行為中，增強是相當重要。山雀唱片行是我朝思暮想的最愛音樂場所，距離波特蘭旅館數條街的位置。就我自己而言，唱片行內有著萬惡的唱片誘惑，我上下班途中多數都會順道拜訪，環境面的因素讓我對此無法自拔。一如本書先前所述，就算我原本沒有計畫造訪，在車子快接近唱片行時，興奮感便油然而生，會想盡快停好車，走進去。此時在我的阿控伯核中多巴胺正在進駐，這是很強的激勵。

由於與生存相關的行為表現，正是「激勵—動機機制」的主要用途，因此食與性等對生命有必需性的增強物具有觸發功能，有助於啟動腹側被蓋區的啟動，將多巴胺釋放至阿控伯核，這一點毋庸置疑。因此，對於覓食、尋找生活必需品、尋找性伴侶，以及探索環境等活動的開展，前述機制具有決定性作用。

　　當我們探索新的物體和環境，並根據先前的強化經驗加以評估時，也會打開腹側被蓋區和阿控伯核，以及兩者與其他腦迴路之間的連結。「管它是什麼東西，這個新玩意對我有幫助還是有害？我會喜歡還是不會？」換句話說，當有人必須知道這個問題的答案時，腹側被蓋區內的神經纖維會觸發多巴胺釋出至阿控伯核。街頭賽車等危險行為為何會對某些人具吸引力？多巴胺系統對於嘗新的作用有助於解釋這個問題。從事危險行為是感受多巴胺釋出的一種方法，能因此感到興奮。

　　多巴胺系統的活動，也說明一個耐人尋味的細項。據許多成癮者透露，取得或製備毒品的過程，會為他們帶來快感，這有別於注射藥物後的藥效。第 6 章曾提及的孕婦西莉亞曾經跟我分享：「當我拿起注射器時，捲起袖管，清潔手臂時，我感覺自己已經在打管了。」許多成癮者坦承他們害怕戒掉嗑藥行為的程度，不會輸給他們戒掉毒品本身。

多巴胺扮演成癮關鍵角色

　　從部分科學證據的角度檢視多巴胺系統與成癮之間的關聯，是十分引人入勝的事。動物試驗有時令人不忍卒睹，但在科學真知和技術專業這方面，卻可能提供驚人見解。一項小鼠的研究顯示了多巴胺受體對物質使用的重要性。這項研究中，小鼠先前已受過訓練，能攝取酒精。研究人員直接對阿控伯核「注入」多巴胺受體。在輸注之前，這些小鼠的多巴胺受體少於正常小鼠。這些受體被嵌入一個無害病毒中，放入這些小鼠的腦細胞，從而暫時達到正常範圍的受體活動。只要能以人工方式供應這些多巴胺受體，小鼠就會大幅減少酒精攝入量，但隨著植入的受體由於自然損耗而失去了作用，小鼠的酒癮又會逐漸復發。

這項實驗何以與成癮相關？首先，正如先前所述，若長期使用古柯鹼，多巴胺受體會減量，並持續誘使吸毒者使用藥物，以彌補多巴胺活性的下降。這也難怪麗莎會因為在後巷與人野合染上梅毒。她腦部的獎勵迴路在強力呼喚，使她以這種方式獲得藥物（如果麗莎只有尼古丁的癮頭，她大可從正派的廠商或賣家買藥）。在酗酒者體內，多巴胺受體的可用性降低，海洛英和冰毒成癮身上亦然。

更重要的是，目前研究界的見解是：初期多巴胺受體的存在若相對較少，可能會是成癮行為的生物學基礎之一。當體內天生的自然「激勵—動機」機制受損時，成癮是可能的後果之一。然而，無論是否人類或其他動物，為什麼某些生物的多巴胺受體相對較少？換句方式問，為什麼他們體內天然的激勵機制會機能較弱？後續將盡快討論相關證據，探討這樣的缺乏不是隨機發生的，而是可預測的，也是可預防的。

走筆至此，可以得知成癮不可避免地涉及類鴉片藥物和腦中的多巴胺迴路。在藥物使用（與其他成癮行）的啟動和建立時，多巴胺系統最為活躍。所有濫用藥物（酒精、興奮劑、類鴉片藥物、尼古丁和大麻）的使用模式在加強時，多巴胺系統都扮演關鍵角色。由於欲望，希望和渴望都是激勵性的感受，因此很容易理解為什麼多巴胺也能大幅影響非藥物的成癮行為。另一方面，無論是體內天生的類鴉片物質，抑或是外來服用的類鴉片藥物，在成癮機制的愉悅回饋方面，也都扮演更關鍵的角色。

在所謂的邊緣系統或情緒腦中，類鴉片物質迴路和多巴胺途徑是重要的組成。邊緣系統的迴路會處理多種情緒，如愛、喜樂、愉悅、痛苦、憤怒和恐懼。儘管情緒十分複雜，其存在的目的卻簡單不過：展開並維持生存所需的活動。簡而言之，情緒可調節對動物生命（包括人類生命）不可或缺的兩大驅策因子：情感的依附和厭惡。人總是偏好正向、歡迎和提供滋養的事物，並且排斥或擺脫產生威脅、令人討厭或有害的事物。生理面和心理面的刺激，都會

產生依戀和厭惡的情感；如果發展得當，情緒腦會是生命的指引，
指引方式是無誤、可靠的。情緒腦有助於自我保護，也能促成愛、
同情和健康的社交互動。「文明」社會中，普遍存在著受到壓迫的
複雜環境，身處這樣的環境中，情緒腦往往受損或感到混亂。此
時，情緒腦只會導致困擾。成癮便是情緒腦的主要失能現象之一。

16 像是被禁閉的小孩

當藥物駕馭了唐恩未發育完成的腦部機制，他自我比喻到：
「對外展現出來的我，就是一個一直被關著的小孩。」

失控的成癮，殃及大腦

昨天，克萊兒（Claire）坐在我診間外的大廳區，對其他候診的病患大吼大叫。當我開門請其他病患進來時，她將炮火對準我，「你才不是醫生，你是他媽的黑手黨！」還算是較為輕微的辱罵，眾人都拿她沒有辦法。身為波特蘭旅館的護理師，金終於出面警告克萊兒，再不立刻離開館方就會報警。克萊兒一面啜泣，一面從旅館後門離開，前往上層的露台。走不到三步就轉身，也沒特別對著誰，就只是發出淒慘的尖叫。每一個髒字的停頓之間，都有一陣唾沫從她的齙齒之間噴出。

克萊兒要狠起來就是這副德行，在波特蘭旅館的藥友中，她的棘手程度是排進前段班的。哪怕她當天看起來多陽光正面，我們都會交代新進的波特蘭旅館員工，別讓她走進服務台。多數時間，她都像個只有身體長大的小孩，渴望關愛，到處亂跑。「麥特博士，我的抱抱呢？」

她在街上會這樣大叫，從身後跑來。這倒也不是只針對我，對於金，以及付出過關愛的其他波特蘭旅館員工，她都會討抱。克萊兒對於腦內啡的需求旺盛，不亞於她從古柯鹼獲得多巴胺的需求。

今天她來找我看病，我們心平氣和地討論前一天的事。

我說：「我有兩種方式可以對待妳。把妳當成一個心智不正常

的人，這樣妳就不用對妳的行為負責。又或者，把妳當成心智正常的人，我現在正打算這麼做。這樣的話，妳就要對自己的行為負責。妳想要我怎麼做呢？」

克萊兒面帶懊悔，苦笑道：「我不知道怎麼回答你。」

「克萊兒，妳大聲侮辱我，這是不能接受的。這一點都不公平。不管怎樣，不管妳心中怎麼想，現實生活都不能這樣。甚至什麼都沒有發生。或無論發生什麼，發生在您的腦海中，而不是現實生活中。妳對我大叫，妳對其他一堆病患也大叫，他們跟妳一樣有就診的權利。」

克萊兒低頭：「我懂，可是我還是不知道怎麼回答你。」

「古柯鹼嗎？」

「大概吧，我不知道。」她的回答等於是。

「我真的覺得，妳沒有失控的話，就不會那樣了。我不覺得妳是故意的。」我說。

克萊兒眼神往上直視我：「當然不會啊。」口氣平靜。

「但是妳用古柯鹼，這是故意的。」

「因為我對古柯鹼成癮啊。」

「沒有人逼妳。」我回她。

話音剛落，我發現自己脫口而出一句老梗。從某種觀點而言，我們的每件事情都出於個人選擇；以科學角度切入，克萊兒倒是所言不虛。她是成癮者，因此她對藥物的使用並非出於縝密考量，這點符合研究界的證據。乍聽像是逃避的說詞，但以神經學來說，確有其事。

在一篇合著的文章中，美國國家藥物濫用研究所所長諾拉・沃爾科沃博士表示：「最近研究顯示，藥物的重複使用會導致大腦產

生長期變化，從而破壞自主控制。儘管最初的藥物實驗和娛樂用途可能是自願的，但一旦形成成癮，會明顯有損這種控制機制。」換句話說，藥物成癮會損害腦中負責決策的部位。

針對成癮行為，我們已經知道人體會徵召司掌「激勵—動機」的腦部迴路來服務。成癮者需要腦部自我調節迴路，才能選擇自己不要成癮，但成癮會干擾自我調節迴路；本章將討論相關論述的科學證據。

關於身體動作（如拇指指節的轉動），我們知道控制的腦部區域為何。如果該部位受損，拇指將無法動作，此一邏輯適用於腦部的決策和衝動調節機制，同樣由特定的腦部迴路與系統司掌，但相較於單純的生理動作，決策和衝動調節機制的複雜性與互動程度都還高得多。

與動作活動相同，檢視腦傷者相關研究後，可以發現腦部的哪些部位負責自主意志和做出選擇。當某些大腦區域受損時，決策方式受損，衝動調節減弱，這些都可以預測。腦部造影研究和心理檢測指出：藥物成癮也會損害前述部位。

除了強大的激勵和回饋機制，在幕後推動對毒品的渴望推了一把的，還有原本通常能抑制和掌管這些機制的迴路，這些迴路卻無法執行任務了。這種裁判兼球員的行徑，不啻為雙重打擊。

大腦變得不正常

要了解箇中原理，需要先一窺腦部解剖學和生理學的堂奧。

人腦是宇宙中最複雜的生物實體。人腦具有 800 億至 1,000 億個神經細胞（即神經元）。每個神經元的分支都彼此連結成數千個可能的突觸。此外，還有 1 兆個「支持」細胞，稱為神經膠細胞，

可以幫助神經元密切活動、發揮作用。單一人腦中的神經纜線如果首尾相連，能長達數十萬英里。突觸總數量更是無法估計的好幾兆。腦部迴路以及迴路構成的網絡無以數計，可同時、平行地執行任務；這些迴路和網絡的活動，生活中的每一秒產生千百萬次的放電模式。將人腦稱為「眾多系統中的超級系統」，並不為過。

大體而言，腦內部位如果位置愈高，腦中樞的進化發展程度愈高，其功能也愈複雜。在腦幹中，呼吸和體溫等自動功能受到調節；情感迴路的位置更高，在腦部表面的最高處是皮質（即「灰質」）。這些部位全都不是獨立作業，其他迴路或遠或近，前述部位會和這些迴路不斷保持通訊，且全都會受到體內和腦部的化學傳遞分子影響。隨著人體系統發展成熟，腦部系統中較高等的部位會開始對較低的部位產生一些控制。

「皮質」原意指樹皮；大腦的多層皮質包圍著腦部的剩餘部位，如同樹幹。皮質的尺寸和厚度約莫等同一張餐巾紙，包含了神經元的細胞體，融入許多重要的中樞，每個中樞都能執行高度特化的功能。舉例來說，視覺皮質（primary visual cortex）位於腦部後方的枕葉中。視覺皮質如果受損（例如中風），則會失去視力。皮質中最進化的部位是前額葉皮質，即腦部前方的灰質區；這個部位的有無，能區別人類與其他動物。

額葉皮質（frontal cortex）是腦部的首席執行長，前額骨的部分更是如此——如此比喻雖然化繁為簡，但不失精準。決策的權衡與選擇的考量都是在額葉皮質進行。同時，情緒所驅動的衝動也在此評估，進行決策的許可，或是必要時抑制。神經心理學家喬瑟夫‧雷杜克斯（Joseph LeDoux）認為，皮質的一大任務是「抑制不合適的反應，而非形成合適的反應。」精神病學家傑弗瑞‧史瓦茲（Jeffrey Schwartz）為文指出，前額葉皮質（prefrontal cortex，PFC）會抑制一個情境下會有的眾多選擇性回應，取捨出唯一選項，藉此「在乍看出於自由的行為選擇之中，扮演核心角色」。「因此，當該

區域受損時，患者將無法抑制對其環境的不適當反應，這點其來有自。」換句話說，前額葉皮質功能受損者，衝動控制能力較差，幼稚也好，怪異也罷，他們會做出儼然不請自來的行為舉止。

社會行為也是在額葉皮質中學會的。當大鼠皮質中的執行部位遭破壞後，執行部位仍能發揮作用，但只會像是未習得任何社交技巧的不成熟幼鼠。這樣的大鼠是衝動的、好鬥的，性方面是不成熟。行為非常像是單獨飼育的老鼠，成長過程中無法獲得社交和其他互動機會。猴子的右前額葉皮質區域如果受損，則會失去互動技能。社交接觸的所需互動技能包括解讀情感上的暗示，以及互相梳理體毛。這類猴子很快就遭同伴排斥。前額骨受傷的人也會失去許多社交能力。在前額葉皮質中，重要的神經系統與成癮有關。

前額葉皮質的執行功能不限於任一區；運作正常與否，取決於健康的社交互動關係，以及來自腦部下方情緒中樞（即邊緣中樞）的反饋。相反，皮質功能失常，會有助於促成成癮行為。下面將檢視特定的一個前額葉部位，了解相關機制。

眼窩額葉皮質（orbitofrontal cortex，OFC）是靠近眼窩（眼眶）的皮質段，許多研究認為成癮與眼窩額葉皮質之間有關聯。藥物成癮者無論是否藥物中毒，他們體內的眼窩額葉皮質皆未正常運作。眼窩額葉皮質在人類行為中有著特殊作用，並且含有豐富類鴉片物質和多巴胺受體，這兩點是眼窩額葉皮質與成癮之間的關聯來源。眼窩額葉皮質一方面受到藥物的強烈影響，一方面又大幅增強毒癮。在非藥物的成癮行為中，眼窩額葉皮質也起著重要的輔助作用。想當然爾，眼窩額葉皮質的運作（或失能）無法靠單槍匹馬，而是眼窩額葉皮質構成一個網絡的一環，這個多樣化網絡龐大，複雜程度使人難以置信，同時也非唯一與成癮有關的皮質區。

眼窩額葉皮質和邊緣（情緒）中樞之間，有著密切多樣的連結。眼窩額葉皮質位於情緒腦的頂端，是任務的主控室。成熟個體

在一般情況下，眼窩額葉皮質是情感生活中最高的仲裁者之一，接收了來自所有感官區域的輸入，藉此處理視覺、觸覺、味道、氣味和聲音等環境資料。這項能力為何重要？因為眼窩額葉皮質的工作是根據現有資訊，評估刺激物的性質與可能價值，評估時，也會依據先前的經驗。

早期發展事件的神經軌跡會內嵌於眼窩額葉皮質，這反過來會連結至其他服務記憶的腦部結構。如果有一種氣味，個體早期記憶中將這種氣味與愉悅的體驗連結，眼窩額葉皮質會用積極的方式判斷。無論是有意識或無意識，接觸記憶痕跡後，眼窩額葉皮質會「判定」刺激物的情感價值。例如，對於某個人、物、活動，我們是否受到強烈吸引或排斥？我們是否中立？

面對各項情境時，眼窩額葉皮質會不斷調查情境的情感意義，也就是情境對於個體的個人意義。眼窩額葉皮質不到一秒就會瞬間判定我們對於一群人或一個情境的看法，這個過程中，我們沒有意識。我們喜歡什麼、不喜歡什麼，偏好什麼，厭惡什麼，這些因素會強烈影響我們所關注的重點；我們在特定時刻該關注什麼事物或對象，眼窩額葉皮質會據此協助判定。

眼窩額葉皮質（尤其是在腦部右側的部位）對於社交和情感行為具有獨特的影響，這類社交和情感行為包括依附關係，也就是愛。個體在評估自我與他人的互動時，會上演「誰愛誰，誰不愛我」的戲碼，這種演不膩的戲碼，但對生命來說有著本質上的必需性。而眼窩額葉皮質與此之間有著深切關係，甚至會評判程度：「那個人愛我多少，又恨我多少」。

口語的顯性涵義，固然會在左腦半球的特化部分會解碼，但眼窩額葉皮質的右側會解釋交流互動時的情感內容：對方的肢體語言、眼神和語調。眼窩額葉皮質會觀察的一項提示，是瞳孔大小：在社交互動中，瞳孔放大代表歡樂與愉悅，微笑時的眼神更是如此。嬰兒對這樣的提示高度敏感，失語症成年人也是如此，這類成

年人包括往往因為中風而再也無法說話的成年人。幼童和失語族群由於會關注對方的肢體／情感訊息，而不是言語上的訊息，因此相較於多數的一般人，更能察覺對方在欺瞞什麼。

上述電光石火間的分析，都是在沒有自覺的情況下執行。如同鵝媽媽老歌那首童謠，我們知道喜惡的結果，但對緣由一頭霧水。

費爾醫師，我不喜歡您
我說不出原因
但我知道，而且一清二楚：
費爾醫師，我不喜歡您

事實上，在那位匿名詩人眼窩額葉皮質的宣判下，這位可憐的醫生成了受害者。或者說，除非讀者只是純然欣賞歌詞的韻腳，否則在詩人的眼窩額葉皮質面前，費爾討不了好。

眼窩額葉皮質也有助於決策；有一些衝動行為如不當的憤怒或暴力，一旦縱容，便可能有害，而眼窩額葉皮質有助於抑制這類行為。最後，個體會有能力在短期目標和長期結果之間衡量利弊得失，腦部研究科學家也研究了眼窩額葉皮質在決策上扮演的角色。

造影研究不斷指出，藥物濫用者體內的眼窩額葉皮質運作不正常，顯示血流、能量使用與啟動方面並未正常發揮。無怪乎心理檢測時，顯示藥物成癮者傾向於在「面對短期結果和長期結果的取捨時，特別是牽涉到風險與未知的情境時，作出不良的決定」。包括眼窩額葉皮質在內，各腦部機制若未能善加協調，腦部機制似乎會一味著眼於短期利益（為了「嗨」而嗑藥），而非考量長期痛苦的風險，如疾病、個人損失、法律難題等等。

各腦部造影研究中，有一項常見的研究發現是戒毒後，眼窩額葉皮質變得不活躍。無獨有偶，對古柯鹼成癮者心理施測後，會發

現決策能力受損。一項研究顯示，古柯鹼成癮者決策能力的一些關鍵表現相較於一般人僅僅是一半而已。分數比這類成癮者更低的，只有生理上額葉皮質受損的人。

乍聽可能似是而非，但對某事物形成渴望的時候，眼窩額葉皮質同樣會高度活躍。目的並非在於加強決策過程，而是要產生渴望。有鑑於此，眼窩額葉皮質的不同部位各司其職：一部分和決策有關；另一部分和心理渴望的自主面與情感面有關。在影像學研究中，當吸毒者對毒品深思熟慮時，眼窩額葉皮質運作會啟動。

在人體和動物研究均指出，眼窩額葉皮質不正常運作和強迫行為有關。對於眼窩額葉皮質受損的大鼠，移除回饋內容後，仍會不斷追求回饋和成癮型活動。正如研究人員的評論：「有藥物成癮者聲稱，一旦開始使用遭到濫用的藥物，即使該藥物不再提供愉悅感，他們也無法戒癮；前述研究發現符合這類成癮者的自我評估內容。」

大腦選擇自我傷害

如果我們考慮到克萊兒腦內針對理性判斷和衝動控制的相關機制（主要包括眼窩額葉皮質）可能受損，便能理解她前一天的攻擊性行為，也能理解她為何口口聲聲說，沒有「故意」使用古柯鹼。眼窩額葉皮質失去機能，克萊兒幾乎無法抑制衝動，取而代之的是，體內和腦部充滿了巨大的、混亂的、持續沸騰的憤怒。多年來，克萊兒多次遭到父親的性侵害，而母親不是未能體察，就是視而不見。根據克萊兒的過去，可以確定幾乎從出生的那一刻起，她在身心理就遭到拋棄。這些經歷的情感痕跡刻劃在克萊兒的神經模式，這些神經模式在她的眼窩額葉皮質中，其中包括她無法自我意識回憶的經歷。

可卡因可以擺脫侵略性。在藥物的影響下，克萊兒最初幾乎沒有衝動控制的能力，可能成為大怒神，沒有刺激點的情況下就會引爆，此時的她可以說是沒有控制意識的。

話雖如此，我剛剛在診間對克萊兒提到的「選擇」又是怎麼回事？為何我會說，前一天她本來是可以選擇是否使用古柯鹼？這項問題，要先從腦部活動的觀點切入。克萊兒年過 30，如果說藥物是她主要的慰藉來源，提供她這一生從未有過的慰藉，此話並不誇張。自從青春期用藥以來，藥物就從為克萊兒提供解脫，使她擺脫深切的情緒痛苦、孤獨感、焦慮，以及對這個世界的深層恐懼。到頭來，在長期訓練之下，她的眼窩額葉皮質產生強大的情感拉力，往藥物靠攏，從她甚至考慮「修復」的那一刻起。成癮研究者將這種動態機制稱為顯著性歸因：將巨大的價值分配給虛假的需求，並貶低真實的需求。

這個現象發生時是無意識的、自動的。

現在，我們可以將昨天的事一件件拆開來分析：當克萊兒看到裝有白色古柯鹼粉末的塑膠袋、針頭和注射器的塑料袋時（又或者她滿腦子都是這些玩意時），她的腦部將以高度積極的方式反應。前一章曾描述眼窩額葉皮質對於激勵中樞的影響，拜此之賜，多巴胺會開始在中腦迴路中流動。如此一來，會強化她對於藥物的渴望。任何關於消極後果的想法都被拋在一邊：眼窩額葉皮質中原本可能挺身而出，對克萊兒警告後果的部位會被「五花大綁」。

因此，多年來受藥物影響後（甚至也許在更早之前就有端倪），克萊兒的眼窩額葉皮質就鼓勵她採取會傷害自我的活動，而非去抑制這樣的活動。因此，她注射古柯鹼。

十分鐘後，克萊兒坐在候診區。有人說錯了話，或者至少克萊兒認為如此。克萊兒的眼窩額葉皮質在沒有自覺的情況下，回想起她多次遭襲擊、侮辱和傷害的過往，並將這種刺激源視為嚴重的侵

略。外部觸發了克萊兒的腦部機制。根據正子斷層掃描顯示，他人面露憤怒、反感和恐懼的表情時，眼窩額葉皮質會進行區分，產生反應，而對中性的面部表情則沒有反應。

　　簡單來說，他人如果要「冒犯」克萊兒，只要用錯誤方式看著她就夠了。讀者看過本段陳述後，可能會以為我認為藥物成癮者對其行為不承擔任何責任，也別無選擇。這不是我的觀點，我將在後面解釋。然而，我希望讀者清楚認知：在現實世界中，選擇、意志和責任並非是一翻兩瞪眼、涇渭分明的概念。人會在一個脈絡中選擇、決策和行動，而這個脈絡大幅取決於腦部功能。腦部本身也在現實世界中發展，受到各種條件影響，個體從小便可能對這些條件還無選擇的餘地。

心智變得不成熟

　　本章檢視了眼窩額葉皮質的角色。眼窩額葉皮質是腦部機制的中心，針對情緒處理以及反應進行調節，以許多方式影響物質依賴。首先在情感上，眼窩額葉皮質會高估藥物，使藥物成為成癮者內心的重中之重，也往往是唯一的考量。眼窩額葉皮質會低估個體的其他目標，諸如食物、健康、人際關係。甚至還只是在針對選擇藥物或活動進行思考的階段，眼窩額葉皮質便會受到驅策，產生渴望，最終失職，無法達成抑制衝動的任務，淪為援敵、通敵的下場。

　　以上所有現象，都可能為我和另一名患者唐恩（Don）的驚人對話下一個註腳。這來自於唐恩坐在我的診間，等待我開美沙冬處方時隨口說的話題。

　　「你說你怎樣？」

　　唐看到了我一臉狐疑，擺了一個狡猾的假笑臉，那樣子活像是

一個做了壞事的小孩，對他溺愛的叔叔招了犯行的臉。「你沒聽錯啊，我在藥局外面，在那傢伙的腿上撒尿。那傢伙一直在煩我，所以我就說『喬治，你在胡說八道。對你來說足夠濕了嗎？』然後我就在他的褲子上撒泡尿。」

「你沒騙我嗎？」我還在搖頭，不可置信。

「對啊，我尿在喬治的腿上。」

唐恩 30 多歲，除了美沙冬藥物以外，也使用鎮定劑來控制行為。在他使用冰毒之前，這些療法頗有療效，之後一切都無濟於事了。

我說：「好吧，我信了。那你覺得這樣做適當嗎？」

今天唐恩沒有嗑藥，他思考了一會才回答我的提問。

「不適當，還滿蠢的……可是有時候這很像……很像，我有毒癮……我像一個被關起來的小孩子。」

唐恩的話，言簡意賅地說明了成癮這檔事在神經生物學上是怎麼回事。由於還未形成另尋他法以解決挫折的腦部迴路，幼童的攻擊能量會快速爆發，以耍孩子脾氣或攻擊性的方式表現出來。脈衝控制迴路也是斷聯的狀態。唐恩從青春期開始就在用藥，那是身體系統完全說不上成熟的年紀。藥物成癮數十年，成癮者的行為和腦部幾乎無法發展成熟。多項研究指出，藥物使用者的灰質和白質會減少，而皮質的減量，與用藥期間長短有關；唐恩的用藥經驗吻合這樣的研究結果相吻合。

唐恩多年來無家可歸，靠著街頭浪蕩的快速反應和直覺，在都市叢林中討生活。他在其他地方都混不下去。他發展了一種滑頭的處世智慧，但無法自我控制、正常社交互動，也沒有任何類似情緒平衡的能力。當藥物駕馭了他未發育完成的腦部機制，他的這個比喻恰如其分：對外展現出來的，就是一個一直被關著的小孩。

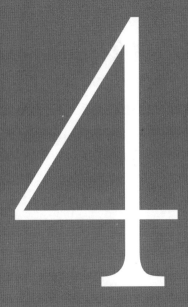

成癮的大腦是如何發展的？

若我們的社會能認識到對於嬰幼兒早期建立情感連結的重要性，面對無法孕育健康成長的環境時，外界將更能接納身處這種環境的孩童與雙親。

——史丹利‧葛林斯班（Stanley Greenspan）醫師
兒童精神科醫師暨美國國家心理衛生研究所
臨床嬰幼兒發展部前主任

17 當腦早就沒有選擇，只能成癮

對於長期有重度物質依賴的成年人，多數在嬰兒或孩提時期
面臨嚴峻的生活困境，導致成癮傾向在他們的早期人生階段
就被編碼了。

大腦是環境決定論

個人第一本書《Scattered Minds》（神紛心散）出版於2000年，
探討的病症是我自己也有的注意力不足過動症。注意力不足過動症
是導致許多物質成癮的主要危險因素，包括尼古丁、古柯鹼、酒
精、大麻和冰毒，以及賭博和其他行為成癮，但那並非是本人提及
拙作的原因。相反，我想的是該書出版前的一則軼事。

在《Scattered Minds》中，我提出了一些完善的研究證據，這
些證據表明哺乳動物的腦部發展大幅受到環境影響，而非嚴格的遺
傳先決論，人腦尤其如此。這些固然是相對較近期的研究發現，但
至少在腦科學界尚無爭議。這些研究發現不是晦澀的學術秘密，先
前都已登上《時代》（Time）和《新聞周刊》（Newsweek）的封面文
章主題。

我在和一名年輕的製片人通電話。她自多倫多打來，為一場加
拿大全國電視節目，討論棚內錄影受訪的可能性。我們研究可能的
討論素材。當我要談一些更有趣的研究要點時，她打斷我的話：
「等等，你是說媽媽瞳孔大小和她看小孩的眼神，以後會影響小孩
子腦部的化學機制嗎？」我回：「不是以後，而是立刻就會影響！」
我講得興頭上，肯定這位女製片和我一樣，著迷於對發展神經科學
的觀點。「隨著時間發展，會形成一種模式……」。

　　她再次攔住我的話頭，說道：「太可笑了。我們不需要這種理論。」為何不相信數十年來的科學研究結晶，我還沒請教她的見解時，她掛斷了電話。

　　加拿大普遍存在身心分離的現象，加上長久以來社會教導「一個人的一切幾乎取決於基因」，包括性格特徵、行為、食性，以及各類病症；由此而言，對於腦科學領域新知，電視製片或任何非科學專業者會較難接受，是可以理解的。

　　更令人困惑的是，醫學界也不熟悉這項新知。儘管頂尖科學和醫學期刊已發表成千上萬的研究論文，相關主題也出版了無數專論、研討會文件與若干傑出的學術著作，但對於環境在大腦發育的作用，許多醫學院並未教授。兒童或成人的相關醫學課程中，不會納入這一塊。醫學培訓中，不僅是腦部發育，人類心理發育也被忽略。神經學家安東尼歐・達馬吉歐（Antonio Damasio）評論說：「說來令人驚訝，（醫）學生無需修習普通心理學，就可以修習心理病理學／精神病理學。」

　　對醫學實踐以及成千上萬的患者而言，這種忽視是一種損失。若能更認識大腦功能和人格發展影響，將提升各醫學分科的深度與廣度。如果更多醫師更深入了解，我相信會鼓勵人們對成癮的社會態度徹底反思，這樣的反思是早該形成的思維。

　　個體是否易形成物質依賴和成癮行為（無論是否與藥物有關），子宮和童年時期的腦部發育是協助判定的單一重大生物學因素。這項觀點乍看使人感到吃驚，但近年研究充分支持了此一論點。美國醫師文森・費利堤為凱薩醫療機構和美國疾控中心擔任一項指標性研究的的主要主持人，受試者為超過 17,000 名的中產階級美國人。費利堤醫師寫道：「成癮的基本原因是童年的經驗依賴，而不是物質依賴。當前的成癮概念依據很薄弱。」

　　強調童年腦部發展是成癮的最大影響因子，並非是要排除基因

因素。然而在成癮醫學中及許多其他醫學領域中，強調基因影響會阻礙理解。

「人腦由 3 磅（約 1.3 公斤）重神經細胞團組成，這些神經細胞團互相交織，可控制人的活動，是造物主手裡最出色也最奧妙的一大奇蹟。這一處不可思議的人體器官，司掌人類智慧、感官詮釋和動作控制，往後會持續使科學家和其他人士感到驚訝。」

前美國總統布希以這番話將 1990 年揭示為「腦研究的 10 年」。於是在腦部運作機制與發展方面，美國迎接百花齊放的研究成果。歸納各研究發現以及現有資訊後，腦部發展豎立精采的全新觀點，同時去舊立新，淘汰舊假設，建立新典範。雅克・潘克賽普教授在其著作《情感神經科學》中提到，這是人類數百年來知識的果實，許多細節固然待發現，但大方向毋庸置疑。對於「基因是腦部發展的關鍵因子」，此一觀點已徹頭徹尾取代為：遺傳潛能的表現多數取決於環境。基因確實決定了人體中樞神經系統的基本組織、發展雛型和解剖結構，但基因留給人體所處環境去形塑並微調人體化學反應，以及各連結、迴路、網絡與機制，這些由所處環境形塑並微調的項目決定了人體是否善加運作。

在所有哺乳動物中，人類在出生時大腦的成熟程度最低。其他物種剛誕生時，早期能執行的任務遠遠超出了人類嬰兒的能力。以馬來說，幼馬出生第一天就能奔跑。大多數人類出生後，必須要花費起碼一年半的時間培養肌力、視覺敏銳度和神經控制技能（感知、平衡、空間定向和協調），才能執行相關活動。換句話說，馬匹出生時腦部發育至少比人腦快上一年半；以馬的歲數來說，可能甚至更長。

與馬相比，為什麼人類會承擔這樣的劣勢？我們可以視為大自然的妥協機制。演化路上，人類的祖先被允許直立行走後，解放了前肢，雙臂和雙手能進行許多微妙而復雜的活動。

　　要提升上肢的活動多樣性和靈巧性，會需要腦部機制大幅發展，尤其是額葉區域的巨大擴展。演化上最接近人類的物種是黑猩猩，以負責協調手部動作的額葉而言，人類的額葉會比黑猩猩的額葉還大得多。額葉（尤其是其前額葉區域）也司掌解決問題、社交和語言技能，這些項目是使人類群體發展茁壯的關鍵。人類演化為雙腳站立的物種後，人類的骨盆必須縮小以適應我們的直立姿勢。在人類為期 9 個月的孕期最後，頭部會成為胎兒各部位中具有最大直徑的部位，也是生產過程中，最有可能卡在產道的部位。大腦之所以會在孕期最後形成，箇中道理很簡單：腦部在子宮中如果再長大一點，胎兒就無法順產。

　　為了確保嬰兒順利離開產道，大自然對人類開出的條件是：人腦在出生時會較少、且較不成熟。另一方面，人腦會在母體外高度發育。人腦與黑猩猩不同，出生後會持續以在子宮中發育時相同的速度增長。出生後第一年，每秒鐘會建立數百萬條突觸。人腦四分之三的生長在子宮外進行，其中多數在出生後初期完成。3 歲幼兒腦部已長到成人腦部的 90％，而身體僅是成人大小的 18％。腦部在子宮外的爆炸性成長，使人類的學習和適應能力遠遠高過其他哺乳動物。對其他哺乳動物。

　　額葉幫助人體學習和適應目前身處的各類環境和社會條件，如果出生時人腦發育受到遺傳的嚴格限制，那麼額葉協助人體的能力將受到限制。

　　報酬愈大，風險愈高。子宮是相對安全的環境，在母體之外成長的腦部極易暴露於各類環境，這些環境有造成傷害的可能性。

　　成癮是造成負面結果的一大潛在因子；在後續討論基因影響之前，可以先了解到的是，腦部在子宮中會承受多種負面影響，這些影響會增加成癮和許多其他慢性病的的可能性，進而危害健康。

大腦健全發展的三大要素

人出生後,將腦部 90％迴路形成連結的動態過程稱為「神經達爾文主義」,過程中,會取捨有助於大腦適應其特定環境的神經元、突觸和迴路。在生命的早期階段,嬰兒腦部神經元和連結的數量超出了必要的數量,數十億個神經元超出了最終所需的數量。以器官功能而言,腦部司掌動作、思想、學習和人際關係,並且執行各式各樣的其他任務;而前述腦部早期糾結的突觸會過度生長、混亂,必須加以修剪,才能形塑成可執行前述功能和任務的器官,並按照個體的最大利益,協調這些功能和任務。

突觸的取捨,大幅取決於環境所給予的反饋。經常使用的連結和迴路會加以強化,而未使用的連結和迴路則會被修剪掉。誠然,科學家將此一神經達爾文主義稱為「突觸修剪」。兩位研究人員寫道:「神經元和突觸兩者都會競爭生存和成長。經驗會使某些神經元和突觸存活並成長,並捨棄其他神經元和突觸。」

人體會汰除未利用的細胞和突觸,選擇有用的神經連結,並形成新的連結,這些機制會形成特化的迴路,這是成熟的人腦迴路。這項過程對每一個體都是高度特定的,哪怕是同一對雙胞胎,腦部也沒有相同的神經分支、連結和迴路。在很大程度上,嬰兒早期定義了其大腦結構的發育狀況,以及控制人類行為的神經網絡將如何成熟。

兒童精神病學家和研究員布魯斯・培里(Bruce Perry)寫道:「發展經驗決定了成熟大腦的組織和功能狀態。」羅伯特・波斯特(Robert Post)博士為美國國家心理衛生研究所生物精神病學分部主任,以他的話來說:「在此過程中的任何時間點,都有可能受到良好刺激或不良刺激,並在刺激適當位置以建立腦部微結構(microstructure)。」

正視問題根源,幼童成長至青春期以後,會慢慢對硬性藥物

（hard drug，例如：古柯鹼及海洛因）成癮，波斯特博士所謂「不良刺激」過多時，會導致的情形。我在溫哥華市中心東區會診療藥物注射的重度成癮者，他們正是符合上述情形的個案，其中許多人的問題不在於受到「不良刺激」，而是缺乏足夠的「良好刺激」的問題。

　　腦部發展過程中，遺傳能力只有在有利的環境下才能充分表現。為了更清楚了解這一點，想像一下：有一名嬰孩，受到無微不至的照顧，唯獨被關在黑暗的房間裡。經過一年的感官剝奪，無論遺傳潛能如何，這名嬰孩的腦部會無法和他人的腦部相比。儘管出生時眼睛健康良好，若無光波的刺激，構成視覺的約 30 個神經單元就不會發展。如果這名嬰孩有約 5 年的期間看不到光，出生時已有的神經組成會萎縮，變得無用武之處。為什麼？答案就在於神經達爾文主義。針對人體視覺機制的發展，自然界在關鍵期若未分配必要的刺激，孩童腦部將永遠無法接收生存所需的訊息。如此一來，將導致失明；失明是不可逆的。

　　「激勵—動機」的多巴胺迴路、「親暱關係的回饋機制」類鴉片物質迴路，以及前額葉皮質（如眼窩額葉皮質）的調節中樞——這三者於前三章探討過，是與成癮有關的主要腦部系統。對於這些部位，前述視覺機制的發展道裡同樣適用。這些迴路處理情感，並司掌行為，其中具有決定性是情感環境。而情感環境的主要角色是培養成年人在兒童生活中的養育能力，尤其是兒童的早期發展階段。

　　人腦要有最健全的發展，營養、人身安全和持續的情感培育是不可或缺的三大環境條件。在工業化社會中，除了嚴重忽視或極度貧困的情況外，通常可以滿足兒童的基本營養和住房需求。第三大必要條件是情感培育，這是在西方社會中最可能遭破壞者。然而這一點的重要性自不待言：情感培育是健康神經生物學大腦發育的絕對要求。兒童精神科醫師丹尼爾・席格為加州大學洛杉磯分校文

化，大腦與發展中心的創辦人之一。席格醫師曾如此扼要形容：
「人之間的連結。創造了神經元之間的連結」。與成癮有關的大腦
系統尤其如此，這點將於後續討論。

孩童必須和至少一位成人處於依附關係，這位成人的特質必須
是可靠、有保護力的，在心理上提供陪伴，在合理的範圍內沒有壓
力。

如前面章節所述，依附是一種動力，用於追求和保持與他人之
間的親密關係，以及與他人之間的聯繫；當達到該狀態時，便存在
依附關係。這是哺乳動物腦部內建的本能，原因正是在於剛出生的
哺乳動物（尤其是人類嬰兒）處於絕對無助、依賴的狀態。沒有依
附，嬰兒就無法生存；沒有安全、穩固、無壓力的依附感，腦部無
法有最佳發展。儘管這種依賴隨著個體成長而減弱，但仍於生命中
扮演重要角色。

父母的悲喜，孩子感同身受

席格醫師於《人際關係與大腦的奧祕》一書寫道：對於嬰幼兒
來說，依附關係是最重要的環境因素，在人腦的最高速生長期間形
塑發展……嬰幼兒的依附，會建立一種人際關係，透過雙親腦部的
成熟功能，幫助嬰幼兒的腦部發育。

要開始探討這項問題，要先想像有一個孩子，從來沒有人對他
笑，從來沒有人以溫暖、充滿愛心的態度對他說話，從來沒有人輕
輕撫摸過他，從來沒有人陪他玩遊戲。然後可以問自己：這樣的孩
子，我們想像他成為什麼樣的人？

嬰兒需要的不僅僅是父母身體上的陪伴和關注。正如視覺迴路
的發展需要光波，嬰兒腦部的情感中樞，需要由負責養育的父母給

予健康的情感反饋；其中情感中樞各部位的重要性，以眼窩額葉皮質（OFC）為最。父母的心理狀態會影響嬰兒的閱讀、反應和發展。會施加影響的肢體語言有：抱嬰兒時的手臂施力、語調、悲喜表情，當然還有先前探討的瞳孔大小。在實際運作上，父母的腦會形塑嬰兒的腦部發展。這就是為何若父母感受壓力，哪怕付出再多關愛，哪怕多努力做到最好，他們養育出的孩子往往體內的壓力機制也會非常敏感。

西雅圖華盛頓大學執行一項研究，針對兩組 6 個月大的嬰兒，比較他們的腦電波模式：一組母親患有產後憂鬱症，另一組母親心裡狀態正常。腦電圖（EEG）結果顯示兩組差異持續顯著：憂鬱母親即使想要逗樂孩子，她們的小孩在互動中，也會顯示出憂鬱症的腦電圖特徵。值得注意的是，這些影響僅在腦部額葉區域觀察到，而情緒自我調節中樞即位於該區。

這與腦部發展有何關係？不斷放電的神經連結模式會串接至腦部，形成個體面對世界時的慣性反應。成就卓越的加拿大神經學家唐納・海伯（Donald Hebb）曾如此形容：「細胞一起放電，一起串連」。壓力大也好，憂鬱也罷，這樣的父母很可能將負面的情感模式形塑至子女的腦中。

多項研究以父母的情緒作為影響因子，探討對於其子女腦部生物學的長期影響。結果顯示，臨床上有憂鬱表現的母親，其子女體內皮質醇（壓力激素）的濃度高。子女 0 至 1 歲時（而非更晚），如果母親有憂鬱表現，則在子女 3 歲時觀察到最高濃度的皮質醇。因此可以觀察到腦部有「經驗依賴」的傾向，而缺乏良好經驗，或是有不良的經驗，會破壞基本腦部結構的發展。科學家朗恩・約瑟夫（Rhawn Joseph）博士任職於加州聖荷西布萊恩研究實驗室他對此解釋如下：

軸突為細胞本體長出的長形突起，可傳導電脈衝至另一個神經元。養育環境如果異常或資源匱乏，會使每個軸突的突觸數量減少

1000 倍、延緩生長,並汰除突觸(汰除的突觸數量沒有幾兆,也有數十億),並且會保留異常連結,這些連結通常應該在腦部發展過程中汰除。

由於大腦司掌情緒、情感自我控制和社交行為,因此對於不良經驗形成的神經學結果,如果個體在童年時期有過相關遭遇,他們的個人和社交生活將出現缺陷。約瑟夫博士說:「預期事件後果的能力會降低,或是較無法抑制無關、不適當、可能導致自我毀滅的行為。」

上一章探討的克萊兒和唐恩表現出行為失常,上述見解何嘗不是在呼應他們的失常?重度藥物成癮者身上,均可觀察到這些現象。

對於長期有重度物質依賴的成年人,我們知道他們多數在嬰兒或孩提時期面臨嚴峻的生活困境,使腦部發展留下不可磨滅的印記。他們對成癮的傾向在他們的早期人生階段就被形塑了。他們的腦部從來沒有機會撥亂反正。

18 創傷與壓力：成癮生物學

人腦是有彈性的器官：即使是童年「當腦早就沒有選擇」的
重度藥癮者，一些重要腦部迴路仍會終生持續發展。

父母陪伴至關重要

以環境決定論來解釋腦部發展，即使細節的複雜難以計量，概念卻相當直觀。想像一粒麥子：無論種子的基因結構有多健全，要使麥子其萌芽，並長成健康的成株，則陽光、土壤品質和灌溉等因素都必須到位。兩顆相同的種子若在截然不同的條件下種植，將產生兩種不同的植物：一株高大、結實、能結果；另一株低矮、枯萎、無法結果。第二株植物沒有染病：只是缺乏充分發揮潛力的所需條件。再者，如果第二株生了某種植物疾病，便容易推導出何以環境匱乏導致脆弱性和易罹病性。相同道理在人腦方面也有異曲同工之妙。

成癮的三大腦部機制為「親暱關係的回饋機制」類鴉片物質迴路、以多巴胺為基礎的「激勵—動機」迴路，並且前額葉皮質的自我調節中樞。這三大系統均透過環境進行微調，所有成癮者的這些系統失常程度不一，但都無法擺脫這些機制。成癮的第四大機制是「壓力—反應」機制，關乎腦部與身體之間的連結，這部分將於後續探討。

嬰兒若與父母之間形成愉快、協調的情感互動，則會刺激嬰兒腦部，釋出天然類鴉片物質。腦內啡的提增會提升依附關係，並進一步促進子女腦內的類鴉片物質和多巴胺迴路。另一方面，壓力會降低鴉片劑和多巴胺受體的數量。這些關鍵機制的健康成長會影響到愛、情感連結、疼痛緩解、歡愉、激勵和動機等基本動力因子而

與依附關係的品質則會決定上述關鍵機制。如果環境不允許嬰幼兒持續穩定地進行互動，甚或使嬰幼兒接觸到許多痛苦的壓力源，則常常會導致腦部機制的不良發展。

嬰兒腦部中的多巴胺濃度會浮動，浮動基準在於父母的陪伴。與母猴分開六天後，研究人員在四個月大的幼猴身上，觀察到多巴胺和神經傳導介質有大幅變化。史蒂文・杜博夫斯基（Steven Dubovsky）博士撰文說：「在實驗中，失去一段依附關係後，似乎會連帶減少腦部的重要神經傳導介質。一旦這些迴路停止正常運行，便愈來愈難以活化心智。」

多項動物研究結果透露，社交情緒刺激對於神經末梢的成長和受體的成長是不可或缺的。神經末梢指的是釋出多巴胺者，受體則指多巴胺為了執行任務而必須鍵結者。

我們知道，多巴胺機制如果異常，會對形成成癮和渴望產生關鍵作用。可以預見的是，如果被迫和母親分離，動物會更可能自己使用古柯鹼；要達到這項條件，也不需要執行多嚴苛的親子強制分離：另一項動物研究中，幼鼠在出生後第一週，每天被迫和母鼠隔離僅一個小時，便比對照對象更渴望古柯鹼。因此，嬰兒期有父母親固定陪伴，是腦神經傳導介質系統正常發展的要素；若無雙親的陪伴，子女在後續人生階段中，會更容易「需要」所濫用的藥物，並據此補充本身腦部所缺乏的物質。另一個關鍵因素則是父母的陪伴品質；前一章也已探討過，這大幅取決於父母的情緒和壓力高低。

所有的哺乳動物母親（和許多人類父親）會為新生的寶寶提供感官刺激；親代所給予的感官刺激，對子代的腦部化學反應有長期的正面影響。這種感官刺激不可或缺，從未被父母抱起來過的嬰兒甚至就身亡了；死因來自子代給予自己的壓力。

對於必須在保溫箱中生活安置數週或數月的早產兒，如果每天

輕撫十分鐘，會加速寶寶的腦部生長。當家醫的那些年，我的病患包括原住民患者。我憶起了在原住民母親患者身上觀察到的一個習慣，並且感到佩服。這些媽媽在產後初期與我交談時，會對嬰兒全身按摩，從腳到頭輕輕揉捏。寶寶會沉浸在幸福之中。

　　人類會輕抱、擁在懷裡，也會輕撫；老鼠則是以舔舐的方式給予感官刺激。一項 1998 年的大鼠研究發現，母鼠如果常舔舐幼鼠，並給予其他飼育有關的身體接觸，幼鼠長大後，腦部迴路在緩解焦慮方面更為有效。成鼠神經細胞上有更多的苯二氮平類（benzodiazepines）受體，苯二氮卓類是腦部天然鎮靜化學物質。走筆至此，我想起手上許多患者除了古柯鹼和海洛英成癮外，也會使用街上私售的苯二氮平類藥物。這類藥物如 Valium（俗名：安定），可以安定煩躁的神經系統；價格為每片一加幣。他們以人工方式為注入本身腦部無法供應的苯二氮平類物質。他們對鎮靜劑的需求，充分說明了他們的嬰幼兒時期的故事。

親子關係好，有助遠離成癮

　　親代的養育也會決定其他關鍵腦部化學物質的濃度。這些化學物質包括血清素，而抗抑鬱藥如百憂解可以增強情緒傳遞。實驗室環境中，相較於由親生母猴撫養的子猴，與親生母猴隔離，並由同伴撫養的子猴終其一生，血清素濃度會較低。在青春期，這些猴子更具攻擊性，並且更可能飲酒過量。

　　我們發現，對於調節情緒和行為，有其他重要的神經傳導介質（如去甲腎上腺素）也有類似的作用。這些化學物質的供應上如果稍有失衡，甚至會使個體表現出恐懼和過動等異常行為，並增加對壓力源的敏感性，影響終其一生。到頭來，這種後天形成的表徵會增加成癮風險。

　嬰幼兒早期階段，若母親沒有在旁陪伴，也可能造成催產素的永久減少。如第 14 章所提到的，催產素是愛情荷爾蒙。要感受帶有關愛的依附關係時，甚至是維持所投入的情感時，催產素舉足輕重。難以建立親密關係者有成癮的風險；這一類個體可能會將藥物當作「社會潤滑劑」。

　幼兒時期的經歷，不僅會導致個體缺乏「良好」腦部化學物質，也可能形成過多的「非良好」化學物質。嬰幼兒時期剝奪母親的陪伴，或是造成其他類困境，會慢慢升高體內的皮質醇（壓力荷爾蒙）濃度。包括對中腦多巴胺系統的損害在內，過量的皮質醇還會使重要的腦中樞（如海馬迴）收縮，並以許多方式干擾腦部的正常發展，不良影響終其一生；海馬迴是用於記憶和情緒處理的重要結構。母親與子代早期缺乏接觸，將過量產生另一項重要的化學物質：加壓素，加壓素可能與高血壓有關。

　小孩能承受心理與物理上的壓力完全來自於他對他父母的依賴。嬰兒沒有能力調節自己的壓力機制，因此若未獲得感官刺激，他們會給自己施加壓力並導致死亡。而我們所能承受的壓力是否會隨著我們成長而變高取決於幼孩時期與照顧者的關係。成人照顧者如果會給予嬰幼兒可預見的反饋，則對於個體在壓力反應神經生物學的發展上，扮演關鍵作用。

　以一位研究人員的話形容：「母親的接觸會改變嬰兒的神經生物學。」依附關係受到破壞的孩童，與善加撫育的孩童相較，兩個族群的腦部生化環境不同。前者對環境的經驗、判定、反應都較缺乏彈性，適應性更弱，不利於健康和成熟。

　依附關係受到破壞的孩童在藥物增強情緒的影響上，以及藥物帶來的依賴性方面，脆弱度增加。以多項動物研究的結果為例，早期斷奶會對影響日後的物質攝取：出生後斷奶兩週的幼鼠與僅斷奶一週的幼鼠相比，前者長大後會有更強的飲酒傾向。

受虐兒成癮風險高

　　針對重度藥癮者普遍會有的童年遭遇，統計數字已廣泛發表。即便如此，似乎還不夠廣泛，未能影響到醫界、社會和法界對於藥物成癮的主流理解。

　　針對藥癮者的多項研究一再發現受試者兒童時期遭受各類創傷的比例極高，包括身體虐待、性虐待和情感虐待。曾有一支研究小組發表感性評論：「我們的估計值……成指數級增長，這是在流行病學和公共衛生領域很少見到的現象。」

　　這番話出自著名的童年不良經驗（Adverse Childhood Experiences，ACE）研究，針對痛苦的困境，檢視十種不同類別的發生率，包括：家庭暴力、父母離婚、家人藥物或酒精濫用、失父／失母，以及身體虐待／性虐待；研究族群人數為數千人。隨後針對受試者的人生，計算前述數據與物質濫用之間的關係。每一次遭遇童年不良經驗，提早開始濫用藥物的風險都會增加 2 至 4 倍。童年不良經驗有 5 次以上者，發生藥物濫用的風險是無童年不良經驗者的 7 至 10 倍。

　　ACE 研究人員得出結論，將近三分之二的注射毒品使用可歸因於兒童虐待和創傷事件；這邊要注意的是：該研究的受試者還算是相對健康、穩定的族群。三分之一以上的人是大學畢業生，而且大多數人至少受過一些大學教育。以我的患者而言，童年創傷經歷接近 100％。當然，儘管會注射藥物的重度藥癮都有童年創傷經歷，並非所有成癮者都有類似遭遇，正如並非所有嚴重受虐的兒童長大後都會成癮。

　　根據美國國家藥物濫用研究所於 2002 年發表的一篇評論，「女性物質濫用者的受害率介於 50％至近 100％之間……據發現，物質濫用族群中符合創傷後壓力疾患的標準……同時遭受過身體虐待和性虐待者，相較於有其中一項遭遇者，前者使用藥物的比例高處後

者至少兩倍。」飲酒的情形相似：先前遭受性虐待者，青春期開始飲酒的可能性比未遭遇性虐待者高出 3 倍。

對於每種情緒的童年創傷經歷，早期酗酒的可能性增加了 2 倍至 3 倍。ACE 研究報告指出：「整體而言，上述研究提供的證據顯示，壓力和創傷是與早期飲酒的相關因子，早期飲酒是自我調節負面或痛苦情緒的一項方式。」

正如許多物質成癮者所說：他們自我給藥，來緩解情緒上的痛苦，但更重要的是，他們的創傷經歷破壞了腦部發展。成癮會破壞的腦部機制有：多巴胺和類鴉片迴路、邊緣系統或情緒腦、皮質的壓力機制和衝動控制區域。如果經歷前述的童年創傷，則這些腦部機制無法正常發展。

對於特定類型的童年創傷如何影響腦部發展，目前已有部分掌握。蚓部是大腦部位之一，位於腦後方，據信可影響中腦的多巴胺系統，因此在成癮中有關鍵作用。針對兒童時期遭受性虐待的成年人，蚓部造影結果顯示血流異常；對於增加物質成癮風險的症狀，血流異常和這類症狀有相關性。有一項研究針對遭受性虐待的成年人進行腦電圖測試，結果指出大多數人腦波異常，超過三分之一曾癲癇發作。

我想起家醫執業期間曾接觸的一名 13 歲女孩。這名女孩很明顯有鬱悶表徵，並開始有失神性發作（小發作）的癲癇症狀。她有不連續的完全「放空」期間，每次為期時間不長。有一次在棒球場上，她目光呆滯、毫無生氣，完全沒聽到隊友大聲叫她揮棒。她在教室也有多次類似失神情形，一次持續 10 至 20 秒。她的腦電圖異常，我所會診的神經科醫師開立抗痙攣藥物。當我在診間的私密空間中問她是否困擾於任何壓力，她淡淡地說：「不。」

9 年後，她不再癲癇發作，轉而向我透露，癲癇發作的開始期間，她受到一位家庭成員的反覆性虐待。通常對於遭受性虐待的孩

童而言，會感到無人可以求，因此使自己「放空」作為替代手段。

更有甚者，研究顯示受虐兒腦部比一般人腦部小了 7％或 8％，多處腦區的體積低於平均值。低於平均值的部位包括：負責衝動調節的前額葉皮質、連結並整合大腦兩半球功能的白質束（此部位稱為胼胝體，縮寫「CC」），以及邊緣系統（情緒腦）內的一些構造，這些部位若功能失常，將大幅增加了成癮的可能性。有一項研究以有童年受虐經驗的憂鬱症女性為受試者，檢視其海馬迴（記憶和情感樞紐）後發現，體積較一般人縮小了 15％。關鍵因子是虐待，而非憂鬱；原因在於檢視未受虐的憂鬱症女性後，同一處腦區未受影響。

前段提到的胼胝體負責左腦和右腦兩個半球之間的協作。研究不僅顯示創傷經歷者的胼胝體較小，且該處機能也受損。以結果而言，可能導致情緒處理過程中的「分裂」：即左右兩半球無法協作，而當個體承受壓力時，此一情形特別明顯。人格障礙是物質濫用者常確診的一種症狀，其中一項特徵是會對他人理想化，以及抱持極度厭惡的情感，甚至是仇恨。並不會同時承認和接受對方的正面和反面特質。

美國馬里蘭州麥克萊恩醫院的發展性生物精神病學研究部主任馬丁・泰克爾博士（Martin Teicher）認為：對他人的「負面」觀感儲存在一個半球，「正面」觀感則儲存在另一個半球中的可能性極具吸引力，此見解的可能性相當耐人尋味。左右半腦缺乏整合，代表正負面觀感並未融合為一個完整的全貌。

以結果而言，患病的個體對於其本人、他人和這個世界的認知會有理想化和厭惡兩種表現；在親密關係和其他生活領域中，患病個體的認知會在兩個光譜之間波動。這項洞見如果獲得證實，不僅能充分解釋藥物依賴族群，也能解釋許多行為成癮者。

在此，我必須自慚形穢地對號入座。有時我有時候整個人很兩

極化：我對事物的看法要嘛相當正面，要嘛可能偏激悲觀，而且偏激悲觀時還往往很武斷。當處於正向快樂的模式時，我的負面觀感儼然都是天馬行空；當陷入沮喪狀態時，我無法回想起曾經的快樂時光。

當然，如果比較我和我的成癮病患，他們的情緒和認知會更加搖擺、更不穩定。在某種程度上，這些極端的搖擺一定是由藥物引起的，但我的患者不約而同，有著悲慘童年經歷，這搖擺的現象反映了錯誤的神經網路動態。極端環境會使腦部處於極端狀態。

我這樣的行為成癮者，如果拿來比較溫哥華遊民區的重度成癮者，兩者在社交能力與地位上可能處於兩個世界，但重點在於後者身為長期注射藥物的重度成癮者，只會處於一個連續性心理光譜的極端。幼兒期經歷和腦部發展可能遭到輕度破壞（也確實如此），並往往只會以「輕微」形式使用成癮物質，或有非藥物的行為成癮。

壓力助長藥物成癮

人生早期經歷創傷，會影響人類如何應對，並因此對整段人生形成壓力，而壓力與成癮息息相關。其中機制的堂奧值得一窺。

壓力是有機個體累積的生理反應；有過量的需求壓迫到該個體的因應機制時，對個體會形成壓力，這在生心理方面皆然。面對過量需求時，個體會藉此維持體內生物和化學穩定性或動態平衡，即所謂體內恆定（homeostasis）。生理壓力反應包含全身神經放電，以及一連串激素的釋放，這類激素主要是腎上腺素和皮質醇。壓力幾乎會讓體內各器官都受到影響，包括心臟和肺部、肌肉，當然還有腦部的情感中樞。皮質醇本身會作用於體內幾乎所有部位組織，

從大腦、免疫系統、骨骼，一路至腸道。在這個精密的系統內是相當重要，並使人體對威脅作出反應。

美國國家衛生研究所於 1992 年舉辦一場會議，會中研究者將壓力定義為「一種不和諧或受威脅的體內平衡狀態」。根據此定義，壓力源「是一種威脅（無論是真實存在，或是個體感知到其存在），都會干擾體內平衡。所有的壓力源有什麼共同點呢？歸根究柢，在有機個體的感知上，如果生存所需的某種東西缺乏，所有的壓力源都代表這種缺乏情形的存在。

威脅本身可以是真實存在的，或是個體感知到其存在。因缺乏食物感到不安，這種威脅是一大壓力源；因缺乏愛而感到不安亦然。執壓力研究之牛耳的加拿大研究者暨醫師漢斯・賽利（Hans Selye）曾為文指出：「對於人類來說，最重要的壓力源是情感，這點無庸置疑。」

人生早期階段若感受壓力，會為兒童體內壓力系統建立較低的「設定點」：這樣的個體終其一生會比一般人更容易承受壓力。布魯斯・培里博士是德州休士頓兒童創傷學院的高級研究員，並曾於加拿大亞伯達省（位在加拿大的西岸）省立兒童心理健康部擔任主任。培里博士指出：「在生命早期受到壓力的孩子，會有過動和反應過度的情形。現在，將激發狀態基準正常的個體（可以是兒童、青少年或成人），與一名激發狀態較高的個體進行比較。提供兩人酒精後：雙方酒醉的程度可能相同，但是生理激發狀態較高的後者，會因為壓力的緩解，額外感受愉悅感。這與喉嚨乾渴時喝涼水的感受類似：口渴的緩解會大大提高愉悅感。」

性受虐兒童體內的激素路徑會慢慢發生變化。先不論對嬰兒的忽視、遺棄或虐待，即便是產婦抑鬱症一類相對「溫和」的壓力源，也會擾亂嬰兒的生理壓力機制。若加上忽視、遺棄或虐待，則嬰兒對壓力的反應會增加，影響終其一生。發表在《美國醫學會雜誌》上的一項研究得出的結論是：「兒童時期的受虐經驗本身與神

經內分泌壓力反應的增加有關,成年後若遭受更多創傷,會進一步加劇這種壓力反應。」

　　腦部如果預先形塑為容易引發壓力反應的狀態,則會使個體傾向於選擇短期內可提供高度價值的物質、活動和環境。這樣的腦部會較無法關注長期後果;好比極度口渴者,即使知道眼前的水有毒,也會貪婪就口。另一方面,對於一般人來說可能會帶來滿足感的情境或活動,會被成癮者的腦部低估,因為在成癮者的生命中,腦部並未獲得回饋(例如親密的家人情感)。對一般經驗的感受限縮,也是早期創傷和壓力的結果,近來有一分針對兒童發展的精神科評論歸納如下:人生階段早年遭到忽視和虐待,個體的情感連結系統(bonding system)可能因此異常發展;針對回饋人際關係和付出社會/文化價值的能力也會受損。刺激腦部回饋路徑的其他方式有毒品、性、暴力侵略和恐嚇他人,這些對於個體而言,可能相對增加吸引力,個體也較不會考量到是否會破壞信任關係,根據負面經驗調整行為的能力可能受損。

　　重度藥癮者的人生總是在承受嚴重壓力的情況下展開,因此很容易引發壓力反應。當引發情緒時,成癮者原本已有疑慮的理性思考能力不但會因為壓力反應而壓垮,壓力荷爾蒙也會和成癮物質「交叉感受」。其中一個存在愈多,另一個渴望愈多。成癮是對壓力的反應,這種反應根深蒂固;成癮也代表個體試著以自我舒緩的方式來應對壓力。從長遠來看,會產生適應不良,短期內則高度有效。

　　可以預見的是,壓力是持續形成藥物依賴的主因。壓力會增加個體對鴉片劑的渴望和用量,提升藥物的回饋效用,並促使成癮者不斷尋找和施用藥物。一支研究團隊指出:「如果要使已戒癮的個案重新使用酒精與藥物,最有效、可靠的實驗操作是將暴露於壓力之下。」另一支研究小組指出:「備受壓力的經驗,會使個體更脆弱,而開始自我施用藥物,或是藥癮復發,重新用藥。」

不要問、不想說的過去

　　壓力還會減少前腦的情感迴路中多巴胺受體的活性；尤其是在阿控伯核內，隨著多巴胺功能降低，人體對藥物的渴望增加。檢視研究文獻，確定普遍導致人類壓力的 3 大因素：不確定性、缺乏訊息，以及失去控制。

　　這 3 大因素之外，還可加上個體遭遇的衝突：個體無法處理壓力，但又因為隔離，無法與其他個體形成情感上的支持關係。動物研究顯示，隔離會導致幼獸腦部受體發生變化，並增加藥物使用的傾向，而對於成獸，則會降低多巴胺依賴性神經細胞的活性。與隔離飼養的大鼠不同，安置於穩定社交群體中的大鼠會抗拒自己去使用古柯鹼，這點與心理學家亞歷山大在鼠園實驗室中的觀察不謀而合，這類實驗鼠能抗拒海洛英的誘惑。

　　以人類小孩來說，要導致情感剝奪，尚不需要物理上的隔離：情感上的孤立有相同效果，若父母感受到壓力，也會造成情感剝奪。懷孕母親感受到壓力時，會對胎兒腦中多巴胺活性形成負面影響，這種影響可以持續到出生後。有些人可能認為成癮者會捏造或誇大自己的悲慘遭遇，以博取同情，或使他人原諒自己的惡習。

　　以我的經驗而言，情況恰恰相反。平心而論，成癮者通常會被動透露自己的遭遇，透露的時機只有在他人問及，且雙方已建立信任時，此一過程可能要耗上數月甚至數年的時間。對於會傷害自我的惡習，成癮者往往無法看到本身癮頭與童年經歷之間的關聯。如果成癮談到其中關聯，會不敢觸及核心，面對過往遭遇帶來的一切情感影響。

　　研究指出，面對醫師或治療師時，大多數身體受虐者和性受虐者不會主動透露自己的遭遇。他們反而傾向於忘記或否認痛苦。有一項研究所追蹤的族群是在急診室接受治療的年輕女孩，因有確切的性受虐史而前往急診。17 年過去，這些女孩長大成人，研究人

員與之聯繫時，有 40％表示無法回想，或是直接否認性受虐的遭遇。然而，他們對於人生其他經歷的記憶完好無缺。

如果確實記得過去遭遇，這樣成癮者往往會自責。不惑之年的韋恩便說：「我受到了很大的打擊，但那是我自找的。然後我作了一些愚蠢的決定。」（韋恩就是那位我在喜士定街上分館巡診時，有時候會用爵士曲調說著「醫生啊醫生，我有得什麼新的病嗎？」向我打招呼的藥友）。我問韋恩，如果換作有個小孩「要求韋恩打他」，他會下手嗎？他會責備那個孩子作出「愚蠢的決定」嗎？韋恩移開視線。說「我不想談這鬼東西」。韋恩是個硬漢，在鑽油平台和建築工地工作過，並因持械搶劫入獄 15 年。他移開視線，擦了擦眼睛。

了解到早期環境對腦部發育的強大影響力，可能會使人對戒癮感到絕望般的沮喪。然而，有的是機會能撥亂反正。人腦是有彈性的器官：即使是童年「當腦早就沒有選擇」的重度藥癮者，人腦的一些重要腦部迴路會持續發展，發展終其一生。從生理角度來說，這是好消息。更令人鼓舞的是，後續章節會探討人體內或周圍存在著某些東西，會超越神經元的放電和串聯，以及化學物質的作用。人的心智可能離不開腦，但個體在面對過去經歷堆疊而形成的自動神經機制時，心智格局會遠遠超越這些機制的綜合影響力。

此外，在我們體內和周圍還有一個東西，這東西有著多種稱呼，「靈性」會是最為多數人接受的用字，而且最不帶宗教色彩，又最不會引起紛爭。本書後續將探討精神／靈性的強大轉換作用。

第 4 部帶讀者探險成癮的基礎生物機制，在畫下句點前，我們還必須更觸及先前曾略提的主題：基因的角色。與普遍迷思相反，成癮的真相遠非由染色體說了算。這是好事，下一章還會看到更多的好事。

19 問題不在基因

在現實世界中，沒有所謂先天與後天，只有基因和環境效應
之間的互動，這種相互作用極度複雜，隨時都在上演。

沒有基因決定論這回事

1990 年，據北美各地的報紙和廣播機構報導，德州大學研究
人員已找出酗酒基因。這則新聞引起了極大關注，主流媒體見獵心
喜，大肆報導這項科學發現即將為酗酒敲響喪鐘。《時代》雜誌是
在前線敲鑼打鼓的大將之一：

這一塊研究領域可能帶來莫大好處。5 年內，科學家應能針對
該基因，推出完善的血檢機制，藉此找出可能有酗酒風險的孩童。
並且在十年之內，醫師處方可以多一種藥物，改變多巴胺的吸收，
來阻止基因的作用或控制某些形式的酒精成癮。最終透過基因工
程，專家可能找到一種方式，可以從受影響的個體身上，一併移除
可疑基因。

找出酗酒基因的研究人員，先前從未宣稱自己發現了特定的
「酒精中毒基因」，但他們幾乎要成功了。他們發表過一些公開聲
明，壯大了外界的錯誤印象。6 年後，團隊終身為首席科學家的藥
理學家肯尼斯・布魯姆（Kenneth Blum）發表了更趨於保守的評估：
在此宣布一項令人扼腕的消息，先前外界曾錯誤報導（本團隊）已
發現「酗酒基因」，這暗示著基因與特定行為之間存在一對一的關
係。這種誤解很普遍，一如讀者腦中可能都會浮現「肥胖基因」或
「個性基因」的說法。酗酒、肥胖或特定類型的人格特質並沒有特
定基因，這點無庸置疑……相反地，當前議題該是去了解某些基因
和行為特徵之間的關聯。

關於德州研究小組先前的研究發現，是多巴胺受體基因
（DRD2）的一種變異，這種變異在酗酒者體內比非酗酒者體內更為
普遍，並且「使人容易患上至少一種形式的酒精中毒」，研究人員
檢視數十具大體的腦部後提出此見解。然而，這項較為體面的研究
假設也禁不住日後的科學研究，後續試驗已無法證實基因變異與酒
精中毒之間有任何關聯。成癮專家蘭斯‧多德斯撰文指出：「關於
基因對於酒精中毒的影響，最重大的研究發現就是，並沒有所謂酗
酒基因。你也不會從父母那邊遺傳到酗酒問題。」

戰爭、恐怖主義、經濟不平等、婚姻危機、氣候變遷還是成
癮──對於這些問題，無論我們想要一勞永逸或是未雨綢繆，我們
看待問題源頭的方式，會很大程度決定行動方針。先前章節的案例
中，曾提出早期環境的重要性，個體是否容易成癮便取決於此，但
該案例的目的並非是要排除基因因素，而是因為我觀察到外界見解
的失衡，因此要去平衡此一現象。在所有因子中，基因當然可能影
響氣質和敏感性等個人特質。這些特質反過來又對我們體驗環境的
方式有大幅影響。

在現實世界中，沒有所謂先天與後天的爭議，只有基因和環境
效應之間的互動，這種相互作用極度複雜，分分秒秒都在上演。因
此，正如匹茲堡大學醫學院兩位精神學家指出：「酒精中毒的由來
特質並非一成不變。」由於發展和環境因素，「酒精中毒的風險會
隨著時間而波動。」即使已經證據確鑿，證明70％的酒精成癮起因
為 DNA 控制的，我仍然會關注剩下的30％因素。

畢竟，人無法改變自己的基因組成，就這一點而言，改變人類
行為的基因療法，充其量只是空中樓閣。比較有意義的是去關注目
前能採取的行動：如何撫養孩子？社會能對父母教養提供什麼支
援？如何處理青少年藥癮問題？又，如何對待成癮的成年人？

關於接受酒精中毒的基因決定論者，目前他們的共識是酒精中

毒約 50％是基因決定的。同樣不切實際的估算值也套用到於其他成癮的行為，如：大麻重度成癮有 60％至 80％為遺傳因素，而經計算後，尼古丁重度成癮則是有驚人的 70％來自基因。據報告指出，古柯鹼濫用和依賴性也「受到基因顯著影響」。一些研究人員甚至提出，酗酒和離婚可能具有相同的遺傳傾向。

如此高的數字是不可能的。背後邏輯基於錯誤的假設，假設多來自對於基因決定論的誇大迷思，較少以科學為理據。一篇研究評論的作者群曾表示，在精神疾病的遺傳理論中：「不科學的信念扮演主要角色。」

環境信號大於遺傳密碼

並非是說基因無足輕重，基因當然有其影響。只是說基因並未（也無法）決定一些甚至可以說是很單純的人類行為，遑論成癮等複雜行為。人體內不僅沒有所謂的成癮基因，也不可能會有。

一直到前不久的見解是人類基因體內有十萬個基因。即使是這個數字也不足以解釋人腦內突觸難以置信的複雜性和變化性。然而，目前發現，人體 DNA 中只有大約 3 萬個基因序列，甚至比某些低級蠕蟲還少。加州大學洛杉磯分校精神病學家傑弗瑞·史瓦茲撰文指出：「我們的 DNA 太微不足道，無法詳細說明人腦的配置機制。」

基因遠非命運的主宰者；基因是受環境控制的，沒有環境信號，基因就無法發揮作用。實際上，基因的開關由環境執行，若非如此，人類生命不會存在。人體各器官中，每個細胞都具有完全相同的基因補體，但是腦細胞外觀或作用不會像骨細胞，而肝細胞的外型與機能和肌細胞也有差別。人體內外環境會決定要啟動哪一些基因。細胞生物學家布魯斯·立頓（Bruce Lipton）曾為文說明：

「細胞的運作主要是以細胞與環境的相互作用為模板，而非其遺傳密碼。」

有一門新興學科方興未艾，關注的是生活經歷如何影響基因的功能，稱為表觀遺傳學。由於生命中的活動，化學物質會將自身附著於 DNA 上，並指導基因活動。母鼠舔舐新生期的幼鼠時，會打開腦部的一個基因，該基因有助於保護幼鼠，使其即使成年後也不會被壓力壓垮。這種調節手段遭剝奪後，大鼠體內相同基因會保持休眠。表觀遺傳效應在早期發展過程能發揮最大的影響力，現已證明能在不改變基因本身的情況下，從親代傳給子代。環境誘導的表觀遺傳影響可有效調節遺傳因子。

基因的行為方式稱為基因表現。根據《神經科學期刊》近期文章，目前已經很明顯看出，「包括產前和產後在內，早期環境對基因表現和成人行為模式產生深遠影響」。下面為與酒精有關的一項實例：在某些猴子體內發現特定基因的某種變異會使酒精的鎮靜作用下降，而酒精會破壞和擾動個體的平衡與協調，該變異也能減緩這方面的後果。

換句話說，具有該基因的猴子喝酒後，陷入半昏迷狀態的可能性較小，也不太會像船上喝掛的水手一樣步履不穩。這些猴子有能力吸收更多的酒精，而不產生副作用，並且酒量更好。然而，研究人員發現由母猴飼育的子猴體內，並沒有該基因表現；也就是說，這對飲酒行為沒有影響。有該基因表現的對象，僅限於早年沒有母猴陪伴（而由同伴飼養），因而暴露於壓力的子猴。

成癮研究中，會過度強調基因決定論者，其依據大多是以領養兒童為受試者的研究，尤其是雙胞胎。本章不會深入探討這類研究中的致命科學和邏輯缺陷（意者可參考附錄 I），本章重點在於懷孕期間的壓力，會如何針對人體發展，展開成癮的「形塑」。相關資訊會從產前照護角度切入，探討整個議題；由於被領養的子女更容

易暴露於導致成癮的各種問題，本章會協助說明這一項眾所皆知的事實。被領養子女的親生父母，對發育中的胎兒則有主要的表觀遺傳影響。

針對許多動物和人類研究的結論，以色列耶路撒冷希伯來大學醫學院的研究人員提供了最出色的結論：對於一個不成熟的有機個體，其身體發展以及日後行為的依據不僅取決於遺傳因素和產後環境，同時也取決於懷孕期間的母體環境──這是數十年來愈來愈昭然若揭的事實。

基因決定論不是一種好事

孕期時來自母體的壓力或焦慮，會導致子代產生各式各樣的問題，為數眾多的動物和人體研究已經提出此一研究發現；而前述子代問題包括嬰兒腹絞痛（infantile colic），以及日後的學習障礙，並可能建立會增加成癮風險的行為／情感模式。母體若承受壓力，可能使更高濃度的皮質醇釋出至嬰兒體內；並且如前所述，皮質醇濃度長期升高後，會損及重要的腦結構，而在腦部快速發展時期，此一問題尤為嚴重。例如，近期一項英國研究發現，母親若在懷孕期間受到壓力，孩童很容易形成心理／行為問題，例如注意力不足過動症（ADHD）、焦慮或恐懼（注意力不足過動症和焦慮是成癮的主要危險因子）。

根據英國廣播公司（BBC）的一分報告指出，「倫敦帝國學院的伊薇特・葛洛弗（Yvette Glover）教授發現與伴侶爭吵或暴力造成的壓力特別有害。」「多名專家表示，原因在於通過胎盤的高濃度壓力賀爾蒙皮質醇，而格洛弗教授發現，羊水中的皮質醇含量高，浸在子宮羊水中嬰兒所受的傷害就愈大。」該研究結果與先前證據一致，即懷孕期間母體承受的壓力會長期影響嬰兒腦部，並對嬰兒

246

產生長期甚至終其一生的影響。這是父親開始發揮作用的地方，因為與伴侶的關係質量通常是婦女免受壓力的最佳保護，或者另一方面，也是最大的壓力源。

在 911 事件期間懷有身孕的婦女，因為目睹災難而患有創傷後壓力症候群（PTSD），她們會將壓力傳給自己的新生兒。這些嬰兒在一歲時的皮質醇濃度異常。我們可能納悶，這是否來自母體創傷後壓力症候群的產後效應。然而，2001 年 9 月 11 日這一天時，孕期來到最後三個月的婦女，她們生下的小孩才是皮質醇產生最大變化的族群。因此，911 悲劇發生的當下，婦女的孕期和皮質醇濃度異常的程度相關，這項事實的意義在於，我們要了解的是子宮內的影響。以結果而言，孕期中和出生後一樣，嬰幼兒腦部機制在發展上也會表現出敏感期。

動物與人體研究俱已證實，母體在懷孕期間承受的壓力，可能會使個體在出生後很長一段時間內仍持續擾動體內的壓力調節機制——此乃成癮的危險因子。例如，孕期時母體承受的壓力會增加子代對酒精的敏感性。如前所述，多巴胺受體的相對缺乏也會拉高成癮的風險。精神病學研究員培里博士受訪時，對我表示：「根據我們的研究，加上許多其他研究，基本上都指出，在接受區域中多巴胺受體的數量和密度，在子宮內就決定了。」

綜上所述，針對一般性遺傳的研究問題，以領養子女為對象的研究無法加以判定。在定義上，棄養小孩並尋求領養者，都算是承受壓力的婦女。壓力源不僅在於親生母親知道要骨肉分離，更大的原因是她因為在早期階段就承受壓力，因此必須作出棄養的決定：母親沒有期待懷孕、貧窮、單身，或是和伴侶感情不佳，又或者是少不更事，發生非自願懷孕，或是使用藥物，以及遭受性侵或其他困境。以上任一情形都足以使任何人承受莫大壓力，因此發育中的胎兒會透過胎盤暴露於高濃度皮質醇，為期數月之久。因此，容易成癮是一種可能發生的後果。

　　如果某一條件「世代相傳」，連續幾代都出現，那一定是來自基因——這種假設性見解很常見，卻沒科學基礎。然而，正如本書至此的探討內容，以我在溫哥華市中心東區看診的病患為例。出生前和出生後的環境可以世代複製，而這種方式會損害孩子的健康成長，而沒有任何遺傳貢獻。養育風格往往是表觀遺傳的，即透過生物學方式傳遞，而非透過親子之間的 DNA 傳遞。

　　到頭來，為何狹隘的基因決定論會廣為流傳，尤其大眾媒體特別愛引用此一見解？原因之一是人們並未注意科學的進展；另一原因在於，人們傾向尋求快又簡單的速食型答案，探究幾乎任何問題的成因時，都抱著一個蘿蔔一個坑的心態。生命具有奧妙的複雜之處，並非用單純的消去法求得單一答案就能解答。

　　我認為，心理面有一項強有力的動機，會讓人往基因決定論靠攏。我們人類不喜承擔責任：身為個人，我們不想為自己的行為負責；為人父母，我們不想為子女的受傷複雜；身為社會的一分子，我們不想為群體的眾多失敗負責。遺傳是一種天生的基底，中立、不帶感情，且並非由個體行為造成；遺傳特質可以免去我們的責任，遺傳會擺脫籠罩我們的負面陰影，不產生罪惡感。如果基因決定自己的命運，我們就不必責怪自己或他人。基因決定論可以幫我們脫鉤。我們不用接受責任，並加諸責任，卻不背負罪惡感和罵名的包袱，這樣的包袱毫無用武之地。

　　對於科學和社會不斷進步的人來說，更不願意接受的結果是：基因決定論很容易用來正當化各種不平等和不公正。基因決定論的切入角度極度保守：從基因決定論來看，如果成癮等現象主要取決於生物遺傳因素，就完全不需檢視大環境是否支持嬰幼兒的父母，也不用檢視是否社會大眾的態度、偏見與政策會對其造成負擔和壓力，並排除這個族群，因此增加其成癮的可能性。

　　作家路易斯・梅南德（Louis Menand）於《紐約客》雜誌的撰文，恰能呼應這樣的見解：「一切都是基因的錯」：對事物的解釋

方式，不會威脅到事物的存在方式。當有人生活全球最自由、最繁榮的國家時，為何有人會感到不開心，或是有反社會行為？不可能是社會機制的關係！必定是體內某處的基因缺陷。

　　人類天性會想擺脫責任，我們所處的社會屈服於這樣的天性，因此過度欣然接受基因決定論。如此一來會失去動能，無法主動積極面對成癮造成的悲劇。我們忽略了一件好事，那就是基因並非斷然決定一切，使一切都無可挽回；因此，我們可以力挽狂瀾。

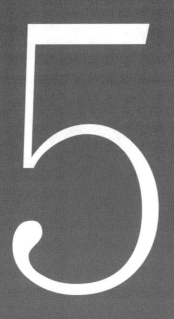

成癮歷程和成癮人格

但凡不是對自己麻木不仁的人很快便能發現,原來驅使和征服自己的只是雞毛蒜皮的小事。凡是精神軟弱、屈服於肉體,並傾向於感官事物者,都還能將自己拖離世俗的欲望,惟難度頗高。

——15世紀基督教神祕主義者
湯瑪士・厄・肯培斯
《遵主聖範》

20「想要盡力空出的空虛」

我一直用不明智的方式，磨去生命的痛苦邊緣。之所以說
「不明智」，是古今中外的成癮者因為成癮導致的痛苦，都多
於成癮所緩解的痛苦。

本書作者之子　丹尼爾

成癮根源萬變不離其宗

成癮幾乎和人一樣多。在《梵網經》中，世尊釋迦牟尼將許多
娛樂視為潛在的成癮因素。

釋迦牟尼一般稱為佛陀，生活與布道的背景為大約 2,500 年
前，位於現今尼泊爾和印度北部一帶。若是易地而處為當代，佛陀
弘法時，可能還會講到：糖、咖啡因、脫口秀、美食烹飪、音樂、
右／左翼政治、網咖、手機、加拿大加式足球聯盟／美國國家美式
足球聯盟／美國國家冰球聯盟、《紐約時報》、《國家詢問報》
（National Enquirer）、CNN、BBC、有氧運動、填字遊戲、禪坐、
宗教、園藝或高爾夫。歸根究底，並非是事物本身決定成癮，而是
我們和本身關注／行為的外部焦點之間的關係。就像飲酒不一定會
是酒鬼，人可以從事任何活動，而不成癮。再說，人能沉迷任何活
動，沉迷與否和活動本身的價值與珍貴性無關。

先來複習成癮的定義：成癮是重複的行為，無論是否和物質使
用有關，成癮的行為者會有被迫要持續下去的感受，這無關乎本人
生活與其他生命的後果。任何成癮的顯著特徵都是：強迫、沉溺、
對於行為本身無法控管、執意、復發／復犯，以及渴望。

　　儘管成癮的形式和重點可能有所不同，但萬變不離其宗，根源的心理網路動態是相同的。性成癮權威艾維爾・古德曼（Aviel Goodman）醫師為文指出：「所有成癮性疾病，無論表現出何種特徵的行為，都具有潛在的心理生物學過程，我稱之為成癮歷程。」誠如古德曼醫師的見解：成癮並非一群特定疾病的集合，而是一種潛在過程的表徵，會以許多方式表現。古德曼醫師所謂的成癮歷程，在本書中將稱為「成癮歷程」。成癮歷程主宰所有的成癮現象，並涉及相同的神經系統和心理功能障礙。差別只在於程度。

　　有許多證據支持這種全觀。物質成癮往往相互關聯，長期使用者極有可能有一種以上的藥癮：例如，大多數古柯鹼成癮者持續活躍的酒精成癮。反過來說，總人口中只有 10％有重度菸癮卻有約 70％的酗酒者是重度吸菸者。我在波特蘭診所看診時，重度藥癮者都是吞雲吐霧的癮君子。尼古丁往往是這個族群的「入門款藥物」，他們在青少年時期時，初次接觸這種改變會情緒的化學物質就沉迷其中。研究調查發現超過半數的鴉片劑成癮者酗酒；同時，酗酒的情形，適用於大多數古柯鹼和安非他命成癮個案，以及許多大麻成癮者。針對酒精和其他物質的成癮現象，動物和人體研究均表明，常見的腦部系統、腦部化學物質和藥理學機制是形成成癮的基礎。

追求的只是腦部的化學物質

　　物質成癮也好，非物質成癮也罷，所有的成癮現象都涉及渴望和羞恥這一類的心智狀態，以及欺騙、操縱和復發／復犯等行為。在神經生物學的角度上，所有成癮都會牽涉到腦部的「激勵—動機」系統和「親暱關係的回饋機制」系統，而針對皮質的「思維」和衝動控制區域，在成癮者的這些腦部系統會擺脫這些區域的調節。前一章已針對藥物成癮，詳細探討其中過程。而關於非物質的

成癮，研究人員有給出什麼見解？

先來了解病態性賭博。針對於病態性賭博的科學研究尚屬早期階段，而在這一塊領域的研究人員曾撰文表示：「初步研究結果指出，藥物與非藥物的衝動方面，牽涉到的腦部區域相似。」多巴胺系統以及多巴胺以外的神經傳導介質，在賭徒體內顯示異常。

如同藥癮者，賭徒體內血清素濃度較低。一項研究針對博弈中的 21 點遊戲，比較兩組受試者的生理反應：一組為病態性賭博的「賭客組」，一組為玩票性質的休閒型「玩家組」。賭客組體內神經傳導介質（尤其是多巴胺）的上升幅度要高得多。換句話說，其「激勵—動機」機制的啟動幅度較高的現象，也可在藥癮者身上觀察得到。腦部造影顯示，賭客組和藥癮者的腦部同一區域「亮起」。病態性賭博的「賭客組」行為和藥癮者如出一轍（或者說，我也只是他們的弱化版罷了）。

2006 年 7 月溫哥華一家報紙曾報導：「有父母踏入賭場前將子女留在車內；過去 3 年來，英屬哥倫比亞省已禁止入場的人數超過 40 人。」英屬哥倫比亞省境內，有一些孩子於凌晨 3 點被發現獨留在賭場停車場的車內。

購物、開車、性、飲食、看電視、極限運動等等——追求事物時無論是與生俱來，或刻意為之，可以肯定地說，個體都會因此更加感受到動機和回饋者，他們啟動的腦部系統中，其部位和藥癮者腦內啟動的部位是相同的。例如，在一項磁振造影（MRI）的研究中，以金錢激勵機制測試受試者後，所「點亮」的腦部區域和用藥過程刺激到的是相同區域。

正子斷層（PET）掃描顯示，打電動會提高「激勵—動機」迴路中的多巴胺濃度。對於任何特定個體而言，儘管多巴胺濃度的提升，還會視個人背景和性情而定，但機制始終相同。多巴胺是能帶來欣快感和活力的神經傳導介質，對於多巴胺受體相對缺乏者，無

論哪種活動，只要能釋放出最多的多巴胺，個體都會去追求從事這種活動。

說穿了，成癮者所沉迷的對象是自己的腦部化學物質。以我自己為例，當我陷入想盡快入手心愛 CD 的急切心態時，我在追求的其實只是背後帶給我的多巴胺。

暴飲暴食的個案充分提供相關證據。吃是人的天性，也是生存不可或缺的活動；從暴飲暴食的個案中，最能清楚看到飲食成為「激勵—回饋」迴路故障後的追求目標，自我調節機制的缺乏，更成了教唆的幫兇。可以預見的是，成癮性暴食者的正子斷層（PET）造影研究也涉足腦部多巴胺系統。一如藥癮者，肥胖者體內多巴胺受體減少；在一項研究中，受試者愈肥胖，多巴胺受體愈少。

先前章節探討過，多巴胺受體減量，可能導因於長期用藥，同時也是成癮的危險因子。垃圾食品和糖會影響腦內啡，也有化學成癮性。舉例來說，糖能快速使腦部供應腦內啡，並且暫時提升血清素的濃度。要預防這個現象，可以透過注射那若松（Naloxone），那若松是可阻斷鴉片劑的藥物，用於搶救過量使用海洛英的成癮者。那若松也可阻斷脂肪的慰藉效果。

兩位成癮及相關疾病專家總結：「從神經解剖學和神經化學，飲食和藥物相關疾病有共同的基礎機制，這一點愈來愈明顯。」

暴飲暴食者和吸毒者兩個族群中，受損的不僅是相同的「激勵—動機」迴路和「親暱關係的回饋機制」迴路，還有皮質的衝動調節功能。《美國醫學會雜誌》一篇文章指出：「一些證據指出，肥胖患者的決策能力受損。在愛荷華賭博測驗中，極肥胖者的分數比藥物濫用者更差，這個測試標準模組的執行依據也是右大腦半球前額葉皮質的完整性。」作者群指出，肥胖者更多容易產生壓力，原因在於其「壓力—反應」機制受到干擾，其他成癮者也有這個特徵。

購物狂的經歷與成癮者有相同的心理和情緒，需要思考的大腦則在上癮時處於放空狀態。腦部司掌思維部位會停工。德國明士特大學曾執行一項腦部造影研究；其中科學家發現即使是正常消費者，在選擇特定產品的不同品牌時，「工作記憶和推理相關的腦部區域活動會減少，另一方面，與情感處理有關的腦部區域活動增加」。

事實說明，資本主義社會的消費者在選擇品牌時，所吹噓的「市場力量」很大一部分是無意識的；無意識正是一種成癮特色，行銷公司對此知之甚詳。相較於理性迴路，研究人員發現受試者購物時，司掌愉悅感的腦部迴路放電處於過度驅動的狀態。首席研究員暨神經學家邁克爾・德佩（Michael Deppe）表示：「產品愈貴，購物者就愈瘋狂。當購買真正昂貴的產品時，腦中處理理性思維的部位會減少活動，到幾乎為零的程度……情緒中樞受到刺激，表示購物可以緩解壓力。」

從來都不會只有一種癮頭

各類成癮現象往往殊途同歸——這項事實進一步支持「共同成癮歷程是存在的」此一統一性見解。儘管從購買 CD 的習慣中，最能看出我的成癮傾向，但也我可以無縫轉移，沉迷其他活動。

24 年前，我們一家人搬進現在住的房子，當週我為 6 名產婦接生，多數在夜晚進行。我更早先接了 15 名孕婦，其待產期是隔月；對於一名忙碌的家庭醫師而言，大約 10 名已是忙不過來。別人想要找我，我無法拒絕。白天，我如果不是去婦產專科，就是在自己的診間。讀者不難想像，我無法留下太多心力與陪伴家人。但我投入政治，且盲目和熱衷的程度也不遑多讓。我同時有好幾種癮頭。換句話說，成癮歷程是活躍的，並且會從外界尋求更多的戰利

品。即便如此，驅使整個過程的因子，是焦慮、倦怠和恐懼，而這樣的空虛感極少減輕。

有些行為性成癮相對不「受人尊崇」，且危害性較大，這類成癮行為會以相同方式表現出來。這是性成癮權威艾維爾・古德曼醫師的總結；研究顯示性成癮領域以及強迫性購物、物質依賴和病態性賭博等其他成癮現象之間，兩者存在著明顯交集。換句話說，許多性成癮者會有至少一種這些表面上不同的成癮行為。具有病態性賭博特質的賭客也不例外，這個族群極有可能成為其他毀滅性成癮的俘虜：其中約一半酗酒，絕大多數人都對尼古丁成癮；愈是好賭，酒癮和菸癮就愈強。

最後，耐受性和戒斷現象也與行為成癮有關（即使程度不比藥物成癮）。耐受性代表需要愈來愈多的「刺激」，來達到和以前一樣的效果；換句話說，同等的大量多巴胺。我通常狂買 CD 時，都是先買 1、2 張，但是我的渴望隨著每次購買拉高；到頭來，每次我拜訪萬惡的山雀唱片行時，都會掃走價值數百加幣的 CD。至於戒斷，則是包括煩躁，這是一種普遍愁悶的心情，以及躁動不安和無目標感。不用說，是化學物質在其中作業：多巴胺和腦內啡濃度降低，對我造成影響。非物質成癮者如果突然停止原先沉迷的事物，也會經歷類似的症狀。

從成癮的自我放縱到憂鬱，中間的進程又急又快、銳不可擋。

才華洋溢的作家史蒂芬・里德因為搶劫銀行而入獄，目前還在吃牢飯（編註：初版為 2008 年）。他對我說：「我的生活需要極端手段，我正在努力解決我的需求。」成癮的里德需要極端手段，戒掉一個癮頭，跳到下一個癮頭。拿一部以紐約為背景的警匪電視劇來比喻，其中有一句台詞「在紐約有一百萬個故事」，但是成癮歷程只有一種。

對空虛的恐懼負責

本書執筆期間，兒子丹尼爾擔當初任編輯。在協作的過程中，我們曾多次討論成癮問題，我請他寫下想法。他的文字說明了成癮歷程換湯不換藥，表現形式會改，但基本性質不變。無論你怎麼渡過那晚。

爸：

我記得我 14 歲那年，你說你是會狂買 CD 的樂迷，我笑了，覺得嘲諷：這聽起來輕描淡寫而又荒唐；你突然間遇到了一個「問題」，聽古典音樂是你心愛的不在場證明，證明你性情多變和心不在焉。我們家裡經常傳來刺耳的古典音樂，證明你的痛苦；馬勒的音樂震動著我房間的天花板，那代表你的生活有多複雜。我應該為你感到遺憾嗎？

我不知道，我過去並沒有花太多心力想像，想像你之所以聽音樂，是在填補什麼空虛。我當時所有的想法，就是我從你的行為周期中得出的結論：對你來說，聽音樂比家人重要，比我重要。我發現這一切都太可悲了，我不屑於這種「成癮」行為，同時又對此表示不滿。之所以會不屑，是因為我認為那是虛假的；之所以會不滿，是因為我知道那某種程度上確實沒有錯。

你不難想像，哪怕多證據確鑿，我也從不急著用「成癮」形容自己。其中有自欺欺人之處：「嘿，我才不會成癮。我沒有像我爸一樣特別沉迷什麼。」也許我曾經連續熱衷過一些小事物，但最後都停了，這些事物完全沒有進入或破壞我的人生。我想像伍迪‧艾倫拿這個梗來插科打諢：「親愛的，老實說，我不可能變成酒鬼。我很害怕投入。」我甚至創了一個新詞「ADDiction」，代表無法維持一項壞習慣一段時間。

像這樣人畜無害的例子，我可以再給幾個，例如到紐約讀研究

所時寫的部落格，還有我幾年前參加的個人成長工作坊。這些只是最近的兩個例子。無論是部落格還是工作坊，我一開始態度積極、充滿幹勁和興奮感，直到最後這些活動變成讓我燃燒殆盡、適得其反的來源。我寫部落格，是因為我想將到達新環境的興奮感化為文字。

研究所生涯的頭幾個月，生活緊繃，我有時一天（或晚上）花3、4個小時寫部落格，沒有找時間參加社交活動、運動、睡眠，甚至功課——這些事情說穿了就是生活。某種奇怪的靈感推動我寫部落格，我加入愈來愈多生活的私人細節。過程好比是我把自己當作原料，推入蘇斯博士（Dr. Seuss，繪本作家）筆下的奇妙裝置BlogMatic 3000，生出來活靈活現、趣味盎然、令人驚艷的工藝品，我的文字詞溢乎情，內容的有趣程度和細節都比我真實人生還精采。

我記得你、媽，以及我的許多朋友有段時間很熱衷閱讀我的部落格，最後我的文章內容跨越了一道隱形界線，那是介於自我表達和自我迷戀之間的界線——你讓我知道我越過了那條線。外界浮華閃亮的關注如一道波浪，我浮出來，當浪拍碎了，我真的迷惘了。

個人成長工作坊的經驗也相差不遠，頂多是更一頭熱了。工作坊在很多奇妙的面向改變了我的生活，但後來卻使我的生活方式無以為力。我的生活，甚至只是為了能在工作坊中有話題可談；更失控的是，我只是在欺騙，當時這樣的想法在膨脹中。同時，我試著說服大家我已經脫胎換骨，大家可能從我的改變得到好處嗎？我知道親朋好友在說我變得愈來愈古怪，但是除了依然故我，我別無他法。

當我成癮時（對，我用了這個詞），來了鋪天蓋地的戲劇化情節：從蜜月期的欣喜若狂，一直到跌破眼鏡的大結局。當我意識到「對我有害」，並且「已經失控」。我誓言擺脫，其中夾雜懊悔、羞恥，以及清醒的決心，複雜的心境宛如故事中的英雄。我的部落格

就是在說這背後的故事，那是我「脫胎換骨」的遠征，以及其他許多小故事中。這當然是成癮的一種誘人魅力：隨心所欲寫出心中的內容，是很引人入勝的事。

說來詭異，我的成癮真正消失的時機，是在我看到「空」（以佛教意義來說）之後：不好、不壞，當然也不會引起漣漪，就只是「皮相」，我一直用不明智的方式，磨去生命的痛苦稜角。我之所以說「不明智」，是因為古今中外的成癮者因成癮導致的痛苦，都多於成癮所緩解的痛苦。

說到底，爸，我們父子倆沒有不同。我內心很空虛，我的空虛跟他人也沒不同，就是一個普通人會產生的絕望、恐懼、焦慮。我的空虛會將自我定義、目標和價值快速的餵給我（如果玩點文字遊戲，那是「想要盡力空出的空虛」）。我可能不會用藥、賭博，或者沉迷貝多芬（但願不會），但是我們沉迷的可能都是一樣有害的。

如果我學到了什麼，那就是我必須為自己對空虛的恐懼負責。恐懼不是個人的，相反地，恐懼是普遍存在的——我只是得到了我那一分空虛，這一分空虛與我共存。當我意識到這一點時，我不再迷惘地問我是誰，或是花費大量心力，用一切可能的手段讓空虛消失；我不會再犯這樣的錯誤。相反地，我會用警醒、耐心、自在的心態去面對空虛。

愛你的兒子
丹尼爾

21 過度往外探求：容易成癮的人格

成癮者的人格就是未能成熟發展的性格。如果要戒癮，而自己或他人的情感發展卻遭到早期生長環境破壞，該如何增加個體的成熟度，這會是關鍵。

成癮沒有好壞之分？

「沒有什麼比觸底反彈更讓人有安全感。那是一種反正你也無法再往下跌的感覺。」作家史蒂芬‧里德如此挖苦。我和他面對面坐著，中間是一張方形小木桌，金屬框座椅上是塑膠椅墊，標準的自助餐廳廉價款。在位置較高的帶窗小隔間內，有一位女警衛在監視著犯人。我們所處的自助餐和其他單調的員工餐廳相比，最特別的地方就是多一位獄警了。

我來到加拿大溫哥華島的威廉海德監獄，探視里德，他是銀行搶匪，自稱是一條毒蟲，也是一名作家。自助餐內也有其他人，有一些人獨自啜飲咖啡，一些人陪同訪客。鄰桌是一名男囚犯，他正在按摩女訪客的肩膀，而面海的玻璃牆旁，坐著一對美洲原住民情侶，面露歡容，不發一語地凝視對方。在戶外，兩旁生長著黃色金雀花的野生灌木叢遍布陡峭的山坡，一路斜下至岸邊。灌木叢後面是透著光的金屬網柵，頂端盤繞著帶刺的鐵絲網圈。

1999 年，里德犯下了他之後所謂「我這輩子最糟的搶銀行」，再次鋃鐺入獄，刑期 18 年。里德滿頭白髮，圓圓的粉紅色臉頰，蓄著海象鬍鬚，看起來並不像是眼前正在悔恨當初暴行的罪犯。里德在獄中體重掉了很多。由於假釋審查流程不順，他說：「這種失望影響到我的心情，我會暴飲暴食讓自己好過。」他看起來很沮

喪。

　　我們正談著個人的成癮經驗，以及隱藏在核心的空虛，那是我們倆以截然不同的成癮行為要填補，卻也總是無法填補的空虛。說來可能跌破眼鏡，眼前這名自稱是毒蟲、過去嗑古柯鹼嗑到茫的銀行搶匪，對於他所透露的想法和情感，我全都感到共鳴。

　　他前面談到觸底反彈，是因為我詢問《Junkie》（毒蟲）一段文字的內容。這是一篇他親筆寫下的自傳性質敘述文，文章的目標讀者是針對《Addicted: Notes from the Belly of the Beast》（成癮——關於野獸的肚子）：從地球的外殼跌落了好多次，似乎只有在這塊熟悉的小混凝土板上，我才能在一個方向上直行七步，然後向後退七步，我的腳才能確定地著地。

　　一般觀念中，成癮者必須「跌至谷底」，才能獲得發憤圖強戒癮。在一些個案中，這可能確有其事，但整體來說並非如此，原因在於谷底的定義各自不同。對里德而言，谷底指的是冷冰冰的監獄；以我來說，谷底在於我的癮頭對家人造成影響，並使我有孤立感與羞恥感；我每次偷偷摸摸瘋掃 CD 後，這種感受都會增強。

　　以我在波特蘭旅館看診的患者而言，他們在世俗面上一無所有：沒有財產、沒有配偶、沒有小孩、沒有自尊、沒有健康，他們沒有一般人生命中會有的一點成就；難以想像要如何定義這個族群「跌到谷底」。如果說「沒有什麼可以失去」等於是自由，那麼溫哥華遊民區這群重度藥癮的餓鬼，確實是非常自在的。

　　相較於我在溫哥華市中心東區看診的患者，他們的生活和我的生活兩者差異極為明顯。比較看不出來的是我們兩邊的行為模式：兩邊都是透過動機驅使癮頭，以我們的成癮「對象」為中心採取行動。以我的患者與里德而言，這邊說的成癮「對象」是藥物；以我的立場來說，是音樂 CD，是公眾關注，是來自病患的感謝，是沉浸工作的陶然忘我，是時不時想要購買音樂的需求，還有讓我漫不

經心地從生活抽離。藥癮者出賣他們的靈魂，我向來也願意如此，只是我有更高的價碼。

他們將就自己，住在喜士定街上蟲滿為患的房間；我的工作狂賺來了甜蜜的家。他們的成癮對象是藥，要嘛從靜脈進入，透過腎臟排出，要嘛吸入肺部，吞雲吐霧一番，消失在空氣中；而我的成癮對象要嘛是 CD，排列在書架上，許多還未聽，要嘛是書，許多還未讀。藥癮，餵他們吃了牢飯；我對於追求認同和瘋狂工作的執著，則為我贏得了仰慕，還有可觀的收入。

至於道德、義務和責任，如果說我的患者拋棄了他們的孩子，我也是拋棄了我的孩子，因為我沒有陪家人，比起家人的真實需求，我側重我感官上的需求。如果說我的患者撒謊、耍心機，我也是；如果說我的患者汲汲營營於下一次的「藥」，我也是；如果說他們嚐到教訓後故態復萌，我也是；如果說他們一再的承諾和決心，只是為了再陷入，我沒有好到哪去；如果說里德再屈服於藥癮，在孩子們成長的黃金期，落得生理上骨肉分離的下場，我也是一而再、再而三地，於心理上和我的家人骨肉分離；如果藥癮者捨去愛，尋求立即的滿足感，我更何嘗不是。

可能有人會爭辯說，起碼就工作而言，我所謂的成癮可以幫助別人。即使真是這道理，仍無法解釋或正當化成癮。即使沒有癮頭驅策我，我在許多熱衷領域付出的貢獻還是可能達成。沒有所謂好的成癮。成癮帶來執著，執著會污染所作所為；如果沒有成癮帶來的執著，每一件事都能做得更好。無論何種成癮，哪怕多麼有益身心，或甚至該歌功頌德，都有人會付出代價。

沒有任何人的核心本質是空虛的或匱乏的，但是在生活或是體驗自我生命時，許多人會時常會活得空虛、活得匱乏。成癮的核心狀態是匱乏和空虛，任何想要抹除匱乏感和空虛感的嘗試，就好比拿鏟子挖灰塵，想用灰塵要填滿一座峽谷。這是永無止盡的徒勞之舉，將心力放在這上面，精神和靈性無法成長，無法真真切切地追

求靈性的滿足，也會失去我們所愛的人。

里德曾寫道：「黑暗……是祕密的自我仇恨，在每條毒蟲的心中匯聚。」羞恥感之所以出現，是因為成癮歷程中，縱使沉迷於表面上無害的對象，也只會加深空虛感，個體原本該從空虛處和世界連結，並養成健康的自我意識。羞恥的是自我背叛。Idea City 是一項在加拿大多倫多舉辦，以創新想法、科技進展和文化為主題的年會。有一次我獲邀於 Idea City 演說時，我才意識到這種匱乏的空虛感，使我極度不滿足。多年來，我看著講者名單，心中感到心酸。我妒嫉，渴望獲邀，這種渴望來自於我希望外界需要我，我希望外界認同我。

最後，主辦方邀請我演講。我的自我獲得滿足，或者說我認為我獲得了滿足。當我抵達多倫多，開始享受年會的內容，欣喜於認識眾多思想開放的魅力人士。沒多久，我那個永遠充滿占有和渴求的自我開始出聲，聲音在我內心激盪：「這裡面有的演講者來這邊演講過 2 次還 3 次了。那主辦單位還會邀請你嗎？他們應該再請你來才對……」我只能笑。我的自我永遠貪得無厭，不知滿足為何物。

對於我的成癮行為，以及內心的渴望、難以忍受的急切、復發／復犯、羞恥等感受，當我告知波特蘭旅館的病患時，他們笑了，無一不點頭表示贊同。里德也心有戚戚焉，他說：「我花太多時間追求外面的東西；試探別人的想法……我的牙齒因為吸毒壞了，我努力從外面的東西拉回來，看看內在的我。」正當話音漸歇，他又補充：「我有時候似乎有種感覺，小時候比較有活著的感覺，不然就是用海洛英的時候會有活著的感覺。」我們很多人，都不免有過一種洩氣和挫折的共同感受：小孩可以完全活在當下，但長大了，如果要完全活在當下，只能靠人為幫助了。

什麼人容易成癮？

里德一番強烈追求外在事物的評論，反映了所謂的成癮人格（addictive personality），或者準確地說，是更容易成癮的人格（addiction-prone personality）。真有這玩意嗎？答案不是肯定或否定的二分法。並沒有一組特定的人格特質會導致成癮，但若個體具有某些特質，會更可能屈服於成癮歷程。

無論是生理上或情感上，人若是必須常常倚靠外部的慰藉來源，才能填補身心需求，那麼會容易陷入成癮歷程。這種需求代表無法自我調節，無法將內部情感氛圍維持於合理穩定的狀態。

自我調節並非與生俱來，人人皆是如此；先前章節已有探討，嬰兒完全依賴父母來調節身心狀態。自我調節是發展而來的能力，只有在發展條件合適時才能培養出來。有些人終其一生都無法培養這種自我調解的能力，這樣的人即使到中老年人，仍必須依靠外部支援，才能緩解不適和焦慮。此類外部支援可以是化學物質，可以是食物，可以是需要外界關注、認可或愛護；若無這些支援，他們無法感到自在。又或者，他們會設法從事促發高漲情緒或是冒險感受的活動。

自我調節不足者，變得依賴「外部事物」來提升情緒；如果過於無法定性寧神，甚至需要藉此使自己平靜。我的情形是：沮喪、躁動或無聊時，我會狂買 CD，但情緒過於高漲、一籌莫展時，也會狂買。衝動控制是自我調節的一環。衝動形成時，從腦中樞的較低部位開始上升，由大腦皮質負責允許或抑制。對於易成癮人格，有種顯著特徵是較難以控制突如其來的感覺、衝動和欲望。易成癮人格的特徵是缺乏分化能力。分化能力的定義是「能夠與他人進行情感接觸，但在情感功能上，仍保持自主的能力。」這種能力會使個體保持自我，同時與他人互動。分化能力貧乏者，容易遭自己的情緒壓垮，這種人會「吸收他人的焦慮，並在自己內心形成極大的焦慮。」

個體若缺乏差異性，加上自我調節能力受損，會反映出缺乏情緒成熟度。

心理成熟是一種自我意識的發展，這種自我意識是與內在體驗分開的。年幼時完全不具有這種能力，個體在年幼時，必須了解任何特定時刻主宰本身情緒的那個自己，並非是真正的自己。而且能感受到自己的行動不會自動受到情緒主宰。

個體也能覺察和當下感受背道而馳的感覺、想法，價值觀和承諾，具有選擇的能力。成癮者往往缺乏體驗這類混合感受的能力。情感過程會宰制他們的判斷：當下感受無論如何，就決定了對外界的看法，並且控制自己的行動。

同樣邏輯適用於與情感關係：孩童成長下必然變得與他人不同。孩童必須了解自己的內心，面對外界的想法、觀點或情感狀態時，不會被壓垮。孩童的分化能力愈強，愈能與他人融合，而不失去自己的意識。個體化且分化能力強者，應對時可以公開接受自己的情緒，既不用迎合他人，也不需抗拒他人。個體不需要抑制自己的情緒，也不會衝動行事。

美國華盛頓特區的精神病學家暨喬治城大學家庭中心主任麥可‧科爾（Michael Kerr）博士將分化能力分為兩種：功能性分化和本質性分化，從健康和壓力的角度來看，這兩種分化是截然不同的世界。本質性分化的特性愈強，個體愈會依賴與他人之間的情感關係，維繫自己的情緒平衡。當情感關係無法維繫個體時，個體可能會寄託於成癮，作為情感支撐。

我的波特蘭旅館患者中，有一些情感機能良好，直到他們婚姻破裂，轉由快速尋求物質的慰藉。即使是溫哥華市中心東區的藥癮者，也會因為和目前伴侶的相處情形，情緒跌至谷底或高漲。他們很容易感到受傷，並且很快認為自己遭到拒絕，而他們的用藥量也往往取決於情感關係的好壞。當一段感情結束時，他們可能會立即

陷入另一段。他們往往無法戒癮，因為伴侶不願意陪伴他們走過戒癮的過程；而他們會將感情看得比自我健康還重要。分化能力不佳的情況下，可能會持續破壞情感連結，增加成癮風險。

　　我本人也不例外。婚姻給我壓力時，就算壓力源於自我調節能力不成熟，以及缺乏基本的分化能力，我也曾尋找外部慰藉，例如瘋狂工作和狂買 CD。

　　總歸來說，以上就是成癮的最常見基本特質：自我調節能力不佳、缺乏基本分化能力、缺乏健康的自我感受、感到匱乏的空虛，以及衝動控制受損。這些特質的發展並不難理解。或者準確地說，如果自我調節、自我價值、分化能力和衝動控制等項目無法正面發展，是什麼環境造成的箇中原因不難理解。任何園丁都知道，植物沒長好，最可能就是生長條件缺乏。兒童也是如此。成癮者的人格就是未能成熟發展的性格。一旦我們面臨的問題是戒癮，自己或他人的情感發展如果遭到早期生長環境破壞，該如何增加個體的成熟度，這會是關鍵。

22 愛的劣質替代品：行為成癮與其根源

無法找到愛的人，或是無法接受愛的人，
都必須找到替代品，成癮便由此形成。

只是想舒緩痛苦而已

藥癮者能選擇的成癮物質有限：和行為成癮者相比，他們用以逃避的選項較少。我有一位在溫哥華市中心東區服務的醫師同僚這樣形容：「他們包包裡面的東西，比我們包包裡面的東西少。」相對來說，行為成癮的可能性幾乎無限。

那麼，他們是怎麼「選擇」的？為何我兒子是自我充實或是經營網誌，其他人就是性成癮或賭博成癮？為何購買 CD 會讓我的多巴胺迴路運作，為何我會是工作狂？對於這項提問，我請教了先前章節曾提及的性成癮權威艾維爾・古德曼醫師。他說：「無論帶來痛苦的是什麼，極大關鍵在於哪一些經驗能舒緩痛苦？對於許多人來說，CD 不會是首選，但我猜音樂對你有深層意義。對你來說，音樂賦予深邃的情緒體驗。」

這又所謂何來？古德曼醫師認為：「首先，你可能對音樂有天生的敏感度，你父母以前聽的音樂可能影響到你，但也可能來自更早期的影響。好比說，嬰兒時期的你被留在房間，沒有被擁抱，但是你能聽到外界聲音，所以你的聽覺系統變成一種連接世界的重要傳導媒介。」這一位在明尼蘇達執業的精神科醫師固然對我的背景一無所知，以就我所知我自己的早期生活情形而言，他倒是描述得相當接近。

1944 年，我的猶太裔雙親在布達佩斯生下我，兩個月後納粹

占領匈牙利。歐洲的猶太裔承受戰爭和種族屠殺帶來的一次次浩劫，整個過程已人盡皆知。在我出生後的前 15 個月，父親被迫遠離家庭前往集中營。這段期間，父母多數時候不知彼此是生是死。外祖父母死於奧茲威辛集中營時，我 5 個月大。多年後，在我母親於溫哥華以 82 歲高齡辭世不久前，她告訴我當時她對於外祖父母的死亡感到憂鬱，有幾天就只有為照顧我（我常被獨留在嬰兒床上）而下床。我在《Scattered Minds》曾提到這段故事：

德軍進駐布達佩斯兩天後，我的母親致電詢問小兒科醫師：「你可以來看麥特嗎？他昨天早上到現在哭個沒停。」醫生回她：「沒問題，我過去，但是我要跟你說：我看的每一個猶太寶寶都在哭。」

到頭來，難道是因為猶太嬰兒知道納粹、第二次世界大戰、種族歧視，以及種族屠殺嗎？他們所知道的是雙親的焦慮……他們呼吸著恐懼，消化著悲痛。然而，能說猶太寶寶沒有被愛嗎？他們所受的關愛不會比其他地方的嬰兒少。

當這些父母自己童年的內心惡魔被喚醒，或是生涯的外部壓力源影響，他們會無法調節相關結果。嬰兒的情緒環境以及小孩的腦部必須適應變化。他們適應的方式是：視而不見、關閉情感、或透過搖晃身軀、吸吮手指、進食、睡覺或是經常性尋找外部舒適來源，來找到能自我舒緩的方式。在成癮的本質上存在著這樣的空虛，那是持續煩躁、失落的空虛感。

當時在布達佩斯，猶太貧民區人滿為患，加上衛生程度低下令人髮指，到戰爭結束都沒有改善。我病況嚴重，母親害怕我可能死於疾病或營養不良。我週歲時，她將我抱出，交給藏匿於貧民窟外的親戚。協助轉交給親戚的訪客固然親切，但素昧平生，且非猶太裔。此時來到街頭交出愛子的母親，已經不知道自己能否活過明天，更遑論知道是否和我有緣再見。

親戚有一顆關懷的心，將我照顧得無微不至，然而我仍不得不想像當時的畫面，因為對於一歲嬰兒來說，接手的可是不折不扣的陌生人。對於排山倒海而來的情緒失落，一名小小孩的自然反應會是出於防衛地關閉內心。我終其一生都在抗拒接受外界的愛：並非是抗拒被愛，也不是在認知上抗拒知道別人是愛我的，而是抗拒以發自內心的情感，以脆弱、公開的方式去接受愛。無法找到愛的人，或是無法接受愛的人，都必須找到替代品，成癮便由此形成。

肥胖問題只是一種表象

音樂為我賦予自我滿足和滋養的感受，我不需要任何其他人事物。沉浸於音樂時，好比身處羊水，提供包覆感和保護感，同時也有穩定感，不虞匱乏，而且在掌控之中，取之不盡。我能選擇音樂，反映心情，或是需要時選擇舒緩心情的音樂。

每一次前往山雀唱片行物色音樂時，能帶來一股興奮感，以及讓我立刻緩解的緊張感，那是我能為自己獲取的立即獎賞，並不同於我生命中經歷過的其他緊張感，或是其他所冀望的獎賞。音樂是美和意義的來源，自外於我個人，透過直接體驗音樂的本質，成為我的所有物，毋須去探索我如何透過直接體驗這些本質來在我的生命中保有。就這層意義而言，成癮對怠懶的人來說，是達到類似超脫境界的路徑。

我的工作成癮原因明確。無論母親如何打從內心愛著小孩，一如我母親對我的愛掏心掏肺，母親如果憂鬱，孩子也會時常有匱乏感和深層的憂慮感。當一名 11 個月大的男嬰轉交給陌生人，母親就此消失於他的生命中時，男嬰勢必有撕心裂肺的感受。這類體驗在內心刻下深層印記，並對腦部生理形成細微改變——其中的影響可能終其一生，但並不必然（後續將探討）。

　　我無法感受到我之所以為我的自我價值，而我的自我價值來自工作。醫生的工作提供一處完美場域，證明我對於外界而言有用武之地，不是隨用即丟。過去曾有一很長一段時間，我完全無法推開工作：工作如同藥物，賦予我被需要的感受，這分感受太過強烈，使我難以拒絕；再者，在我的內心狀態周圍，焦慮、憂鬱、倦怠等情緒總是陰魂不散，而工作時往往聚精會神，我需要這種高度張力的情緒來擺脫這些焦慮、憂鬱、倦怠。我利用成癮症狀來控管我的情緒和內心體驗，這點和成癮者如出一轍。週末時沒有診所的叫號聲，我便感到空虛和焦慮，我活脫脫像是戒斷中的成癮患者。

　　在飲食相關疾病這一塊，也會上演相同的內心角力戲碼。然而，我們可能會問：飲食是生存至關重大的行為，有可能如此扭曲到傷害健康，甚至到縮短壽命的地步嗎？肥胖問題氾濫，將原因歸咎於垃圾食物和久坐不動，固然是主流論述，但這些現象不過是成癮的表面行為，骨子裡是更深層的心理與社會疾病。

　　人體成長過程中，飲食的意義遠遠超過食物的表面意義。出生後，母親的乳頭取代臍帶，為嬰兒供給養分。對於母子身體之間，乳頭也是持續連接的一個點。和父母的身體產生接觸，能滿足情感依附需求，對於孩童而言，這項需求和攝食營養需求同樣基本。

　　當嬰兒焦慮或不悅時，會需要乳頭或奶嘴。說穿了，前者是自然養育的部位，後者是深入模擬乳頭的物體。拜此之賜，情緒慰藉、口部進食或情緒舒緩會在心智內產生密切連結。另一方面，情感剝奪會觸發口部刺激或進食的欲望，這種觸發源頭的強度，如同飢餓感所觸發的口部刺激和進食欲望。孩童若於嬰兒期後仍吸吮手指，是在進行自我安撫；這往往代表情緒上的憂慮。撇開少數生理疾病個案，愈是肥胖的人，某一段人生關鍵期承受愈多這類情感上的飢餓。

　　我剛執業擔任家醫時，往往以為病人僅需要基本資訊，因此看診時都在對過重者衛教，在診療單上，用鉛筆和幼稚的畫風，告訴

他們體脂肪過高時對心臟形成的負荷、阻塞動脈、使血壓升高。我的見解宣導完畢後，他們會心懷感激地離開辦公室，彷彿重獲新生，蓄勢待發展開嶄新、健康的生活方式，但我後來發現他們離開我的診間後便要求轉診，新醫師的特色會是說教色彩較淡，且更能理解身為人會有的情感。情緒行為動力在背後驅策，若我沒有幫他們處理情緒行為動力，或無法有效處理時，搬出大道理教訓他們行為，也是幾乎無濟於事。

飲食過量者有一共同特色，即不但在過去有情感上的喪失感，當下也有生理上的剝奪感或高度壓力。一位女性可能離開一段不順遂的感情後減重，獲得自信，和舊情人復合後復胖。若在沒有認知獎賞的情況下耗掉情緒能量，則會由食物熱量來補償。無獨有偶，許多癮君子戒菸後，會有飲食過量的情形，因為他們對於口部舒緩的渴望無法再由吸菸提供，失去可緩解壓力緩解的尼古丁，會使他們的多巴胺處於耗竭狀態。

如果說，這個年頭的孩童肥胖風險高於前幾代，原因不僅在於孩童黏在電視電腦前，身體活動程度較為低落，主要原因會是身處承平時代中，從未有過一個世代承受巨大壓力，如此渴望培養成人關係。在過去的時代，父母就在家附近或是農田工作，和孩童能有較為頻繁的實質接觸；當然，電視電腦已經成為提供互動的替代品。從前由大家族、宗室、部落或村落提供社群意識，後來電視電腦取而代之，成為娛樂來源。孩童與成人發展出情緒滋養關係，藉此獲取強烈的自信心，孩童不需要依靠食物或3C娛樂來自我安撫。

肥胖問題的猖獗，顯示了消費社會核心的心理與精神空虛。無力感與孤立感導致消極態度；生活緊繃，所以嚮往逃脫。佛教會教導實踐者慢食，覺察每一口、每一味。飲食成為覺察的實踐；西方文化則是反其道而行。食物是具有安撫功能的工具，普世皆然，許多人藉由飲食達到心理上的忘情功用。

耽溺於大腦的反饋

性成癮同樣能溯源至兒童時代的經驗。根據性成癮權威艾維爾‧古德曼醫師指出，絕大多數的女性性成癮者在孩童時期曾有性受虐經驗，男性則達 4 成。對此，古德曼醫師說：「人類的適應性極強。」對我們而言，抱在懷中、互相擁抱，這樣的影響舉足輕重，因此我們對於能賦予溫暖和觸感的任何人事物，會和愛產生連結。若僅能透過性來感到被需要，成年後便會透過性來重新確認別人愛自己，確認別人需要自己。那些不是因為兒時的虐待而成為的性癮者，可能是來自家長的影響力或是成長過程中沒有足夠的被愛和被渴望所導致，以致於在當下尋求與他人的性接觸來作為速成的安撫來源。

所謂的女性性成癮者（nymphomaniac）其實完全不是對性成癮，她們耽溺的是多巴胺和腦內啡所給予的反饋，這兩項物質的來源渴望與被渴望的感受。女性性成癮者的濫交並非變態行為，而是對於兒童時期所處環境形成適應變化後的產物。如同所有成癮現象，性成癮也是一種替代品，用以發展遭奪去的部分。透過性，固然可取得多巴胺和腦內啡反饋，但如同所有的成癮現象，**轉瞬就會消失**。

由於早期互動關係中的不穩定性令人痛苦，對於接觸的渴望也會伴隨著對於親密關係的畏懼。在溫哥華執業的精神科醫師莫妮可‧吉亞德（Monique Giard），關注性成癮治療。她指出：「長期關係中，你必須要面對自己。要面對一個人的最深層恐懼，不但非常恐怖，也可能十分痛苦。」性成癮者更換性伴侶，藉此避免親暱關係的風險，這和我的 CD 購買欲有異曲同工之妙：成癮者總是追尋新的刺激來產生多巴胺。

性伴侶的強迫性更換如同所有成癮現象，會協助成癮者避開不愉悅的情緒。莫妮可醫師指出：「要克服負面想法和負面情緒，需要紀律和勇氣。以正面情緒取代負面情緒，是成癮行為的重點。」

成癮會暫時移置生活需求，但完全無法取代生活需求。人的癮頭會服務錯誤需求，哪怕頻率有多高，均無法讓人滿足。人腦似乎完全無法感到滿足、放鬆，並執行其他重要工作。這情況類似於飽餐一頓後挨餓，人會立刻將心力放在再次取得食物上。從成癮者的孩提時代起，身上的眼窩額葉皮質與相關神經系統便受到誘導，會將錯誤需求的重要性置於真實需求之上，此過程稱為「突顯性歸因」。因此，行為成癮者會有不顧一切的渴求，即使不是基本生存需求，也會產生立即回應需求的急迫性。

如果將滾石樂團的歌詞倒過來看，正好能為成癮者的情形下一個註腳：你有時能得到你想要的，但你再怎麼努力，永遠得不到你需要的。

早已銘印在大腦裡

我在威廉黑德監獄進行交流時，史蒂芬‧里德聽聞我在嬰兒時期的故事後搖起頭來，比先前更面露沮喪：「你一開始是很悲劇沒錯，但你現在自由了啊。你有工作生涯。我沒有那樣的東西，然後現在我又坐牢了。我的缺失、個性瑕疵、道德淪喪，讓我的人生幾乎都在坐牢。」

史蒂芬對自己的嚴厲評語，我倒是持不同看法，而且完全不同意。我一歲半以前的困境熬過後，我在家境穩定的中產階級家庭中成長。撫養我的雙親受過教育，儘管有身為人的各自缺點，但他們長期對自己的小孩付出關愛與養育，對我也是視如己出。

另一方面，史蒂芬由母親撫養長大，童年承受高度壓力和恐懼，至少早期階段均是如此：他母親在 15 歲時生下他，嫁給脾氣暴躁的酒鬼。史蒂芬的童年盡是貧窮、羞辱、恐懼和情緒上的不安

感。史蒂芬說：「我爸生活一有什麼不順，就只會亂發脾氣。」

史蒂芬 11 歲時，鎮上的醫師開車將他載往鄉下，對他注射嗎啡，展開以毒品換取性的剝削關係，為期好幾個月。初次注射嗎啡時，史蒂芬尚未青春期，類鴉片物質充斥腦部，藥物作用征服了史蒂芬，那是他本身的神經迴路所無法產生的欣快感。

我問他：「那是什麼感覺？」他如此回答說：「像一塊溫暖的濕毛毯。那邊很安全。我還沒有感到痛苦和危險以前會有的安全感；我在媽媽肚子，我被推、被拉，我踢著腳、哇哇大哭地生出來，我的出生罪大惡極，而那是我出生以前會有的安全感」。曾有一名性交易工作者告訴我，他第一次用海洛英時的感受就像一次溫軟的擁抱，那是在幻想一種嬰兒喜悅的狀態。史蒂芬所謂「像一塊溫暖的濕毛毯」則更進一步，讓人聯想到子宮──或許，那正是他最後一次有安全感的地方。

在我 45 歲前後，有過類似福至心靈的感受，但較為和緩。當時別的醫生開給我一種抗憂鬱藥物，可增加血清素濃度。我被一種先前從未想像過的幸福感包圍，我的腦細胞如同第一次沉浸在一種正常的化學環境中。我對我的大腦說：「那是人類應該有的感覺。」在知道去除憂鬱的影響之前，不會知道曾經有多憂鬱。新經歷的化學狀態給我啟示，我和史蒂芬兩人早期人生階段的壓力影響了我們的腦部生理活動。

然而，有些成癮者在相對安穩的環境下成長，有一對呵護備至的雙親，沒有遭施暴或忽略。那麼，該如何說明他們的成癮歷程？為了回答這項問題，我們必須回頭檢視嬰兒期和幼兒期的問題，以及情感調和的特質，這是腦部最佳化發展所需要的。

這邊要先談談「責備父母」，這是一項敏感的話題，在談論早期養育環境時，很容易將指控的帽子扣在任何人身上。在談及責備父母時，會有一種警戒心態，這種警戒心態來自人天生的防衛心；

如果因任何事由，感到被指控沒有愛自己的小孩，或是沒有盡力養育，這種警戒心會油然而生。大眾心理學自 1950 年代起，至少到 1980 年代晚期為止蔚為流行，其中鼓勵對雙親（尤其母親）採取責備甚至是敵視的態度。前述警戒心也是一種反動，反動的對象即大眾心理學的某些精神分析理論與簡單化的模式。

即便如此，史蒂芬和我的雙親也好，我和我妻子為人父母也罷，無論考慮對象是誰，重點不會放在父母的親職角色並未盡善盡美。先前我已評論類似現象：即使是我的成癮病患，他們最大的恥辱和後悔在於無法教養自己的孩子，一思及此，他們往往泛淚。重點是，我們所提供最好的教養也會受限於我們本身的問題和限制，我自己的孩子就是如此。在多數成癮個案中，這些問題和限制源於我們的童年，隨著世代一路傳遞。

依據人類試驗和動物實驗的發現，兩者均透露出教養風格會一代傳一代事實。動物實驗已顯示雙親養育有生物學機制：並非透過基因，而是以分子機制傳承。換句話說，嬰兒所接受的養育會對他們自己的腦部迴路進行「形塑」，形塑的方式日後將會影響自己為人父母時的教養方式，甚至形成危害。催產素生成機制是母親與小孩之間情感建構的關鍵，在前述迴路進行傳導時，其神經學基礎可能會需要催產素的介入。如果我們了解這些事實，顯然任何一方都不該受到責備。

如我先前所述，抱持責備父母的態度，是完全無濟於事的，一如蘇非派（Sufi）詩人哈菲茲（Hafiz）的詩句：責備，只會讓「可悲的遊戲」持續到天長地久。

愛要有來有往

我曾針對注意力缺失症（ADD）主題執筆，出版《Scattered Minds》一書。這本著作問世後，對於責備雙親的指控，我發展出令人玩味的看法。ADD 是成癮的極高風險因子，在解釋我本身的 ADD 病史時，我回顧自己嬰兒時期的經歷。書中寫道：「一般母親和嬰兒會有的正常互動，我母親和我幾乎沒有機會發展。當時的情勢令人害怕，我母親和我幾乎不可能互動。她的心態變得麻木，她必須將心力放在基本生存上。」我的主張是：「哪怕一名母親的愛有多深，情感調和都可能受到嚴重干擾。」

這本書的第一篇書評由《多倫多星報》刊出。當中寫道：「麥特責備她的母親。」

所謂情人眼裡出西施，愛意尚且如此，惡意何嘗不是？羅伯特·波斯特（Robert Post）醫師如此說明：「不良刺激」固然會對腦部發展形成不良發展，然而「良好刺激」不夠，也會產生不良影響。對此，英國的兒童精神科醫師 D·W·溫尼考特也有一番精準形容：「原本會發生有助益的事情，卻什麼都沒發生。」

針對孩童的腦部自我調節迴路，父母如果感受到壓力，會難以提供該迴路的特定條件：情感調和的品質。情感調和顧名思義，會和某人的情緒狀態產生「協調」。問題不在於父母有沒有愛，而是父母能不能給予情感上的陪伴，陪伴時讓嬰兒或孩童感受到被理解、被接受，且能有鏡像互動。協調是愛的真實語言，拜此一媒介之賜，學語前兒童能了解到自己被愛。

情感調和是細膩的過程，具有深層的直覺性，當雙親感受壓力、憂鬱或是分心時，這項過程會很容易受到動搖。心力完全放在嬰兒身上的父母（付出完全的「愛」），雙方也可能無法產生情感調和。以一對憂鬱的父母為例，嬰兒會感受到心理壓力，壓力源並非是嬰兒沒有被愛，而是雙親並未和嬰兒形成情感調和。

如果雙親自己在童年期並未有情感調和的體驗，前述情形更有可能發生。親子雙邊的情感調和若是差強人意，孩子固然可能感到被愛，或是認知到愛的存在，但從基本面和深層面來看，孩童無法感到自己被注視或是被喜愛。即使無法確切指出少了什麼，但丹尼爾對於缺失的環節相當敏感。對於童年經歷，他曾經寫下這麼一段話。

我的成長環境中，愛似乎從未缺席，愛的存在往往很真切，所以我知道我是被愛的。即便如此，愛的存在方式游移不定、讓人疑惑，並且難以捉摸，我會對愛產生防衛心。對於愛的表現形式，我總是渴望一種更簡單直接的形式。要抓到一些愛，並且在到手後不讓愛溜走，我感覺我要用點心機。

犬子的回憶並不讓我感到驚訝。我因為沉迷工作，加上其他成癮行為，我的陪伴對於小孩來說並不固定；同時，婚姻的壓力也往往讓我們夫妻兩人忙碌，因此丹尼爾的感受其來有自：他覺得他必須尋得注意，他覺得所獲得的愛有附加條件，他的雙親沒有去喜愛、分享他的情感場域，親子雙方沒有鏡像互動。

愛攸關成癮與否

情感調和不佳，孩童的神經與心理自我調節機制會無法獲得適當的發展模式。對此，精神科醫師丹尼爾・席格（Daniel Siegel）如此形容：

從嬰兒期早期開始，人在調節情緒狀態時，關鍵似乎是能感受到我們的生命中有一位重要的人，這位重要的人同時和我們有相似的心智狀態。

自我調節不是要人去做出「良好行為」，而是指個體能針對內部的情緒環境，將其維持在合理平穩的狀態。面對生命挑戰、困境、失望和滿足等情境時，若有良好的自我調節能力，情緒不會有極端的忽高忽低。人若能善加自我調節，不需要依賴其他人的回應、外部互動或物質，也能感到自在。自我調節能力不佳者，較有可能依靠外界來舒緩情緒。因此，嬰兒期若無情感調節，會增加成癮風險。正如史蒂芬的敘述：「我把太多時間花在自己以外的事情，用來配合其他人。」

有一項針對靈長類的動物實驗中，納入三組親子，結果顯示父母與嬰兒之間，無壓力的穩定關係是互動的重要關鍵。試驗主持人設定 3 組實驗條件，使母猴必須去覓食：第一組覓食難度高，然而是可預測的高難度；第二組是覓食條件穩定、難度低；第三組則具不可預測性，覓食難度有變化，即這次簡單，下次就會變難。後續的觀察項目有：試驗期間中，母猴與幼猴關係的品質、三組幼猴逐漸成熟後所發展出的「人格」特質，以及幼猴一生中體內壓力機制的生物化學狀態。

會對母猴形成壓力，並且干擾養育的組別，並非是覓食難度高的那組，而是覓食難度變動大的那組，試驗設定上具不可預測性。該組母猴顯示了「不穩定、古怪的養育行為，有時候會忽視幼猴」，且不同於其他兩組，這一組的幼猴長大後會焦慮，社交能力差，對外界反應大，這些是已知會增加成癮風險的特質。

以生物學來看，在本組實驗猴的脊髓液中，有一種主要壓力荷爾蒙終生維持高濃度，這顯示壓力機制的異常。這點也是成癮傾向的形成因子，因為動物和人類都會使用物質或其他行為來調節自己的壓力。顯而易見的是，並非其他兩組是「比較好的母猴」，而是因為養育幼猴時，覓食條件變化大，對母猴形成壓力。總的來說，不穩定性是心理和情緒壓力的誘發因子。

無法獲得情感調和，且沒有穩定存在的父母角色，對孩童會是

一大壓力源。當父母在身體上尚未給予陪伴，精神上也心不在焉時，這樣的情境稱為近接分離。父母因為壓力而抽離和孩童間的互動，親子間的調和受到阻斷，這時候就會產生近接分離。孩童在近接分離期間感受到心理壓力時，其壓力的程度會接近身體分離的壓力程度。

於此情況下，受到干擾的有腦部神經傳導物質、自我調節系統，以及壓力控制迴路等生理機能的發展，其中又以壓力控制迴路為最。一旦這些生理機能的失常確立，便會提高成癮風險。年幼孩童可能已經有成癮傾向。親生母猴不在身邊時，幼猴將轉而依附鐵格網，視為無生命的「代理母親」。親子接觸若缺乏足夠情感調和，人類孩童可能容易對電視成癮，或是對進食一類自我舒緩的行為成癮。

父母的愛或投入並非有缺漏，有缺漏的是孩童的認知；在情緒層次上，孩童認知到自己被看到、被了解、被同理，以及「被獲得」。我們所處的壓力社會分崩離析，父母養兒育女時，往往沒有過去部落、宗室、村落、大家族和社群所能提供的支持；親子互動未獲調和已漸成常態。

回溯孩童時期

成癮和受虐、忽視、創傷等孩童時期的遭遇有關，這一點已有廣泛研究。相較之下，目前已公開的研究中，特殊兒童發展文獻以外卻極少探討情感調和。據我觀察，其中有兩大理由昭然若揭。

一、研究「壞事」是非常直觀的；相對來說，研究情感調和這種「好事」相對困難許多，原因在於很少人能確實回想，較少研究員能觀察到「並未發生，但應該要發生的事情」。

二、即使是公然受虐，也得要去意識到受虐問題，成癮症的治療族群還在慢慢培養意識。因此，對於更細緻的情感調和議題，研究界還有極大空間。

同時，家長一方面要努力了解兒女的成癮行為時，也難以回想是否從前曾情感調和不良。為人父母者有一分強烈的愛，以自己的孩子為灌輸對象，父母不免以為孩子都會以純粹的形式實際接受這分愛。再者，父母孩提時代的情感調和不佳者，可能無法注意到自己對自己的嬰兒期小孩也難以進行情感調和；這道理很像是幼時感受壓力的人，可能無法了解他們感受的壓力頻率有多高。

我曾訪談一對夫妻，他們一對愛子已長大成人，兩子均受物質成癮所苦。母親堅稱：「我們的孩子在嬰兒期還有年幼的時候，是我們生命中最幸福的時光。」父親跟著補充：「我們當時沒有感受到壓力。我們的婚姻從以前到現在都很幸福。」經過一個鐘頭的討論後，夫妻才坦言男方在當時曾吸食大麻，為時數年，直到兩子青春期時。

男方在父職上認真盡責、付出心力，並不將自己的呼麻習慣視為成癮症，也沒有認知到這會形成情感距離，拉遠和自己小孩之間的連結。母親出身自虔誠宗教背景，對於丈夫每日吸食大麻感到忿恨，此番來到我的診間談話時，才首度一吐壓抑已久的怒氣。她的觀念和西方文化多數價值觀相同，認為只要強忍怒氣等強烈的負面情緒，孩童就不會承受後果。

雙親公開不睦固然會對小孩造成傷害，怒氣與不悅一旦壓抑，同樣會傷害孩童。在多數情況下，只要是生活中未處理的事物，都會回到孩童身上。父母情緒上的爛攤子，都會變成孩子情緒上的爛攤子。

一位治療師這麼對我形容：「孩童在父母的無意識間悠游，如同魚兒悠游於大海。」從前至今，這對夫妻對家庭全心全意投入，

但在前述環境下，雙親即使給出全世界的愛，也無法為孩童提供一處情感善加調和的零壓力滋養環境。

因此，宣稱所有硬性藥物的成癮來自受虐或忽視，或是宣稱所有行為成癮都根源於早期階段的壓力和情感調和問題，此舉會將問題簡單化。即使會有通則，但個案是個案，個案中不會有涇渭分明的界線。

許多非藥物成癮者在兒時受虐，或是遭到嚴重忽視。以肥胖為例，早期遭到雙親忽視，和後期的肥胖趨勢之間有強烈關係。這邊要再提的是，忽視不必然是蓄意，也不需公開為之：由於童年早期承受雙親的壓力與憂鬱，後續情感調和不佳，會導致相同結果。

據不良童年體驗（ACE）研究發現，在受測組中，童年期受虐也是成年肥胖的影響因子，成人體重愈高，自我評估受虐的比例愈高。另一方面，如前述家庭個案，未遭受虐或忽視者，也可能形成硬性藥物成癮。11 歲至 19 歲之間的年紀，心性較為敏感脆弱，在同儕的不良影響也是風險因子。然而於這類案例中，通常在同儕效應發酵前，親子關係已經阻斷。

從媒體大亨看成癮

若透過成癮的道理去檢視，檯面上許多現象都能獲得理解。舉例來說，商界暨國際媒體界大亨康拉德・布萊克（Conrad Black）出生於加拿大，經芝加哥法庭宣判詐欺和妨礙司法。若媒體報導和傳記文字和事實相差不遠，布萊克的行為十分接近我的藥物成癮病患，只是規模更加巨大，接近無限大。布萊克的行動符合成癮動機的所有特色。他的童年情感貧乏，受虐形成創傷，這些特質能更加說明動機的來由。

　　布萊克渴求大英帝國的貴族爵位，以「布萊克勛爵」封號正式廣為人知。他畢生職志為親近英美加政商菁英界的保守人士，因此追求認識英國柴契爾夫人（Margaret Thatcher）與美國前國務卿亨利‧季辛吉（Henry Kissinger）。取得商界與社會崇高地位後，現在已裁定為重罪犯。他經營過多間公司，其中一間接受內部調查，報告曾以「企業的竊盜統治」形容他在位時的管理風格。外界對他的評語有黑心、虛榮、自大、嗜權，對於金錢有無法滿足的貪戀。

　　在針對布萊克執筆的傳記作家眼裡，他向來是汲汲營營於權力、地位、財富，以及來自上流社會的尊敬。他天生聰明，言詞更是犀利，有辦法隨時辯倒任何針對他的人。對於其中一本布萊克自傳，英國政論雜誌《新政治家》大讚「有辦法將怪物描寫得維妙維肖，布萊克可是有自覺（甚至充滿諷刺）的怪物。」

　　活得像隻怪物也好，活出崇高道德也罷，每一個人都有這樣的行為潛力。最大關鍵在於一個孩子原本有極大潛力，何以長大後自我驅使，生涯大起又大落。針對布萊克與生俱來的的豐沛天賦與社會條件，《環球郵報》專欄作家雷克斯‧墨菲（Rex Murphy）曾如此寫道：「令人費解的是，一個資產和閱歷都很豐富的人，怎麼會落得這步田地。」為何這樣的一個人，形容自己的志向時「措辭空洞，清一色的『更多』：更多錢、更多房子、更多名人朋友，就只是更多。」對於布萊克那令人不解的人生，我認為最能解釋的因素就是成癮。

　　身為成癮者，布萊克從不滿足。哪怕有再多豐功偉業、左買金山、右擁銀山，他的精神和情感狀況都很貧乏。身處餓鬼道，人永遠貪得無厭。一旦「需求」開始有成癮性，人就不再投鼠忌器，因此變得冷酷無情，忠誠、正直、榮耀一文不值。

　　說到貪得無厭，其妻子芭芭拉‧阿米爾‧布萊克（Barbara Amiel Black）可說是不遑多讓。芭芭拉先前曾是類鴉片藥物可待因（codeine）成癮者，和富有的先生長期相處之下，執著於奢華和無

止盡的購買欲。據報導，她衣櫃內的時尚女鞋價值數十萬加幣，比起擁有一屋子名鞋的菲律賓前第一夫人伊美黛・馬可仕（Imelda Marcos），可說毫不遜色。芭芭拉還有「一箱箱的褲襪，還未開箱，依照顏色和廠牌分門別類。」2002 年接受《VOGUE》雜誌訪問時，芭芭拉曾說：「我的奢華沒有極限。」這番算是自我解嘲的告白倒是一針見血。

永遠嫌不夠：金錢、權力、地位

布萊克的童年完美打造了一位成癮者的內心世界。根據他的自傳作家，幼年時布萊克和母親總是疏遠。在布萊克親筆寫下的自傳中，能言善道的他對於自己的母親，所能寫下最暖心的感謝話是：「友好，整體品行端正的程度，可堪比父親孤傲不群的程度。」他的父親孤僻、不常陪伴孩子、憂鬱、嗜杯中物；所謂孤傲不群，是布萊克將父親偶像化後的用詞。

布萊克的大家族個性外向隨和，因運動嗜好培養家族感情，他本人嗜好讀書，個性彆扭敏感，頭腦聰明，和大家族格格不入。布萊克的雙親承認兩人並未能理解他們早熟的兒子，也無法有共鳴。他們對家族友人說：「我們的孩子很奇怪，我們不知道怎麼辦。」

布萊克年少時受虐地點不是在家，而是多倫多的上加拿大學院，這是當地社會名門望族子弟的學府，教育方式符合上流風氣。教師體罰時一視同仁，下手狠毒。布萊克曾描述一位老師將他痛打一頓的體罰方式：用一根厚重的杖子，進行「兇殘、野蠻的暴打」。自童年一路至今，布萊克將上加拿大學院比擬為納粹集中營。他用原指希特勒政權下地方長官的德文原文「Gauleiters」來比喻上加拿大學院的教師，而用配合德國屠殺行動的一群猶太裔犯人「特遣隊（Sonderkommandos）」形容同學。據布萊克描述，他和雙

親情感疏離：「他們從未能真正了解為什麼我對求學生涯這麼忿恨。」

　　據一名童年朋友回憶，青春期以前的布萊克曾有過一些行為，多數父母見狀都會想請求專業人士介入：「他小時候生氣時，把牆踢出洞來，拿刀亂丟。」25 歲時，布萊克苦於嚴重焦慮、過度換氣症候群、失眠與幽閉恐懼症。到了成年時，所有成癮因子匯聚：雙親未能情感調和、心理憂慮、衝動控制能力受損，以及情感痛苦。

　　布萊克身處不同的社會與經濟環境中，可尋求酒精或硬性藥物的慰藉。儘管出生於權貴家庭，天生具有個人魅力，權力、財富、階級和「尊敬」，無論如何取得，他對這些事物的追求已經有了癮頭。

　　如果要將藥物從成癮者身上剝奪，他們會發怒，發怒的起因來自強烈的挫折。我曾經從類鴉片藥物成癮者身上見識過，甚至我自己也有經驗。例如，當我購買 CD 的強迫欲發作，而妻子試著阻止我時，我曾經發作過。布萊克的藥物是權力和階級（社經階級、政治階級和知識階級），我們可以理解當別人阻撓他時形成的忿恨。

　　布萊克的商業夥伴批評他的公司追逐私利時，布萊克以「企業治理的恐怖分子」反擊；檢察官於芝加哥展開法律調查，受到調查的布萊克形容檢察官是「納粹」。歷史學家拉姆齊・庫克（Ramsay Cook）針對布萊克的首本著作發表觀感負面的書評。布萊克批評這位卓越學者為「立場偏頗、目空一切的小白癡」，抱持的「職業道德水準和蟑螂沒兩樣」。媒體大亨布萊克旗下的《卡爾加里先驅報》員工罷工，對此，加拿大天主教卡爾加里教區的主教進行道義聲援。布萊克反唇相譏「主教界的跳樑小丑」、「驅魔儀式的候選翹楚」。

權力就是藥物

用「小丑」這個字嘲諷人可說精準詮釋布萊克的內心世界——我們怎麼嘲笑人，總是透露我們對自己身分的感受。權力人士的自尊可能表面上很高，但如果自尊的構築基礎是外界，只在乎如何別人刮目相看或是知難而退，這樣的自尊可能只是一具空殼。這特質符合心理學家戈登・紐菲爾德（Gordon Neufeld）所謂條件型或依存型自尊：依照外部環境而變化。

內心愈是空虛，愈急切想被注意，愈想提升自己的「重要性」，愈有提升地位的強迫性需求。相對來說，真誠型自尊不假外求，不需要追求「我完成這幾項成就了，我很有價值」。這類型的人在自我對話時，會說：「不管我有沒有完成這幾項成就，我都很有價值。我不需要去追求正確評價、打造權力、累積財富或是追求成就」。

自尊並非是個體意識自我評價，而是自我尊重的本質，這項本質會顯現在情感活動與行為上。自我形象和真正的自尊並不必然相同。在許多個案中，兩者甚至無法放在同一座天秤一起衡量。不切實際或是自我膨大的人，在本質上就失去了真正的自尊。

為了換得更深層的價值，他們會培養對權力和誇大自我評價的渴望，這種渴望本身可能形成成癮的核心，一如布萊克渴望「勛爵」的身分。許多人譏笑布萊克的大張旗鼓，討厭他的洋洋得意，殊不知此一特質是一種代價機制，因為他難以接納自我，同時深層內心缺乏精神上的滿足，因此需要透過這種代價去補上那塊自尊。荒誕派奧地利作家羅伯特・穆齊爾（Robert Musil）如此形容筆下角色：「他所依附的那位偉人的思維形態，全部不過是拿來權充的緊急代用品而已。」我很清楚，這是一種發自內在的不切實際。

猶太裔義大利化學家暨小說家普里莫・萊維（Primo Levi）說：「權力就像藥物。」

　　對於不知權力和藥物是何滋味的人，有沒有需求尚屬未知，而一旦初嚐，便會衍生出更強的依存和需求，同時也會更加拒絕現實，並再次擁抱想要無所不能的幼稚夢想。手中的權柄握得久了，權力症候群的症狀就清楚在目：以扭曲的眼光看待世界、妄自尊大、需要他人阿諛服從、對於命令的權力有著無法控制的迷戀，以及鄙視法律。

　　萊維所言，何嘗不適用布萊克勛爵？以及社會上的許多其他人？

　　我常聽到成癮病患抱怨他的友人，內容是友人名義上是忠實朋友，但友情只維持到他不再給朋友藥物或金錢的時候。有一位年輕的美洲原住民男性，先前因持械搶劫入獄 12 年。他透露服刑期間因個人遺產和油稅（石油業者給加拿大原住民團體的權利金）累積的 24 萬加幣在過去一年半快速花光。

　　我聞言道：「這麼多錢，你一定拿去幫全世界買藥了吧。」他挖苦自己：「對啊，我朋友很多、很多，結果現在我一加幣都要不到。」這位有錢大爺的友情可能只是建立在物質上。布萊克曾長期以奢華派對與晚餐去培養別人對他的好感，後來這些人對他不屑一顧時，他感到哀痛。布萊克形容「當初在倫敦、紐約和美國佛州棕櫚灘接受他個人招待的人，現在對他棄如敝屣，避之唯恐不及。」

　　莎翁筆下的暴君李爾王將權力和阿諛奉承誤以為是愛，最終迎來死亡。外界不只一次將布萊克比喻為李爾王，比喻不約而同，自然並非巧合。

　　成癮，始終是愛的劣質替代品。

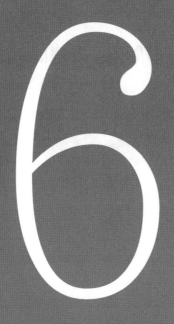

擘劃符合人道的現實：
走過「向毒品宣戰」的時代

我們的付出至今沒有收效，而且永遠也不會有用。我們必須徹底改變。隔靴搔癢的措施，無法帶來改變。

——艾力克斯・伍達克（Alex Wodak）醫師
澳洲雪梨聖文森醫院
酒精與藥物服務部主任

23 心理錯位與成癮的社會根源

追求美國夢不僅徒勞無功，而且自我毀滅。在定義上，並無法孕育出重要的事物。真正重要的是：正直、道德、真理、我們的內心和靈魂。為什麼？原因很簡單：因為人生／生命的重點在於付出，不是取得。

小休伯特・塞爾比（Hubert Selby Jr.）
《噩夢輓歌》（2000 年版，序）

誰才最該被譴責？

　　拉爾夫，那位受到「神的飢餓試煉」的假納粹詩人，在醫院對我說了一些話，內容應該會讓許多身為正直、正派公民的我們抖一下。對談中，我質疑他所謂「以藥物來解放」的想法：「你談到自由，可是你如果一整天汲汲營營想找藥來嗑，就只是為了幾分鐘的快感，你有多少自由？有什麼自由可言？」

　　拉爾夫聳了一下肩：「不然我能怎樣？你又能怎樣？你一大早起來就有人伺候，幫你煎培根和蛋……」

　　我攔住他的話頭：「我都吃優格和香蕉，我都自己買的。」

　　拉爾夫不耐搖頭：「好吧……優格和香蕉。然後你來到診間，幫幾十個病患看診……所有賺到的錢都存入銀行，然後數著你賺到的謝克（以色列錢幣）或西班牙金幣。到頭來，到底做了什麼？你得到了你心中定義的自由，你在找安全感，你覺得那會讓你自由。你賺到了一百枚金幣，你認為這堆錢可以幫你買一棟漂亮的房子，然後存下六個禮拜的薪水，比你在銀行戶頭存款還多。」

「但是你在找什麼？你用一整天的時間在找什麼？你在找的是我想要的自由或滿足感，是一樣的，我們只是找的方法不同而已。每個人追逐金錢，不就是為了讓自己可以自我感覺良好一下下或是進一步自由自在嗎？他們哪有比我自由呢？」

「每個人都在尋找那種幸福，那種更大的幸福。可是，我寧願當一條自由的流浪狗，很多人活著，也不過就是為了找到自己心中定義的自由。」

我退一步說：「你說的很多都有道理。我可以各種耍廢，目的只是有短暫的滿足，如果可以的話啦，有時候沒有意義的活動只是讓我感覺更糟。可是我真的認為，跟你追求打藥或是我追求安全或成功比起來，存在一種更大的自由。」

拉爾夫看我的眼神，像是慈眉善目但老練圓滑的一位大叔，盯著天真爛漫的一個孩子：「你追求的自由是什麼？你尋找的最終自由是什麼？」

我猶豫了。我真的能直言不諱嗎？「我想追求的自由就是，不要再如此空乏。我們一生都在努力平息欲望或填補空虛。我從來沒有經歷過完全的自由自在，但我相信沒有不可能。」我終究還是說了。

拉爾夫沒有要放過我：「如果會有不同的話，就會不同了。事情就是這樣。我這麼說吧：為什麼有些人沒做什麼了不起的事情，卻有機會得到他們覺得幸福的東西？其他人沒犯什麼錯，幸福卻被剝奪？」從很多方面來說，這世界不公平，我同意這點。

「那你或別人怎麼能說我的方法是錯的，別人的方法就是對的？原因只在於權力不一樣，對吧？」

對於拉爾夫看待這世界的方式，我向來很常聽到其他藥癮者有同樣的世界觀，他們是沒有拉爾夫善辯。有一點顯而易見的是，拉爾夫（與其他藥癮者）對於成癮的合理化，忽略了某個本質。失敗

主義者認為，一切追求都源於全人類的自私本質，這樣的信念會否定了賦予動力的更深層動機：愛、創造力、靈性追求、想要自我精進與自主的意念，以及想貢獻的衝動。

拉爾夫論點中的破綻固然容易看出，但對於拉爾夫身為藥癮者侃侃而談的現實，以及對於他手上的照妖鏡能照出我們的什麼樣子，這些會是更值得思考的事情。儘管我們視而不見、聽而不聞，但我們身處唯物主義的文化中，許多人都表現得好似拉爾夫的憤世嫉俗所反映的真理——每個人都是為了自己活著，外界提供的不過是曇花一現的滿足感。

然而，拉爾夫身處社會邊緣的狹窄一角，他看到了我們是誰；更精確地說：身為藥癮者的拉爾夫，看到了我們這些人選擇了自己的身分，他看到了我們瘋狂的物質追求和妄想中，與他有相似之處；比起他，我們的偽善還有過之而無不及。

如果說，拉爾夫的見解是憤世嫉俗的，那麼外界看待藥癮者是有缺陷、該遭譴責的族群，認為藥癮者該被隔離、迴避——這樣的想法更加憤世嫉俗。我們都太看得起自己了。

以成癮者而言，拉爾夫的多愁善感得天獨厚，有著似是而非的悟性。平心而論，我可能會問我自己，對於更大的自由，我要多堅持，才不會只是拉爾夫那種程度。

這樣的捫心自問，是對我的成癮合理化的一種方式：「我知道我成癮了，但是我正在努力獲得自由唷，所以我和你不一樣」，我是否只是如此合理化自己的成癮？如果我真的知道那種自由，又何必嘴上為自由辯護？我豈非直接在生命和生活方式中表現出來就好？

本質上，我與我的病患沒有那麼不同；我們兩邊的心理隔閡不大，上天賜予的恩典微不足道——有時我無法忍受看到這項事實，所以本書首章開宗明義，就談到此事。我的病患衣衫襤褸，一口爛

牙，他們看人的眼神、內心的需求、口中的抱怨，以及生活的貧乏，在在透露著無法滿足的飢渴；當我看到他們這個樣子，我會感到嫌惡。

而我感到嫌惡的這些當下，正是我能善加自我檢視的時候，我能檢視自己的人生是否不負責任，檢視是否自我忽視──以我個人而言，自我忽視並非生理面，而是心靈面的自我忽視；同時，也檢視是否本末倒置，將虛假需求凌駕於真實需求之上。

當我對別人尖酸刻薄時，因為我在他們身上看到（或感受到）我的影子，他們有我本身不想承認的一面。我在此處對於他人行為的評論，並非出於客觀，我語帶優越感，形成偏見。舉例來說，我厭惡身邊的某位「控制狂」，可能原因在於我無法承認自己也是；或者說，我的言行舉止中，可能透露對別人的反感，因為那個人有著我自己也有（並且討厭）的特質，但我本身又不承認，其中控制欲便是類似特質的一例。

正如先前章節的探討，我一大早讀報紙社論時，會大加撻伐右翼政論家的文章。我批評的點大都針對一點：這些政論家選擇閱讀素材時，有高比例只選到自己想看的事實，然而這些社論觀點的基礎又否定現實。

我每天的評論中，不同的是所灌注的情緒：有時候，我對他們的意見嗤之以鼻；有時候，我會接納，視為一種看事情的觀點。表面上的歧異很明顯：我反對的戰爭，他們支持；我厭惡的政策，他們擁護。我看得出來我和他們不同。然而，道德評判的棒子，從來就不是針對差異明不明顯這件事；論斷道德面時，關鍵在於評判方與被譴責方之間，本質上是不是有相似之處。

我指著別人的手，反過來，也指著自己。

我固執盲目，只是又譴責別人欺騙自己；我自私自利，只是又痛批別人追逐私利；我矯揉造作，只是又論斷別人虛情假意。對於

人們互相投射的所有道德評判，以及一個社會對所屬民眾大力施加的共同論斷——我相信都不例外。社會對成癮者（特別是重度藥癮者）的嚴厲態度也是如此。

小惡與偽善

　　靈性導師艾克哈特·托勒曾問：「成癮的特徵是什麼？答案很簡單：你不再覺得自己有抗拒的力量，成癮的事物儼然比你更強。成癮的事物也會給你一種錯誤的愉悅感，這種愉悅感必定會轉為痛苦。」成癮對於西方社會的影響方方面面。有害的強迫行為對許多人造成負擔，這類強迫行為具有毒性，一般人無法承認，或無力抗拒。

　　許多人汲汲營營於追求財利，成癮那具有強迫性質的拉力是有影響力的。男性和女性都會沉迷於消費、地位、購物或戀物癖，更別提那些如賭、性、垃圾食品等明顯成為流行的成癮現象，以及對於「年輕」肉體的集體迷戀。對此，以下《衛報週刊》的報導不言自明：

　　目前（2006 年）美國人每年在美容外科方面花費 150 億美元，成為全美瘋醫美的現象。如果美國還有任何人可以用因為肉毒桿菌僵掉的臉皺眉，那這種現象就會被禁止了。這項數字是馬拉威國內生產總值的兩倍，是過去 10 年美國 AIDS 防治費用的 2 倍以上。美國的醫美需求激增，產生了新一代的強迫症族群，或可稱為「整形狂」。

　　《紐約時報》作家亞歷克斯·庫查司基（Alex Kuczynski）自承是「正在戒癮的醫美成癮者」，他的新書標題就是《Beauty Junkies》

（整形狂）。拜科技進步之賜，成功使人產生一個又一個的新癮頭。現在，也有一些心理學家描述了一種新的臨床病理學現象：「網愛成癮」。

醫師和心理學家在治療成癮方面，無法藥到病除，但說到新建詞彙與類別，我們可是專家。史丹佛大學醫學院一項研究發現，約5.5％的男性與6％的女性有購物成癮傾向。首席研究員羅林‧寇倫（Dr. Lorrin Koran）博士表示，根據官方精神病學目錄《精神疾病診斷和統計手冊》，應將強迫性購買另立新條目，視為獨特疾病。這種「新」病的病患會苦於「無法抗拒、侵入性、無意義的衝動」，因而購買不需要的物品。

我不會看輕購物成癮帶來的危害，我沒有資格小看這點，我還同意寇倫博士的精準描述，將強迫性購買的潛在後果描述為：「嚴重問題，影響擴及心理面、財務面和家庭面，包括憂鬱症、嚴重債務與人際關係崩壞。」然而，強迫購物狂並非是獨立出來的新族群。強迫購物只不過是成癮傾向的另一種表現形式，普遍存在於現代社會之中，也普遍存在於基本成癮歷程中，成癮的基本特徵不變，變的只有成癮的目標事物而已。

美國前總統小布希於2006年國情咨文中，正式談到了新的成癮對象。小布希說：「美國現在面臨一個大問題，美國人對石油成癮。」小布希本身的財金與政治生涯向來與石油業可說密不可分，他這一番直言不諱原是可以開創新局的。可惜的是，小布希的思考格局，單純限於地緣政治角度：美國發現自己依賴的石油產自國外，那是「自由世界的敵人」拒絕提供給美國公民的資源來源。因此，美國必須發展其他能源來源。所以從成癮者的標準邏輯來看，會理所當然地認為問題不在於「成癮」本身，而在於成癮物質的「供應」是否受到威脅。

有些成癮現象是「令人尊敬的」，我們整個文化、產業和職業的建立，都圍繞著這類成癮現象，而無論是評估醫療保健支出、人

294

員傷亡、經濟壓力還是任何其他措施，這種令人尊敬的成癮，卻讓人對藥物成癮不屑一顧。

本書先前已有討論：個體所從事任何會復發／復犯的行為，行為目的是滿足短期渴望，即使知道會帶來長期負面影響，仍然不斷從事該行為，定義上即為「成癮」。人類社會的成癮問題，會形成顯而易見的長期弊病；人類不算是對石油成癮，而是對利用石油生產的各類娛樂消遣設施與奢侈品成癮。

長期弊病的範圍從環境破壞、氣候變遷、污染對人類健康的毒害，到因石油需求與追求石油財富所引發的多次戰爭。拉爾夫與他的藥友遭社會驅逐，他們的藥癮因此付出代價，而讀者不妨細思，與拉爾夫等藥癮者相比，前述石油戰爭這類社會大眾所批准的成癮行為，奈何又付出多少代價。

石油以外，其他例子不勝枚舉：消費性產品、速食、甜麥片、追逐名人八卦的聳動媒體等摧殘身心靈與大自然的成癮行為，這只是冰山一角，美國作家凱文·貝克（Kevin Baker）稱為「賭博和享樂主義催生出的新興產業。」拉斯維加斯，美國的賭博和享樂主義大城，2006 年迎來近 4,000 萬名遊客，自 2000 年以來，當地人口增加了 18％。全美收入最高的獨立餐廳是「道·拉斯維加斯」餐廳。餐廳特色是半裸女、遊戲機、池畔擺放的電漿電視螢幕、預先設定的 iPod，所有這些都位於「一尊尊佛像、動感的音樂和挑動感官的內裝設計」中。道是古中國智慧，談的是臣服、不執著；佛陀則是教人臨在、關注當下的導師。我懷疑老闆和顧客是否意識到店裡硬套佛道精神的荒謬，來誘使人吃喝豪賭。

更別說尼古丁和酒精這類合法的成癮物質。就規模而言，菸酒的負面影響，遠遠超過了非法藥物的危害。針對這些往往致命的物質，除了成癮之外，大眾廣告與行銷反映了什麼意義？如同有些藥頭自己也吸毒，菸酒業者所表現出的菸酒販售行為，就像是自己對

利益上癮一樣。

2006 年 8 月，美國地區法院法官格拉迪斯‧凱斯勒（Gladys Kessler）裁決內容，針對產品對健康的危害，多間大型菸草公司欺騙大眾：

> 多名被告企業於行銷與販售其致命產品時，以狂熱、欺騙的態度，偏頗強調銷售上的成功，未顧及銷售菸酒所導致的人間悲劇或社會代價。

至今，吸菸相關疾病的治療費有數千億美元之譜。據《紐約時報》報導，目前美國有 4,400 萬成年吸菸者，其中 8 成的人有菸癮。「在美國，每年因菸草致死的人數為 44 萬，而身旁因二手菸致死者，每年 5 萬人。」

我的成癮病患在溫哥華市中心東區的巷弄做些小型販毒生意，他們被社會丟棄在陰暗角落，過著被警察追逐的日子；那些同樣成癮的業者坐在大公司會議室，地位崇高。我們又怎能將業者的所作所為，與成癮病患的小罪小惡相提並論？

2007 年 5 月大型藥廠普度製藥（Purdue Pharma）針對刑事指控認罪。指控內容中，普度製藥曾聲稱其產品止痛藥奧施康定（OxyContin）成癮性低於其他鴉片製劑，藉此「誤導醫生和患者」。《紐約時報》指出：「普度製藥能在行銷上攻城掠地，該項聲稱是關鍵，幫助普度製藥一年賣出 10 億美元的奧施康定……但是老練的藥物濫用者，以及包括青少年在內的新手，很快發現咀嚼、壓碎吸粉或是注射能產生與海洛英一樣的效果。」

你我的照妖鏡

我們看到，各類物質成癮現象，只是一種盲目的依附，依附的對象是各種有害的存在。成癮者冥頑不靈，不願捨棄，然而我們身為一個社會群體，有著相同的盲目，同樣在為不合理的事物合理化，那麼我們為何會鄙視、排斥和懲罰有藥癮的人？

既然提出問題，就要回答。我們會鄙視、排斥和懲罰成癮者，是因為我們不希望看到自己與成癮者有多相似。透過成癮者的照妖鏡，我們本身的特質無所遁形。承認這件事時，我們會不寒而慄。我們會對成癮者說「你是不同的，你不屬於我們。」拉爾夫的評論儘管存在缺陷，但兩個族群的距離，其實近得令人感到害怕。

如同重度成癮者對藥物的追求，在經濟面和文化面上，生活中有許多部分都迎合了人們渴望擺脫心理和情感焦慮的渴望。美國雜誌《哈潑》的老牌出版商路易斯‧雷賣恩（Lewis Lapham）譏諷得恰到好處：「消費市場賣的東西只有一樣，就是承諾：承諾消費者花了錢就能立刻不再痛苦、不再孤獨、不再懷疑、不再被過去綁住、不再妒忌，然後青春永駐。」

根據加拿大國家統計局的一項研究，年齡在 19 歲至 64 歲之間的成年工作族群中，有 31 % 自認是工作狂，他們過分重視工作，「過度投入，可能還被工作壓垮」。據《環球郵報》報導：「他們難以入睡，有較大的可能性感到壓力、不健康，並感覺自己陪家人的時間不夠。」但麥克馬斯特大學人資管理學教授維許瓦納‧巴巴（Vishwanath Baba）認為，工作並不一定會給他們更大的滿足感。「這些人的重心轉到工作，將時間和精力花費在工作上。」那是在補償生活缺乏的環節，就像藥癮者用藥一樣。

每一種成癮的本質，都是極度恐懼形成的空虛。成癮者害怕當下，他們對當下深惡痛絕。他們的過去是負擔，他們的未來是恐懼，這兩大要素使他們無法承受當下；而只有在用藥之後，當腦部

充滿所使用的藥物，當藥物短暫幫他們從當下解放時，成癮者才會轉而冀求未來。我們之中，許多人如同藥癮者，以徒勞無功的付出，試圖填滿心靈的黑洞，填滿心中的空虛，那裡是我們和靈魂失聯的所在，那裡存在著意義與價值，而我們卻脫鉤了。我們的文化是消費主義，過度崇尚獲取、注重行動和形象，這只會加深空洞，使我們比以前空虛。

我們對重度藥癮者視而不見，避免在他們身上看到我們的影子；我們這樣做，是逃避屬於我們的責任。

如先前的探討內容，會注射的重度藥癮者多半兒時曾受虐與遭到忽視。換句話說，這樣的成癮者並非天生成癮，而是後天產生。導致成癮的情境，是成癮者本人無法促成的。成癮者的人生遭遇，來自多世代的家庭系統，成癮者本人是家庭成員之一，而所屬家庭是廣大文化與社會的一環。人類社會和自然環境沒有兩樣，都能見微知著。以藥癮問題而言，少數族群會不公平地背負整個社會的原罪。

很早心就被撕裂了（原住民的成癮問題）

我們知道在美國監獄中，因用藥相關犯刑入獄者，非裔美國男性的人數不成比例。2002 年，美國監獄中有 45％的囚犯是黑人，而據美國司法部稱，黑人男性一生中被關過至少一次的機率約為三分之一。在聯邦監獄中，據估計有 57％囚犯的罪名為用藥相關，且 1996 年至 2002 年間，入獄人數增長的最大來源為毒品犯罪者，增長了 37％。

黑人年輕男性的遭遇，是廣大社會問題的冰山一角，他們的故事在社會活生生上演。無獨有偶，我所看診的波特蘭旅館病患中，加拿大原住民的比例極高；而在加拿大的用藥族群與因用藥入獄的

族群中，原住民的占比同樣很高。

　　白宮緝毒總管羅伯特・杜邦（Robert Dupont）醫師形容這些傳統文化族群對酒精和藥物的承受力，有著「悲劇般的脆弱性」。目前原住民族少數族群是成癮的高風險族群，羅伯特・杜邦描述為「酒精與藥物濫用全球史上的可悲矛盾」。

　　看到美洲原住民苦於酒精和其他毒品（甚至是香菸）的癮頭，或者看到澳洲原住民也承受類似痛苦，我們面對的是痛苦的現實：原住民傳統文化來不及抵擋現代藥物，以及用藥行為的寬容價值。

　　弱勢族群之所以用藥，有著比「寬容價值」更加具體、實在的因素。實際上，弱勢族群的入獄率高，甚至很難看到何謂「寬容價值觀」。

　　如同本書第一部中所提瑟琳娜、西莉亞和安琪拉的故事，許多女性成為注射藥物的重度成癮者，原因來自童年時嚴重受虐；根據研究指出，絕大多數均為如此。這 3 名女性中，兩位是美洲原住民。事實上，過去幾個世代中，與非洲原住民相比，加拿大原住民女童在原生家庭中遭性侵的可能性較大。

　　此一現象無法和加拿大原住民族的「天性」劃上等號。居住在自然棲息地的部落民族中，兒童性侵害幾乎不存在；在歐洲殖民之前，北美原住民族也是幾乎沒有女童受虐。說來令人沮喪，當前的統計數字在在說明了原住民社會與強勢主導文化之間的關係。

　　據加拿大的西門菲莎大學心理學教授布魯斯・亞歷山大（Bruce Alexander）博士表示，成癮的是心理前驅特質是心理錯位，所謂心理錯位，意思是在心理面、社會面和經濟面上，無法與家庭、文化之間結合，那是一種排斥、孤立和無力的感覺。亞歷山大博士寫道：「長期以來心理錯位者，才容易成癮。」

　　心理錯位和成癮之間的歷史淵源很深。中世紀歐洲飲酒普遍，

節慶時民眾醉酒所在多有，也有少數人成為「醉鬼」或「酒鬼」，但酗酒並非大規模的社會問題。然而，酗酒逐漸成為問題，契機在於西元 1500 年以後自由市場展開，以及西元 1800 年以後自由市場社會形成後，問題開始氾濫。

杜邦博士認為前現代社會中，儘管成癮物質導致中毒程度的使用是被允許的，但「在家庭和社會中，這類使用頻率不高，並且獲得管理……前現代的穩定社會，是飲酒和用藥的黃金年代。」

工業社會興起，心理錯位的現象增加，傳統關係、大家族、氏族、部落和村莊遭到破壞。巨大社經變遷摧毀人與所屬社群的最緊密連結。社經變遷錯開了人與原生家庭的連結，而原本存在著多個價值體系，可確保道德面與精神面的歸屬感，也因社經變遷而粉碎。全球化過程中，也發生同樣的事。

中國就是一個很好的例子。迅雷般的快速工業化進程，使中國成為新興經濟大國，但伴隨而來的社會脫離可能導致災難性結果。村鎮居民全部迫遷，以騰出空間，建蓋三峽大壩等超大型建案。都市化的壓力，使數百萬人與土地、傳統和社群脫鉤。大規模脫離會對社會面與心理面導致何種結果，不僅可以預測，也早就昭然若揭。

為了防止 HIV 與其他傳染病在飆漲的成癮族群中傳播，中國不得不訂定大型針頭交換方案。根據北京的衛生部數據，在中國國內據估計 65 萬愛滋病患／HIV 帶原者中，將近一半是共用針頭染病的藥癮者。社會崩潰的嚴重破壞下，會導致疏離、暴力和成癮；毫無疑問地，這些後果會使中國當局、學者和衛生專業人員以快速、大規模的方式採取關注，並分配資源。西方社會模式帶來成就，也帶來破壞、失序和疾病。許多國家急於效仿西方世界的成就時，都忽略了伴隨而來的缺失。

在受到社會脫離波及的所有族群中，最首當其衝者，當屬杜邦

博士提到的澳洲與北美原住民等弱勢族群，以及帶至北美的黑奴後裔。以後者而言，黑人不僅遠離他們的發源地、文化和社群，而且往往離開直系親屬。廢除奴隸制很久以後，種族壓迫、偏見和經濟貧困繼續對許多非裔美國人的家庭生活造成難忍的壓力，此一問題與成癮之間有明顯的因果關係。同樣明顯的是，黑人年輕男性中，失業、教育程度不足，且無法追逐有利可圖的「美國夢」者，販毒對他們而言是誘惑。

加拿大原住民遭受剝奪、迫遷、剝削和直接侵害的歷史也眾所周知，無需著墨太多。在歐洲入侵之前，北美原住民本來就有在用菸草和其他可能成癮的物質，甚至在現在的墨西哥和美國西南部也有酒精，遑論說性、飲食和賭博相關層面的成癮。然而，正如亞歷山大博士也有指出，人類學家的考據中沒有提到「（原住民社會）有任何可以合理稱為成癮的現象……在酒精來源容易的部落中，酒精是適度使用的，通常用於歲時祭儀，而非因為有癮頭才使用。」

歐洲人大規模移民北美，美洲大陸經濟型態改變。對於北美原住民而言，喪失遷徙自由、傳統生計與部落靈性，且家園遭到掠奪和破壞，長期受到歧視，加上極度貧窮，這些來得勢所必至，迄今未艾。原住民孩童遭搶走，骨肉分離，並出於各種意圖和目的，關押在「文明教化用」機構中，這些還記憶猶新。

在那裡，他們的下場是文化遭到壓抑，身心遭到虐待，並且長期遭到性侵，頻率之高令人不忍卒睹，有這些記憶的世代都還活著。壞消息中的好消息，是加拿大社會倒是已承認在歷史面、道德面和經濟面上都對原住民虧欠甚多。過去的錯事，儘管零星發生，但對整體格局造成影響，持續導致經濟剝奪、否定歷史權利剝奪，以及和自認高人一等的控制。加拿大為自己賦予「使命」，自許必須改善阿富汗人的健康、教育和福祉，卻未針對第一民族（First Nations）的國人，確保同樣的健康、教育和福祉。

即使按照第三世界的標準，許多加拿大原住民的生活狀況、衛生條件和社會匱乏都是堪憂的。原住民在這種條件下遭受折磨、流離失所，喪失最根本的力量；受苦的一代，又將痛楚和苦難傳給下一代。瑟琳娜母女都住在溫哥華市中心東區喜士定街上的旅館，這絕非偶然；在我的患者中，她們也不是唯一一對原住民母女。無論美國或加拿大，在北美的任何族群中，原住民女性可以說承受最大心理與社會壓力。

加拿大曾於第二次世界大戰時拘留日裔加拿大人，加拿大社會為此道歉。特別是自從於溫哥華市中心東區服務以來，我至今常常在想，如果加拿大有向第一民族人民道歉，我們會更必須懺悔，更願意慷慨歸還。也許，這是為何我們從未擔下責任的原因。

年輕人的成癮問題：大時代的代罪羔羊

由於社經變遷快速，人類文化與人際關係無法快速適應，心理錯位的問題在現代人的生活中快速蔓延。社會中許多群體的家庭生活受到侵擾，社群穩定遭到破壞。即使是核心家庭，也面臨著高離婚率和單親家庭的壓力，許多家庭是父母在外工作的雙薪家庭。由於這些文化面和經濟面問題猖獗，當今許多未受虐孩童以及成長於溫暖原生家庭的孩童，養育他們的成年人之間失去主要的情感依附，對其發展導致災難性後果。隨著兒童與成年人之間的連結愈來愈少，他們愈來愈依靠自己，而這會全面顛覆自然事物的秩序。

無論是動物還是人類，所有哺乳動物文化的自然秩序中，幼年個體在成年以前，都是在成年個體的羽翼庇護下成長。在先天機制上，不會是未發展成熟的生物個體帶領另一個未成熟個體發展成熟，為其提供主要照顧、以身作則、給予暗示，以及心理指導。當未成熟個體的機制無法帶領另一個個體適應環境，或是給予方向感

與價值觀。這種現象帶來可預測的普遍後果，我的友人心理學家戈登·紐菲爾德（Gordon Neufeld）稱為同儕取向，指的是北美年輕人日漸不成熟、孤立、暴力以及性早熟的現象。

另一項後果是年輕族群的成癮行為積重難返。人類與動物研究不斷指出，和同儕廣泛接觸，並且缺乏成熟個體依附，會增加成癮傾向。與母猴養育的子猴相較，同儕養育的子猴的飲酒量遠遠更高。根據《藥物與酒精依賴》期刊一篇文獻回顧文章，「同儕聯繫」「在預測青春期成癮物質使用的與否和早期惡化方面，可能是影響最大的的社交因子」。

由於孩童會互相學壞，一般咸認同儕聯繫因子，是導致用藥的原因。這是一部分的情形，但更深層原因是對情感接納上依賴同儕的青少年來說，一般情況會較容易受傷，感受到來自同儕不成熟的傷害，因此往往人際情感連結時，會不顧他人感受。此一族群所受到的壓力，會大於和成年撫養者有良好情感連結的孩童。

孩童天性不殘酷，但是會不成熟。孩童會嘲笑、捉弄和拒絕。孩童若與大人失去情感連結，轉向同儕團體，會變成單純為了保護自己而在情感上封鎖自我。先前章節已探討家中虐童的個案，而在一本我與戈登·紐菲爾德博士合著的書中，針對在情感上封閉自我的孩童，我們稱為「逃避情感的飛航」，這會大幅增加孩童的用藥動機。

簡而言之，個體若有心理錯位，而且在一般人共同環境中的容身之處遭到破壞後，成癮就會開始生根。前述所謂破壞，指的是遭到虐待、情感連結受到、情感協調不足、由青少年同儕帶領，或是屬於遭剝削的次文化族群。

領導者會喜愛列出洋洋灑灑的成就，但是要知道一個社會的真正本質，只看成就是不夠的，我們還需要檢視社會的缺點。因此，針對溫哥華市中心東區以及其他都市中心，檢視當中的毒窟時，我

們會看到什麼？我們想要珍惜一個人道、繁榮、平等的社會，我們卻看到這樣的社會的相反面；我們看到社會無法尊敬家庭與社群生活，無法保護孩童；我們看到社會拒絕為原住民賦予正義，我們看到自己懷恨在心，想報復真正受苦受難的人，他們承受的苦難多於我們多數人的想像。他們樹立了一面照妖鏡，照出我們所映射的厭惡感，而我們對這面照妖鏡別過頭去，視而不見。

《妥拉》（Torah，希伯來聖經）中說，先知摩西的兄長亞倫獲令帶兩隻有毛的山羊到神的地方。亞倫在兩隻羊身上都標了記號來抽籤，其中一隻是要決定人類原罪的命運：「用以贖罪，送到曠野之中歸與阿撒瀉勒（墮天使）」。這隻就是代罪羔羊，被驅逐，逃到沙漠。

藥癮者是這個時代的代罪羔羊。坦白地說，我們文化的許多環節都在吸引我們遠離自我，進入外部引導的活動，使心智擺脫厭倦與焦慮。我們會假裝，而重度成癮者乾脆不裝。成癮者的生活，就是在躲藏。我們剩下的人有著各式各樣的成就，保持我們的偽裝，而為了達到這個目的，我們將成癮者放逐到社會的邊緣。

真理之人曾說：「不判斷人，你們就不會受判斷。」

因為你怎麼判斷人，別人也會怎麼判斷你；你們用什麼升斗量，也用什麼升斗量給你們。你不見自己眼中有梁木，怎能對你弟兄說『容我去掉你眼中的刺呢？』先去掉自己眼中的梁木，然後纔能看得清楚，去掉你弟兄眼中的。

後續章節將針對耶穌的話，探討我們如果遵從時，對成癮會採取何種立場。我們將看到祂的憐憫心和成癮的科學知識完美融合。

24 知敵，知己

我們有著各式各樣的成就能夠保持我們的偽裝，
而為了達到這個目的，我們將成癮者放逐到社會的邊緣。

悲劇腳本早已寫好了

調查警長保羅‧吉萊斯比（Paul Gillespie）是多倫多性犯罪部門主管，他將兒童從網際網路色情製品供應商中救出。據《環球郵報》一篇針對吉萊斯比的警界退休報導，在職 6 年來，他沒有因為目睹太多恐怖而麻痺：

吉萊斯比過去更常要看網路上的兒童強暴與性騷擾的原始完整影片，但他仍然無法習慣影片中哭泣與痛苦的聲音。這位加拿大最負盛名的兒童警察表示：「聽這些影片的背景聲音，完全不是恐怖就能形容的。」然而，孤寂的受虐孩童，留下一幀幀沉默無聲的畫面，才是最撕心裂肺的。吉萊斯比談到這類畫面中所拍到的受虐嬰兒：「他們沒有在尖叫，他們就只是接受。他們眼神毫無生氣。你可以看得出來，他們的心靈破碎了。那就是他們的人生。」

毫無生氣的眼神與破碎的心靈——吉萊斯比是富有同情心的人，用了這樣的字眼來概括受虐兒的命運。然而，這番話帶有挖苦的諷刺意味，因為受虐兒童的人生，並沒有在獲救時結束——這還是以獲救為前提的見解，其中多數人從未獲救過。許多受虐兒的心靈沒有修復過，就長大了。他們的命運一直是警察和法院關注的問題，但長大了，他們再也無法像年幼時有著令人心疼的可愛模樣，外表看起來也不再脆弱。

　　他們當小偷、當強盜、當扒手，一臉飽受滄桑，對周遭麻木不仁，在社會邊緣藏躲；賣掉自己，為了藥或是一點小錢，在汽車後座進行性交易；在街角賣藥，或是當個半吊子藥頭，在便宜的旅館房間賣古柯鹼。他們自己是注射藥物的重度成癮者，許多跨過加拿大全境，西漂到溫哥華的市中心東區這處藥癮者的聖地。這裡如同北美其他城市，調查警長吉萊斯比的取締小組同仁眼睛直盯著藥友，在後巷搜身、沒收吸毒器具以及逮捕——這些戲碼一而再、再而三上演。

　　這些孩子氣的大人有些不好應付。邋遢、骯髒、詭詐、耍心機，惹人厭惡；對權威感到恐懼和蔑視的同時，也喚起了敵意。警察經常粗暴地對待他們。警察並非天生嚴酷，但當一群遊走法律邊緣的人，碰上了另一群可以對他們執行幾乎有無限實質權威的人，此時不可避免地，會使互動有失人道。

　　我自己也領教過：在喜士定街巡診時，曾經被數名警察叫住，一次是因為隨意穿越馬路，一次是因為在人行道騎單車。一位警官發現我不是住在溫哥華市中心東區的藥友，語氣立刻從急促輕蔑變得客氣。在這種節骨眼，如果我的駕照看不出我住在體面的地區；如果我住在一處穿著制服、配備手槍的警察無所不在的貧困區域；如果我有那些警察所取締的藥癮；如果我遇到麻煩，無法指望可靠的親友給我支持——如果有這些如果，我會陷入多麼絕望的無助？

　　我也看到警官對我的病患和顏悅色，但我知道他們並未對藥友都是同一張臉。

　　和公權力產生衝突時，溫哥華市中心東區的成癮者均清楚知道自己在法律面與醫療面的無能為力。「誰會相信我？我只是條毒蟲。」這句話我聽到耳朵長繭，我的病患抱怨在監獄或暗巷遭毆打時，或在急診室被醫護粗魯趕走時，他們都會說這句話。成癮者從童年開始，就嚐到完全的無力感，而這些長大後的經驗，更扣緊了這道枷鎖。

　　成癮者為了自己的癮頭犯罪，成了法院的常客。他們的用藥是一種防禦性反應，用海洛英來減少痛苦，用古柯鹼來讓已經半死不活的心靈活躍。用藥反映了他們眼神變成槁木死灰之前的那段經歷，有一些法官能認知到這一點。有一些法官和他們交談時語帶同情，鼓勵他們改過自新，並向他們提供社會和司法系統所能給的救贖窄門。其他法官似乎將他們視為社會的地痞流氓和不法之徒。

　　無論是善解人意的法官，還是敢於判死的法官，最終都不得不將犯罪的成癮者送進監獄。許多人被關在由恐懼和暴力宰制的收監單位中，他們再次感受的，正是人生早期的那段經歷，以及往後人生的遭遇：那是無助與孤立。若從正面角度來看，坐監有時使人們擺脫藥癮，而刑滿後，大多數人會復犯，並為了維持惡習再次觸法。

　　任何戰爭中都有敵方。在對抗毒品的戰爭中，敵方往往是吉萊斯比警長救不到的孩童。不用說，他們的角色可不是什麼將軍、參謀或是趁機發戰爭財的人。他們角色如同戰壕中的步兵，無論什麼樣的戰事，他們才是會受難、受死的一方，又或者，成了軍事術語中的附帶損害承受者。

「向毒品宣戰」的犧牲者

　　從波特蘭旅館望向喜士定街的窗戶，可以看到對「向毒品宣戰」正在上演：懷孕的西莉亞跪在人行道上，身後的雙手戴銬，眼睛望向地上。當她還小的時候，遭繼父強暴，每晚被繼父在床邊吐口水，當時可沒有調查警長吉萊斯比保護她，而在毒品取締大戰中，她是與警方對立的敵方，自然也沒有人對她伸出援手。

　　38 歲的尚恩（Shawn）也是「向毒品宣戰」中的敵方，他會固

定停掉我的美沙冬療法。當他未能回診時，我就知道他又吃牢飯了。他是街友，幹些順手牽羊的勾當，所以他的罪行不會是長期監禁。他曾有一次快一年沒有回診，但缺診通常是為期數週或數月。

除了類鴉片藥物以外，尚恩還沉迷古柯鹼，與許多其他人一樣，他不知不覺開始使用這種化學物質，當作自我藥療，用於治療他那未經確診的注意力不足過動症。他對校園生活的回憶，反映出注意力不足過動症的特徵：「我很無聊，很煩躁，一直等下課時間。我覺得自己在坐牢，我完全不能專心。」

最近，為了幫尚恩過更穩定的生活，社工將他轉至我的門診，附上一分詳細的醫療殘疾申請書。如果獲得批准，他能告別街友生涯。我在這邊完全不需另篇描述尚恩的人生故事，因為讀者已能猜出輪廓，話是這麼說，但由「毒品戰爭的敵人」自己娓娓道來，還是能獲益良多的。獲得尚恩的允許後，我於下方附上他的自述，與他的親筆相同字樣是他在殘疾申請表的開頭所寫下的內容：

在我看來，我的人生就我所知是這樣。我大概在大約 11、12 歲的時候開始，交到壞朋友了。因為這樣，我 37 歲的人生中，坐牢就坐了 18 年左右。從我的角度，我看到的是一個對我的人生造成不良影響的大問題，例如，18 歲的時候，我看到情侶犯下殘忍的謀殺案，發生在距離我 7 到 8 碼範圍內，還有人自殺。還有，我現在住在溫哥華最不好的街上。那裡是遊民區，大家打海洛英和古柯鹼。我在街頭流浪，然後住在旅館內，15 年了，這還不算坐牢的時間。因為打藥的關係，我有 C 肝。還有因為我的毒癮，我沒有辦法理財。

從我小時候我爸會打我媽開始，我就有酒癮了。

因為我身體對美沙冬上癮，所以我能賺錢的管道不多，在上癮後我失去了很多自尊，其他吸毒的人害我得了輕微的妄想症，所以我現在才要用藥。

這是簡單來說我為什麼要申請殘障的原因。

謝謝你花時間讀完。

尚恩有嚴重的注意力不足過動症、學習障礙、創傷後壓力症候群和根深蒂固的藥癮；他沒有就業技能；沒有成功的人際關係——對於這樣的敵人，警察投入時間、技巧與心力去調查和逮捕；精熟法律的檢察官為了他們的不當行為蒐證；了解社會問題法援人士收取微薄收入，幫助他們；博學多才的法官告誡他們，然後一再送入監獄。這就是「向毒品宣戰」。

另一名「向毒品宣戰」的敵方已過世，他是越戰難民雷蒙（Raymond），他因為 AIDS 喪生，AIDS 損害了他的免疫系統和健康，而他多年來堅拒治療。我從不曾深入了解他的生活，但在他的家庭中，還有其他成癮者；據我們所知，也還有很多痛苦，還有很多情感上的斷鏈。

在完全淪為成癮者之前，雷蒙曾是工程師。他在市中心東區兜售古柯鹼，當個半吊子的藥頭，這是他在溫哥華市中心東區討生活的手段。第 15 章所述那位像小孩子般的快克古柯鹼成癮者麗莎，她的藥頭便是雷蒙。麗莎也是「向毒品宣戰」的敵方之一，值得外界多一點關注。麗莎曾寫給垂死的雷蒙一張潦草的筆記，可以一窺她的世界和想法。下方也是得到本人同意刊出：

雷蒙先生：

抱歉一直煩你，但我就是毒蟲啊！我只能一直敲你的房門，要你幫我。如果我一直敲你的門，那是因為我要說到做到，要付錢給你，你知道的吧！

我非常感激你幫忙的一切，所以我才尊重你，付給你你所給我的東西，一個不漏；有的時候，你說你欠我比較多；我老實跟你說，

我欠你比較多。

你也知道，你給我機會證明我沒有利用你，或是用任何方式傷害你，我對你過意不去。就算是我偷了你的錢，我也是受傷很重，我可能就這樣死了，因為我又窮、又吸毒，我可能就死了。你指控我，這沒關係，我們都會犯錯，但是我明明有付你錢，你幹嘛說沒有。

你知道嗎？上次你指控我，是因為你聽信那些女的，我希望你下次指控我，不是因為別人要你這樣做；你夠聰明，頭腦夠好，你可以自己做決定。

麗莎為了祈求了解，寫了這篇錯字百出（原文有多處拼字與文法錯誤）的訴求，可能導致更大的問題。我相信，如果如果每個人身為獨立個體，身為社會的一分子，都「夠聰明，頭腦夠好」，能做出自己的決定，我們就不會懲罰成癮者，發動一場「向毒品宣戰」，使西莉亞、麗莎、尚恩和雷蒙成為敵人。我們要止戰，尋求和平。

正如麗莎所說，我們所有人都會犯錯。「向毒品宣戰」就是一種錯誤，我們接著都將看到。

25「向毒品宣戰」：失敗的戰役

如果「向毒品宣戰」目的是結束甚至遏制國際毒品貿易，那麼也吃敗仗了；而如果目的是對於主要濫用藥物的植物，遏止栽種，是再一次徹頭徹尾的失敗。

共犯結構難鬆綁

　　一場戰爭爆發後，當愛國激情式微到一定程度，浮出檯面的會是更冷靜的思考。本書付梓之際（2008 年），伊拉克戰火遙遙無期，而美軍傷亡人數日漸拉高。美國人愈來愈不支持伊拉克戰爭。對於開打的聲稱目的、戰略與策略，愈來愈少美國人買單。加拿大政府對於加拿大軍隊在在阿富汗的軍事行動，以「任務」稱之。無獨有偶，隨著軍民傷亡在阿富汗這處遙遠國度攀升，「任務」的正當性也受到加拿大國內的嚴格檢視。

　　對於這兩場戰爭的質疑，不但適用於其他戰爭，也同樣適用於政府的「向毒品宣戰」。有理據？可達成目標？所採手段是否可能實現預期目標？實施計畫需付出哪些人力和經濟成本？不同於相對近期的伊拉克與阿富汗戰爭相，「向毒品宣戰」已展開數十年。儘管「向毒品宣戰」該詞最早是由美國前總統理查‧尼克森於 1971 年提出，但自 20 世紀初以來，其政策一直在不斷升級。如果我們採取客觀措施，就能迅速放棄戰爭的煽動性語言，並且停止戰爭。

　　若從道德和人道感情切入來判斷，就會發現「向毒品宣戰」令人深惡痛絕。布魯斯‧亞歷山大博士於其著作《Peaceful Measures: Canada's Way Out of the"War on Drugs"》（和平措施：加拿大擺脫「向毒品宣戰」之路）中，寫道：「各類戰爭最明顯的一大特徵就是暴

力。」

戰爭心理將世界撕裂成高貴的盟友和卑鄙的敵人兩大陣營，讓一切所需手段無限上綱，包括對無辜旁觀者施暴……實質上，戰爭心理會使人類的同情心和判斷力無法正常運作。

「向毒品宣戰」有一特色是，民眾需要同情心和判斷力，這點不證自明，同時適用於我在溫哥華市中心東區看診的病患、各國廣大傷病者、對於第3世界各國的環境破壞，或是其驚人經濟和社會成本。

對於加拿大人來說，考慮美國在毒品大戰中的經驗有其益處與必要性。儘管在政治和社會態度上有所分歧，但美加兩國在文化上頗多相似之處。美國政府向來在國際上積極推廣其對藥物成癮的觀點，並且給其他國家帶來巨大壓力以跟從美國觀點。即使加拿大人抗拒廣泛採用美國做法，美國的影響力也會影響到限制措施較不嚴謹的加拿大機構。美國干擾會使其他國家（包括加拿大在內）難以制定開明的毒品政策。這部分將於第28章探討。

對於美國所帶領的「向毒品宣戰」運動，本章目的並非一一駁斥其施行原則，或是羅列對於全球所遭受的破壞。相關訊息可立刻從先前持續參與計畫的高階官員取得。其中一位是前西雅圖市立警察局長諾曼·史丹普（Norm Stamper）。史丹普局長退休後一直提倡將毒品除罪化，曾書面表示如下：

思考一下這場戰爭的真正傷亡情況：成千上萬的美國人遭監禁，許多人關押了20年，有些終生監禁，他們本該無罪；有些人家庭破碎；毒販和無辜的旁觀者在市街上遭槍殺……經歷了「向毒品宣戰」後，美國加劇了全球的政治動盪、官員腐敗，以及健康面和環境面的災難。實際上，美國在國際贊助的「向毒品宣戰」是對窮人的戰爭，其中多數是自給自足的農民，沒有贏面，情況危險。

　　如果「向毒品宣戰」目的是防阻藥物的使用，結果並未遂其所願。在北美的年輕族群中，藥物使用的普及度和寬容程度均前所未有。根據史丹普引用的數字，曾使用非法藥物的美國人為 7,700 萬人。據美國司法部報告指出，囚犯人數為過去的三倍，從 1980 年每 10 萬人 139 人增加至 2002 年每 10 萬人 476 人，其中絕大多數人在藥物使用定罪後入監服刑。從 1980 年到 1999 年，每年因毒品犯罪而被捕的美國人幾乎增加了兩倍，從 580,900 人增加到 1,532,200 人。史丹普評論說：「我們的『敵人』很多。」

　　如果戰爭目的是保護人民和社會或改善其生活品質，那這場戰果就是慘輸。正如溫哥華市中心東區藥癮者的個人遭遇，也如統計數字的顯示意義，花費的人力成本是災難性的。美國地方法院法官約翰・T・科廷（John T. Curtin）指出：「女性因違法用藥入獄的人數大幅增加，對於許多世代的美國人生活而言，是尤其殘酷的一項結果，將造成可怕影響。」

　　從 1980 年到 1996 年，女性囚犯人數增加了 400％。因違法用藥入獄者，多是走私販或是協助走私販。我斗膽地說，服刑者不會是藥頭主謀。許多是幼童母親，兒女沒有母親照顧，大多數可能根本也沒有雙親撫養……判刑的機制，未來許多年內將糾纏著這個國家。

　　如果「向毒品宣戰」目的是結束甚至遏制國際毒品貿易，那麼也吃敗仗了；而如果目的是對於主要濫用藥物的植物，遏止栽種，是再一次徹頭徹尾的失敗。從戰爭中不可避免的死亡，才能找到真相，這一點又再次獲得證明。要相信官方對於「向毒品宣戰」勝利的宣稱，還不如相信伊拉克戰事中的類似宣言。據《紐約時報》記者來自阿富汗的報導：

　　在我到達加拿大赫爾曼德省數週前，白宮國家藥物控制政策局主任約翰・沃特斯（John Walters）告訴記者，阿富汗當局成功減少

鴉片罌粟的種植。儘管美國國會撥出數億美元來停止貿易，但根據聯合國 9 月一分報告估計，今年收成創史上新高，從去年是 4,100 公噸，今年成長至 6,100 公噸。

即使是在拉丁美洲白宮也未取得更多成功。哥倫比亞仍是全球最大古柯鹼生產國，為美國毒品市場提供了 90％的古柯鹼。據《紐約時報》報導，「儘管這十年來，哥倫比亞從美國獲得了超過 50 億美元的反類鴉片藥物與反暴動援助，使哥倫比亞成為南半球獲得最多美援的國家。」

在極端貧困的情況下，人們會繼續種植有望帶來經濟救濟的作物，並不斷從事這些作物與相關產品的貿易。最終的受益者，既非貧窮的阿富汗／哥倫比亞農民，也非美國貧民區或溫哥華遊民區的街角藥頭。對於可改變心智的成癮物質，相關違法行為會壯大利益結構，包括世界各地的藥物利益壟斷集團、犯罪組織，以及這些集團與組織背後的腐敗推手，含政治家、政府官員、法官、律師和警察。

如果說，要設計出一種合法的制度，讓國際藥物罪犯和推手持續大規模持有因藥物賺得的財富，那麼設計者無法更錦上添花了，因為目前的制度已經是最佳的共犯結構──還能做的，頂多是將菸草加入違禁品清單罷了。如此違禁者與其同夥能更有利可圖。說是這麼說，菸草在檯面上的合法黨羽、萬萬稅的政府，以及菸草廠商的大頭們，可不會坐視不管。

法律，讓成癮者成了罪犯

健康照護暨流行病學教授喬治・波維（George Povey）博士。於加拿大英屬哥倫比亞大學執教鞭。波維教授表示，1995 年非法藥

物造成 805 名加拿大人致死，酒精和菸草致死人數各為 6,507 人和 34,728 人。波維教授反問：「那麼，是不是有人要來一場『向香菸宣戰』呢？」。

2005 年曾有一項大型研究代表英國政府指出毒品法案為大型走私販帶來龐大利益，以及毒品交易執法時，執法單位的無能為力到達荒謬的程度。《衛報》報導：「各大海洛英走私販將毒品運入英國的利潤極高，甚至超過 LV 和 GUCCI 等奢侈品業者。走私者的利潤如此高，查獲率應要有 60％至 80％的水準，才能大力打擊流入英國的毒品，但目前查獲率並未超過 20％。」

結果英國政府只允許半數的研究報告刊登，使得反對派的見解有了理據：「『向毒品宣戰』就是一場災難，從這分報告還有政府執拗不願承認，就能看得出來可以得知。我們必須以證據為基礎論辯未來方向，但若政府壓住證據，我們無法對話。」

北美情況相同。加州高等法院的詹姆士・P・格雷（James P. Grey）法官曾撰文指出：「美國社會充斥著非法毒品的主要原因，是製售毒品可以創造令人難以置信的獲利。」。

加拿大的情形如出一轍。鮑維博士指出：「我們每年在毒品控管上斥資 10 億加幣，對於打擊毒品供應成果無足輕重，反而使毒品市場更蓬勃發展。在巴基斯坦，一公斤海洛英價格為 3,000 美元，到加拿大市區後，售價為 15 萬加幣。這說明為什麼重度成癮者每年要花上 50 萬加幣來滿足自己的癮頭。」

「向毒品宣戰」造成的經濟負擔難以估計，但多數權威單位均同意，美國為此付出的代價為每年數 10 億美元之譜。據芝加哥大學商學院經濟學和社會學教授蓋瑞・貝克（Gary Becker）估算，損失額保守估計為每年 1,000 億美元：

這些估計值還不包括重大無形成本，例如對於許多城市內部地區造成的毀滅性後果，利用美軍打擊位於哥倫比亞和其他國家的毒

販和毒品種植業者，以及毒品使許多政府官員淪為貪污單位。

在貧困率不斷上升的國家，以及在嬰兒死亡率上升與第三世界數字相當的地區，竟還合理化以大撒幣支持失敗政策，令人難以想像。儘管如此，加拿大仍大力參與「向毒品宣戰」，由於政府資金減少，當健康照護、教育和社福狀況均惡化時，藥癮防治費用的分配嚴重失衡。

針對類鴉片藥物的國際禁毒運動中，有一項無意之間形成的悲劇性結果，即未開發國家無法取得舒緩生理疼痛用的鴉片劑。無論老少，無以數計的人，痛苦地活，痛苦地死。根據世界衛生組織統計，每年有將近 500 萬名癌末患者並未獲得緩解疼痛的照護，或是不夠；另外有 140 萬名 AIDS 晚期病患的情形亦然。

針對各類傷病等其他病因，世衛組織並未統計承受痛苦的人數。問題出在哪裡？問題出在對於成癮的恐懼遭到誇大。大衛·喬蘭森（David E. Joranson）服務於美國威斯康辛大學醫學院，擔任疼痛政策研究小組組長。他告訴《紐約時報》：「疼痛緩解的議題向來沒有『向毒品宣戰』受到如此多關注。」

最後，對於溫哥華市中心東區的藥友這類吸毒的亡命之徒，如果「向毒品宣戰」目的是要阻止他們施用毒品，勝利女神只會對宣戰者露出荒唐的微笑。

藥物不會使成癮者成為罪犯，法律才會。如果酒精是違禁品，喝酒就是違法；如果抽菸犯法，菸品市場將大規模地下化。也會形成幫派，犯罪商業帝國會蓬勃發展，吸菸者會從自己的收入大筆斥資購菸。這還得加上尼古丁成癮對健康的危害和醫療／經濟成本，數十萬人因尼古丁成癮致死，以及已經造成的許多家庭悲劇，再加上在另一個方面發動「向毒品宣戰」的巨大成本，並加計於其他國家發動「向毒品宣戰」的鉅額成本，成果會是極端的事倍功半。

詹姆士·P·格雷法官於其著作《Why Our Drug Laws Have

Failed》（為何美國毒品法律沒用？）中寫道：「如果逆著供需法則走，我們永遠會失敗；你乾脆去顛覆萬有引力法則，成功率還比較大。」其中提到和藥物有關的社會危害，多數並非來自藥物本身，而是源自毒品禁用法律。

毒品和菸酒的差別？

這場徒勞的戰爭，除了揮霍數 10 億加幣外，犯罪帶來的經濟損失無可計數，從我本身病患每天渴求藥物一事，即可見一斑。若干病患瞬間花光大筆遺產；有一位對古柯鹼和海洛英重度成癮的女性，年齡 50 出頭，目前疾病已經進展到末期，她在數週內為了毒品豪擲 7 萬加幣。而遺產一類的意外之財畢竟罕見，藥癮者的常見財源是犯罪、行乞和賣淫。毒品交易規模有大有小，但在溫哥華市中心東區，少有想敲人一筆的毒販，多數買賣毒品的人只是滿足自己的癮頭。大多數從事毒品交易的人只是在養成自己的習慣。最近，一名男子告訴我：

「兩年前，我回到老本行。我一個月賺 1 萬 9 加幣。全都不見了……一毛不剩，除了 1 萬元給我媽和我小兒子他媽。買賣生活持續十個月，我賺了 19 萬……最後抱走 10 萬。」

「那種錢花起來很快。和海洛英相比，每天通常花 100 或 300 加幣的人，大多是買古柯鹼，因為海洛英太便宜了。只要 30 加幣，就可以買到四分之一克的海洛英，品質很好很好的那種，我才不管你的毒癮多嚴重，才 30 加幣，誰還會想去戒。但如果是古柯鹼，一天可能要花上 300、500 或 700 加幣。」

「現在，如果是要賣贓物，能賺到原價的一成，就算走運了。我看過有人賣一台 2,000 加幣的單車，換到價值 25 加幣的快克古柯

鹼。通常來說，如果有人一天能賺 300 加幣，那麼他偷的東西大概價值 3,000 元。所以我才說如果你賺到十％都算走運。」

許多病患來到我的診間這處隱私的小空間，格外侃侃而談，談他們為了自己的癮頭如何開源。40 歲的麥德米特（McDermitt）雙眼凹陷，一臉病容，臉上常掛著傻笑的表情。當他坦承自己偷盜的豐功偉業時，還洋洋得意起來。

「蛤？你說多少？」我不可置信地問。

「那是他們在法庭上估計的數字，說我在兩年半內偷的東西，價值 247 百萬加幣。」

「太扯了。」

「就，他們的估算……」

麥德米特在溫哥華港行竊，當地有貨船靠岸。他和黨羽發展出一種可以偷走船上貨物的機制，又不會被保全發現。最重要的是，他們偷香菸，然後溜進「裝運昂貴亞洲服飾的貨櫃，有男性長袖絲質襯衫，還有時尚女裝」。

關於其他用小聰明的偷竊計畫，麥德米特參加過的還有偷竊建築工地的鋼材，以及從大卡車偷走汽油。經問起銷贓管道，他聳肩說：「我以前和賴瑞（Larry）交易，但是他們殺了賴瑞。賴瑞被殺了……他以前常說『幹，麥德米特你最起碼要把這些切一半』。我偷到一大捆鋼材後，打電話給可以裝輪椅的那種大台計程車，車來了……我們把 300 磅的鋼材放上去。我通常會賺 210 加幣，扣掉 30 元給司機。所以是賺 180 元。」

對許多成癮者而言，犯罪是日常生活的一環。他們的罪行是自動的反射式行為。一天早晨，我衝進一位病患的房間，想取回一件昂貴的皮大衣。那位病患在半小時前去我同事的診間看診時下手。在這位病患離開後，我的同事醫生立刻致電給我，語氣焦慮。他

說：「我才轉身一下而已。」這位病患語帶歉意，但並無太多悔意。他哀求道：「我忍不住啊。外套就掛在他的椅子上，我能不拿嗎？」

「我能不拿嗎？」也是另一位病患麥克（Mike）的開脫之詞。一天，我留麥克在診間還不到 20 秒的時間，他就對我的 PalmPilot（PDA）下手。那陣子我剛到波特蘭旅館看診，我也只是去隔壁房間拿處方箋而已。麥克曾經為了對我表示感謝，幫我作了一座精緻的木雕，我還傻傻以為他可以信賴。或許，他的人格可以信賴，但他的癮頭不行。五分鐘後，他離開診間，我才注意到放了 PDA 的桌面空空如也。我鎖上診間，向候診區的病患保證馬上回來，快速前往麥克住的旅館。敲了好陣子的門後，他才來應門。

「你要還我。」我說。

「什麼？」他答。

「聽好，麥克，你有兩條路走：立刻還我的 PalmPilot，不然我就打電話叫警察。」麥克跌坐到床上，一臉希望落空的表情。

「好，明天我立刻還。」

「不准，現在立刻還。」

「我手上沒有。」麥克說。

「那就去找出來。」

我們一起走下日出旅館的階梯，進入街角的當鋪。麥克大聲向老闆說道：「我要贖回那台 PalmPilot。那是這個人的東西。」

當鋪老闆假裝震驚。他大叫：「什麼意思？」他的肢體語言看起來就像這是東喜士定街這處毒窟暨犯罪地區第一次有人到他的店銷贓。老闆語帶責備：「你幹嘛不說東西不是你的呢？」

老闆從一堆電子設備中抽出我的 PalmPilot 時，麥克動來動去，似乎一點也不自在。我們離開店面的時候，他解釋：「就放在

你的桌上啊，我能不拿嗎？」

　　單單在溫哥華市中心東區，就有數千名一貧如洗的藥癮者。他們一天要偷乞拐騙的入手金額要數百加幣，才能持續滿足他們的癮頭。了解到這點後，便能著手計算社會所承受的經濟損失，因為我們服膺的霸道思維是：人可以買醉，用酒精毒害自己，或是用香菸裡的毒素慢性自殺，但就是不能用類鴉片藥物或興奮劑，外界視他們為罪犯。

一場不知所謂何來的戰役

　　然而，「向毒品宣戰」的悲慘敗果並未使美國政府知難而退。美國反而加大力度反對世界上任何地方除罪化與減害計畫。2006 年 4 月墨西哥參議院批准了一項法案，針對大麻、古柯鹼、海洛英和其他毒品，將個人用途的少量持有除罪化。墨西哥總統文森‧佛克斯（Vicente Fox）表達將此立法的意願，佛克森旗下的保守派「國家行動黨」參議員豪爾赫‧哲梅諾（Jorge Zermeno）表示：「我們不能對這種現實視而不見。我們不能一直讓監獄擠滿吸毒犯。」但在美國的「建議」之下，墨西哥政府只花了不到 24 小時就將該措施送回「從長計議」，說白了，就是放在立法機關永不見天日。

　　對於來自華盛頓的強硬態度，渥太華的一些政治領袖也買單。2006 年 12 月，《溫哥華太陽報》以〈加拿大向美國尋求毒品政策方針〉標題，根據報社取得的文件，指出保守黨內閣首長及其幕僚政針對新的加拿大國家毒品戰略，諮詢「熱切」的美國聯邦官員。

　　犯罪學家尼爾‧博爾德（Neil Boyd）任職於加拿大西門菲莎大學，點出：「哈珀政府偏好美國式的緝毒手法，就是將更多的人關起來。」博爾德博士指出，「與其將成癮視為健康問題，不如視為『道德面的刑法問題』。美國作法不符合歐洲的現況，並且無充分

證據表明可用性。」博爾德博士說話小心翼翼，他的這番點評，還算留有餘地了。

華盛頓州景郡律師協會則在 2001 年通過了一項全面聲明，指出「『向毒品宣戰』有著本質上的缺陷，並且可能為社會帶來許多負面後果。」協會的總結反映了外界的共識。

- 無法減少會造成問題的用藥行為，特別是兒童族群。

- 與違禁藥物有關的犯罪劇增，包括與成癮有關的經濟犯罪，以及助長暴力犯罪企業，這類企業向來占有藥物禁令形成的商業市場，市場不受規範，又有暴利可圖。

- 公共費用暴增，起因於濫用毒品和犯罪兩項問題的增加。

- 公共衛生／健康遭到侵蝕，起因是疾病傳播、對成癮的隱瞞和治療不足，以及對疼痛的適當醫療加諸不當限制。

- 公民權遭到剝奪，財產即決沒收、隱私侵犯，以及違反正當程序。

- 毒品執法對窮人和有色人種的不利影響不成比例。

- 法院待審案件過多，傷害司法行政效率，以及不尊重法律。

「向毒品宣戰」失敗了，並且註定永遠無法成功。原因是這場大戰的箭頭並非指向藥物成癮的根本原因，也非指向毒品的國際黑市，而是誤指為成癮植物的生產者、走私者與使用者。從更核心的角度切入，「向毒品宣戰」的失敗，原因在於無論抗戰手法，或是「宣戰」這樣的比喻都不適切，無法處理複雜的社會問題，而毒品施用這樣的社會問題又需要同理、敏銳的洞察力，以及以科學實證為基礎的理解。問題的重點，並非在於「向毒品宣戰」為何會輸，而是為何科學證據全都擺在眼前了，仍然執意去打這場戰役。

26 選擇的自由與自由的選擇

成癮者的兩難：如果一個人的行動多半由無意識的力量和自動腦部機制驅動，那麼也不會擅於行使有意義的選擇自由。

當癮頭來了

「向毒品宣戰」的核心假設在於成癮者有選擇，可以選擇不要成癮，且由採取嚴格的社會或法律措施，可使成癮者避免追求藥物。這談何容易。南西‧雷根（Nancy Reagan，美國前總統雷根遺孀）提出簡單的反毒標語「向毒品說不／說不就好」。然而癮頭一來，又豈能輕易說不。所謂「選擇的自由」的一個場景是社交環境，那裡有著各種人際互動、機會和關係；另一處則是心理狀況的內在場域。社交環境由物質文化形塑，假裝每個人都享有平等自由，其實於事無補：答案問一下重度藥癮者就知道，對於自己身處於社會底層，他們了然於胸。

史提夫（Steve）年屆不惑而有藥癮，成年後有 18 年的時間在吃牢飯。最近某天早晨，他坐在我的診間，盯著窗外、牆上或天花板，就是不會看我。他很生氣，並對自己的怒氣感到害怕。苦痛從他的內心傾瀉而下，痛苦首先來自每天被迫在藥師的監督下喝美沙冬，然後看到自己生活的許多面向都受到公權力的控管：醫生、藥師、旅館工作人員，以及社工。

成癮者感到挫折是家常便飯，因為他們覺得人生不公不義。史提夫說：「自由是錢堆出來的。拿社會福利券生活，不至於淪落街頭的人，他們受人欺侮，沒有自由。現在很像回到監獄一樣；唯一的差別是，現在我有一些妹子可以玩。」

撇開史提夫的自怨自艾不談，他的認知也有實在之處。我們社會對於自由的衡量標準，在於是否成功取得想要的成就，其中又受到地位、權力、種族、階級與性別等條件左右。然而，在心理狀況的內在世界中，自由有著截然不同的涵意；自由是一種選擇的能力，讓我們得以不順從立即的衝動，而能選擇使我們的身心長期處於安適健全的狀態。若缺乏這種能力，關於「自由意志」或「選擇」都會接近無稽之談。

本書先前曾提過英國文學家湯馬士‧德昆西，他將鴉片的癮頭形容為「絕對奴役的枷鎖」。枷鎖先是銬住心智，然後才是身體。先前章節已探討：成癮者的腦中，有影響力的腦部迴路會受到成癮歷程的強佔，使個體轉而做出不適當的行為。且我們也看到成癮者的腦中，在其成癮行為成形前，皮質內理性、調節衝動的部位並未適當發展，之後又因用藥而受損。因此，成癮者在自由選擇方面的兩難，可以如此形容：如果一個人的行動多半由無意識的力量和自動腦部機制驅動，那麼在行使「選擇的自由」時，也很難做出任何有意義的選擇。

在強迫症（OCD）族群中，已有許多研究者研究「選擇自由」議題。強迫症的重要症狀和成癮有許多相同處。加州大學洛杉磯分校醫學院精神科教授傑弗瑞‧史瓦茲鑽研強迫症的研究數十載，在他的 2 本著作中說明其研究發現。強迫症某些腦部迴路並未正常運作，若干部位似乎會一起「鎖上」，如同汽車變速箱故障，所以開啟引擎會自動使車輪啟動。對於一般個體的神經齒輪會將思考引擎和行動車輪分開，而在強迫症者身上，這樣的神經齒輪是卡住的。完全不理性的思維或信念，會觸發無用甚至有害的重複行為。以洗手為例，強迫症者理智上知道洗手一百次並非理性之舉，但無法停止自己洗手。由於神經開關卡住，想要清潔自己的想法又會自動動作，使他洗手。針對史瓦茲醫師所稱的「腦鎖」現象，他與加州大學洛杉磯分校的同事曾透過腦部掃描顯示相關機制。

　　強迫症可能是腦部主宰行為，甚至抵抗個體意志的極端例子，但強迫症者和其他人也有程度上的不同。一般人多數的行為，且起因於人體的自動程式，這程式會使個體繞過有意識的覺察，甚至可能違抗自己的意志。如同史瓦茲醫師指出：

　　我們認為的自由決定，可能來自無意識的情感動力或潛意識的信念。這類決定的依據，可能是童年早期設定的腦部機制，以及不復記憶的經歷。個體的自動腦部機制愈強，能施加意識控制的部位愈弱，則個體的人生一生就能行使的真正自由就愈少。在強迫症和其他許多症狀下，無論聰明與善意程度如何，腦部迴路的不當運作，都可能會超出理性判斷和意圖。遭壓力或強烈情緒壓垮後，幾乎所有人都會採取行動或反應，而該行動或反應不是出於意圖，而是出於大腦深處引發的機制，這部分並非由皮質中有意識的決斷部位產生。如果採取行動時，處於被驅動或被觸發的狀態，我們就不是自由的。

　　星期五夜晚，我電話訪問史瓦茲醫師。兩名醫師都是夜貓子兼工作狂，在下班時間談論工作話題，正是「心有戚戚焉」，而旁觀者如果聽到我們的談話內容，可能會翻白眼。史瓦茲醫師說，對於一般認為人可以從一種心智狀態，自由切換到另一種精神狀態，如果深入了解腦部運作的基礎，以及感知體驗與腦部之間的關係後，會知道這個想法不受到支持。

　　「自由，是很微妙的東西。想自由的人需要付出，需要專注和專心，而不是像機器人一樣。雖然我們都真的有自由，我們只有想爭取覺察能力的時候，才能行使自由。在這種時候，我們覺察到的不只是心智的內容，還有認知本身就是一種過程。」

　　當未受到意識覺察的掌控時，我們的心智會自動駕駛，個體掌握的「自由」程度，不會比按個按鈕就執行的電腦還高到哪裡去。自動機制和自由意識之間的差別，可以如此比喻：前者是盛怒之下立刻揮拳，打在牆上；後者是能覺察自己的怒氣，對自己說「我現

在很生氣，我真的很想現在立刻一拳打在牆上」，或甚至比這更有覺察的意識：「我的內心告訴我，我應該一拳打在牆上。」第二種狀態屬於自由意識，會給你「不要一拳打在牆上」的選擇，若非如此，你就會沒有選擇，也沒有自由，你只會一手骨折，一頭懊悔。靈性導師艾克哈特·托勒指出：「能選擇，代表有覺察，那是一種高層次的覺察。沒有覺察，就沒有選擇。」

由此來看，可以說在精神世界中，自由是相對的概念：腦部有著能維持意識覺察的系統，當自動心理機制受到這些意識覺察系統約束時，選擇的力量才會存在。個體感受的自由度，會隨情境、互動、時間的變化而增減。自動腦部機制習於全速運作，自由決策的能力會下降。如果人腦有助於覺察選擇的部位受損或未發展成熟，則自由決策能力下降的問題會更嚴重。

只為瞬間的巨大解脫

成癮本身是一項連續性的心理光譜，在過程的一端，重度成癮者靠藥物注射，絕望地受到癮頭控制。這一端是個體受到奴役，養成會招致毀滅的癮頭；另一端的個體可以完全覺察，不會依附。在同樣脈絡之下，選擇的自由能形容為一項連續性心理光譜。現實上，能在極度正面的那一端行動者少之又少。

在精神的思維世界中，有些人比其他人擁有更多的自由，這和物質世界相同。就拿選擇住居或食物來說，如果說街友比華爾街大亨享有更多的居住和飲食選項，那會讓人笑掉大牙。另一方面，身無分文的隱居者，可能會比對追逐地位成癮的百萬富翁享有更多自由，因為有癮頭的這位百萬富翁，仍在補償童年受到的無意識傷害，驅策他追名逐利的，是想要被人敬畏或景仰的需求。重度藥癮者則有著這兩個極端的壞處：在心理自由的圖騰柱上，以及社會經

濟的階梯上，都是被支配的底層分子。一般人哪怕處於何種險境，哪怕在圖騰柱上的自由程度有多低，都比重度藥癮者來得自由。

　　若從多方面來看享有的自由度，成癮者與強迫症者的決策自由度均很低。若發生使用成癮物質的衝動，會形成腦鎖現象。我的病患一再透露，如果有人對他們提供快克吸食管（crack pipe）或是「速球」（海洛英與古柯鹼的混合物），又或者他們知道可以取得時，他們就是會無法說不。而當病患感到壓力、沮喪、孤獨、不安、無聊或興奮時，都不會拒絕使用。

　　哪怕是我沒有成癮物質的依賴史，當購買 CD 的衝動在我內心翻攪時，都極難抗拒這股心理壓力。哪怕我下了一次次的決心，作出一次次的承諾，最後似乎都乾脆放棄掙扎，順從渴望，前往山雀唱片行，掏出荷包，將錢遞給成堆 CD 中工作的音樂小販。哪怕我知之甚詳，我對要不要買 CD 有決定權，但往往感到自己無能為力。身為中產階級的中年專業人士，我的家人給我關愛，我對自己的人生也幾無怨言，這樣的我都有無力感了，那麼說到我在波特蘭旅館看診的病患，他們又如何呢？

　　再次重申，自由是相對的概念。我相信我比重度藥癮者擁有更多自由。

　　在順從自己強迫性的動機前，強迫症者也好，成癮者也罷，兩者都會遭壓力壓垮。當他們最終屈服，就會獲得巨大解脫，哪怕解脫的感受只有轉瞬。從缺乏心理自由來定義，成癮者也可說是強迫症者，但有一點本質上的差異。強迫症者不同於成癮者，對於本身的強迫症行為，不會期待從中獲得任何快感。對於所從事的行為，強迫症者不像成癮者會有渴望的感受，強迫症者反而會不快、焦躁。

　　乍看之下，成癮者更該受到譴責，因為成癮者在「享受」自己的成癮行為，但強迫症者卻因強迫症行為受苦。實際上，短暫的享

受會使成癮者更難戒癮，而強迫症者如果知道如何解脫，會巴不得擺脫強迫症行為。成癮者會追求所謂的「愉悅感」，哪怕這種愉悅感只有轉瞬即逝，只能暫時擺脫心理焦躁和精神空虛；當成癮者選擇戒癮時，同樣是這種短暫又極為誘人的愉悅感，卻只反使成癮者難以戒斷。

譴責無濟於事

當然，童年早期有著難以忘懷的遭遇，並且遭到成癮問題長期摧殘的成癮者有許多後來還是成功戒癮，找回自己，融入社會，成為具有社會機能的一員，並且具有同理心。他們證明任何人都有自由的可能，我們無法扼殺他們產生蛻變的可能性，但實際上，我們沒有立場要求每一位成癮者都應該做出這種選擇。

自我認知、力量、提供支持的環境、福氣、純粹恩典——這些要素該擁有哪一些，才能協助逃脫重度成癮的死亡陷阱？個體之間的比較於事無補。一個人成功，不代表有權判定另一個人是否失敗。人都大同小異，從受孕那一刻起，每個人都有自己的獨特構成和生命經驗在形塑本身。每個人的腦部外觀都是獨一無二的，即使是同卵雙胞胎，兩人的腦部也有所不同。

人的傷痛無法互相比較，承受痛苦的能力也是。可見因子外，還存在許多細微的隱形因子，可能正面影響心理的力量和選擇的能力——那可能是很久以前聽過的一句善言、一段機遇、一段新關係、一次靈機一動、一段愛的回憶，或是突然對一種信念的擁抱。克服嚴重成癮的人值得讚揚，他們有許多經驗可以分享，但是一碼歸一碼，不能用他們的範例來譴責其他人為何無法有樣學樣。

參考生活相對正常的人，從他們的經驗得出武斷的標準來判斷

成癮者,更加荒謬。腦科學研究者馬丁‧泰契爾(Martin Teicher)表示:「檢視行為控制時,如果說將未成年人與成年人以相同標準來看是不理性的、是虛偽的,那麼在看待受過創傷且神經功能受損的成年人時,如果拿沒有相同經歷和病史的人當作標準,也一樣不公平。」

一個人能擁有多少實際選擇自由?答案只有一個:我們不得而知。我們都可能有特殊信念,無論精神上或其他層面,我們可能相信人類天性的實際樣貌以及該有的樣貌,而信念會加強我們助人尋求自由的承諾。無論哪一種,最終我們都必須謙卑,並在某種不確定的程度上承認。

我們無法窺探一個人的腦部,衡量其意識覺察和理性選擇的能力,也無法針對人腦和心智之間的各個系統,評估那個人承受壓力時如何達到相對平衡。若有情感上的痛苦負擔,我們無法評比兩個人的焦慮狀態會因此有何不同。如果一個人有過隱藏的生命成長體驗,另一個人卻是被拒於門外,無法享有同樣體驗,我們也無法得知。因此,若要求任何人對毒品「說不就好」,做不到則缺乏道德,這樣的要求是很輕率的。

從腦部發展看來,「選擇的自由」並非是舉世皆然、一成不變的特質,而是統計概率的問題。換句話說,經歷了一串特定的生命體驗後,人在精神場域擁有自由的可能性,只是程度有高有低。相對於受虐或遭忽視的孩童,在溫暖環境下撫育的孩童更可能開展出情感自由的餘裕。兩名美國研究精神科醫生撰文指出:「腦部會強迫個體成為個人生命故事的反射。簡單來說,孩子們反映了他們被養育的世界。」一如先前探討,重度成癮者在子宮內和兒童早期的經歷,可能會減少自由的可能性。這類孩童透過自動機制與動力,取得自由的可能性也相對較少──並非完全沒有,只是較少。

如果我們珍惜人類改變蛻變的潛力,真正的問題會變成:即使成癮者因早年心靈受傷,後續人生階段又多是痛苦遭遇,那麼該如

何去鼓勵成癮者，使其在動機與能力上更向「選擇自由」靠攏。換個方式來問：也就是如果一個人於孩提時代早期，不具備早先的腦部健康發展的條件，那麼後續人生階段中，又該如何促進腦部發展？

腦鎖了，無法說不

第 16 章曾指出，皮質是腦部的執行部位，功用主要是抑制，而非啟動。人的行動衝動是在較低位的腦部系統形成，但皮質的任務是審查衝動，允許審查通過的衝動。有一位出色的的研究人員曾表示：「問題不在於自由意志，而在於『自由抑制』。」

從形成衝動，到做出行動，中間花了多少時間？針對腦功能的電學研究顯示，大約半秒鐘。在多數時間裡，我們不清楚自己的腦打算做什麼。換句話說，腦部形成生理訊號，並覺察到意識衝動，中間有一段延滯期。在運作良好的皮質中，從察覺衝動開始，到執行衝動的肌肉啟動為止，中間的間隔只有 0.1 到 0.2 秒。令人驚訝的是，只有在這中間的最短間隔，皮質才能抑制其判定為不合適的行為。舉例來說，我們能停止因憤怒揮拳，或說出傷人的話。在這電光石火之間，我們會看到自己即將執行動作，並且在必要時，我們可以在「自己本身」和「猶豫該不該做的行為」之間爭取空間。

對於眼下的計畫，如果感到做了也是於事無補，或是感到自我挫敗，則許多人會以無助的心態看待自己。此即「腦鎖」的實際體驗：好比離合器卡住了，無法停止馬達空轉。任何人若身體疲勞（如疲勞、飢餓），或承受情緒壓力，腦部會無法「換檔」。

即使不在疲勞或壓力下，成癮者的神經迴路也是受損的，因此前述問題會更加惡化。要了解箇中道理，可以針對衝動形成和開始

察覺的片刻，檢視發生什麼事。這一個片刻還長於「停止做出不恰當的事」的意識選擇瞬間。在衝動形成與開始察覺的片刻，腦部會執行「前注意分析」，執行前注意分析時，會針對腦部迴路判定為重要（或不重要）／有價值（或無價值）的目標，進行無意識的評估。前注意分析過程設定目標後，皮質會準備選擇對應行動。

說到這，那麼成癮者的大腦可能會重視什麼？回想一下先前章節：腦部多半受到早期的影響，當成癮者腦部在童年時情感慰藉受到挫折或拒絕時，腦部「親暱關係的回饋機制」和「激勵—動機」系統會導向至適應不良的惡習。雅克‧潘克賽普博士為此領域的標竿性研究者，他說：「除非與某種天然獎酬的過程有關，否則不會形成藥物成癮。」也就是習慣和維持習慣的腦部迴路在運作時，所配合的對象是會提供立即滿足感的成癮物質和行為。

在一次個人採訪中，潘克賽普博士指出：「這類習慣結構異常強大，一旦在神經系統形成，就會引導個體的行為，而個體無法自由選擇。成癮者之所以有癮頭，是因為他們養成的這些習慣結構完全集中非傳統式的獎酬機制——也就是「以毒品作為腦部的獎酬」。他們被綁住了，無法擺脫那種心理上的囚禁。」

因此，成癮的決策腦會高估成癮物質或行為，而低估了健康替代品的價值，腦中形成的衝動會偏向成癮歷程。皮質的任務受到阻礙；皮質的任務原本在於審查不當行為，以行使「自由抑制」。隨即產生「腦鎖」，「說不」的可能會飛逝而過。

我有一名同事也是在溫哥華市中心東區看診的成癮症醫師。曾有病患向我同事透露：「整個決定要不要吸毒的過程……實際上不是一個過程。你就是決定吸了啊。沒有太多想法在打轉。真的是……你就真的沒有想哪裡好，哪裡不好，那太累了吧？做就做了，其他什麼都沒去想。」

我在撰寫本章時，那一天是 2006 年 10 月 29 日，我接到溫哥

華醫院傳來的通知。我的一名病患,這邊先稱他為泰倫斯(Terence),遭院方強制出院。泰倫斯的護理師語帶歉意:「他毀約了。」泰倫斯 32 歲,對海洛英和古柯鹼成癮,有多項藥物問題,包括 HIV。我和泰倫斯相識數月。和他談話時,可以感受到每一項要求都帶著算計,每一個字都有背後目的,每一次互動都別有用心。

我懷疑他是否知道,他在別人眼裡是什麼模樣。以尼采的話語形容,他說謊狡辯,因為他受到現實的傷害。自小以來,他的心機和謊言向來是自動防衛。如果沒有心機和謊言,泰倫斯必定會害怕自己受到剝奪。

上週,泰倫斯因傳染病住院,兩天後在附近超市因行竊被捕。泰倫斯由警察帶回醫院,並在醫院簽署切結書,日後不離開醫院,不從事任何非法行為。今天他偷了護理師的外套、錢包和鑰匙,然後人間蒸發數個小時。夾克是取回了,錢和鑰匙都沒了。即使感染還未完全治癒,但院方別無他法,只有將他強制出院。

無論泰倫斯的行為模式造成何種災難性後果,他的行為模式都沒有改變:多年來,他背離了每一位照護者,不斷危害自己的醫療服務和本身健康;導致在溫哥華,除了波特蘭旅館,沒有設施想要收留他。在泰倫斯順手牽羊,拿走護理師的外套時,如果能窺探他的腦部活動,那麼針對衝動控制與意識覺察的司掌部位,我納悶是否能觀察到有很多活動;比較可能觀察到的是激勵、興奮和機動的多巴胺迴路在主導。

與其說是有機會而無法選擇,泰倫斯的腦部並無有力的「自由抑制」在運作。過一會他會充滿悔意,但下一次機會來到時,又會重蹈覆轍。他實際上擁有多少自由?

在所有成癮現象中,個體都會高估成癮的對象、行為、關係或行為,而腦鎖現象也是如此。如先前探討,在吸毒成癮者中,藥物

本身對腦的作用增強了這種成癮性，損害腦中行使意識覺察的部位（已經開始受損）。在我第 14 章的引文節選中，美國國家藥物濫用研究所所長諾拉・沃爾科沃博士寫道：「傳統上，這種異常行為被視為由成癮者自願作出的不良『選擇』，但是最近研究顯示，重複使用毒品會導致腦部長期變化，破壞控制的自願性。」

　　我看診的成癮病患中，無論男性女性，承受過所有可能的各種負面遭遇：失業、無家可歸、喪偶、失去子女、牙齒掉光；他們遭監禁、毆打、虐待和強暴；他們有 HIV 感染、肝炎，以及心臟瓣膜和骨頭感染等問題；他們患有多種肺炎、膿腫和各種瘡。他們目睹親密朋友死於用藥過量或疾病。他們知道事情的嚴重性，遠遠稱不上懵懂無知，不需要外界說服或強迫。然而，除非有事物改變其對生命的觀點，否則他們不會放棄對毒品的執著。身為社會的一分子，我們要回應他們的困境，依靠的不能是難以執行的法律、道德說教，以及並未面面俱到的醫療實務。

　　那麼，針對自由的可能，該如何創造能讓「自由」紮根和茁壯的環境呢？

27 擘劃未來：針對藥物的啟發性社會政策

對於成癮者也好，對社會也罷，我們現在的體制沒有效。我們需要的不是改善體制，而是改革體制。

當寬容度不足時……

要成癮者完全戒除成癮的化學物質，有時是不切實際的想法。本章要先從一項假設開始探討：我們想要救贖被藥癮困住的人，而救贖的目標並非是要成癮者完全擺脫成癮物質。從當前情形來看，幾乎所有重度成癮者都無法百分百戒癮。話雖如此，針對成癮和成癮者的照護，如果我們的社會態度是寬容的，並且屏除自我挫敗的行為模式，我相信戒癮的成功率會更高。哪怕是並未完全戒癮的個案，只要他們重新融入大型社會群體，並且重建自己眼中「身為人」的個人價值，那麼這就算是救贖了。

針對藥癮者，後續將概述我認為是理性和人道的立場，以及據以訂定的相關政策。我不期望社會很快接納這類的想法。就目前而言，要各方都能了解，只是不切實際。如果一個社會將其最黑暗的一面強加到成癮者身上，使成癮者成為代罪羔羊，承受著社會的各種缺失，那麼社會大眾將幾乎無法用深刻的見解和知識，來討論藥物政策。

當今，道德論斷會取代同理心，光有偏見，卻不去探究問題的本質。針對成癮心理學、腦部發育、孩童撫養和成癮動機的社會根源，很少人會談論數十年來科學研究積累的證據，進而處理持續存在的藥癮問題。實際上，在本書付梓之際，根據《環球郵報》報導：加拿大將擴大取締成癮者。其同時指出：「聯邦保守黨政府將

推出一項全面取締毒品使用者的政策」，並祭出更嚴厲的吸毒罰則。雖已有堆積如山的證據，證明類似鐵腕手法無用武之地，而這一點再遭忽略。

學術界和醫學界都反映出科學思想不足以引起公眾對毒癮的辯論。我們身處於專業分工的時代，分支精細，各領域似乎都單打獨鬥，對於和密切相關領域的專家之間，沒有知識交流。我們需要在專業領域和非專業人員之間進行更大幅度的知識整合。

科學新知的光，為何似乎無法照進醫療實務界？兒童精神科醫師和研究員布魯斯‧培里博士接受我的訪問，表示：「這個問題我也想很久了。我參加了幾次公共教育活動。我們發現：對於舊觀念有最大既得利益的族群，最後才吸收新知。就此而言，對於腦部發展和兒童早期發展的重要性，醫界向來是專業團體中吸收與整合新知上最抗拒的一群人。」

對於醫療專業人員在這種情境下的「既得利益」，我不認為是有意識的自私，也不認為是出於物質考量的動機；既得利益讓我們認為本身的思維是正確的，讓我們認為所套用的原則與方式是健全的，讓我們認為本身情緒或理智的舒適圈外的那些方法，都不值得去研究。專業機構、醫學院和科學協會等單位即使是身處最前線的探索尖兵，也往往極度保守。這類單位不信任新的典範，抗拒離開狹隘的的科學意識形態，而這樣的科學意識形態並未同時探討心理與生理，討論個體時，也並未探討其人生遭遇。

無獨有偶，多數「向毒品宣戰」的政治領導人和政策制定者儼然均未意識到目前已有豐富的事例與經驗，反駁這類理論與實務；或者，他們並未以證據立足，採取行動。在最壞的情況下，有些人可能按照他們所信奉的基督教教義行事，因為說教和判斷的意識形態而視而不見。因此，面對科學、新知，以及道德／精神傳統準則的啟發，如果我們能選擇尊重，那麼我們必須想像出一個我們能建立的人道現實。

培里博士指出:「對於成癮物質的濫用,現今大眾與執法機構的觀念會阻礙推出優質的預防措施。我們愈是剝奪成癮者的人性,愈是將他們妖魔化,就愈難推出有效幫助他們的措施。」換句話說,我們必須跳出框架思考。對於成癮者也好,對社會也罷,我們現在的體制沒有效。我們需要的不是改善體制,而是改革體制。

我之後會提出建議,但一來我的提議並非毫無瑕疵,二來我也不可能一切都面面俱到,正確掌握所有微觀的細節。在本章討論中,重點不在於微觀的細節,而是宏觀地檢視對象會是這個社會本身,以及身處這個社會的藥癮者,探討社會為兩者之間建立了何種關係,這才是我提出的問題。藥癮者是不是社會結構中實實在在的一環?是不是值得同理與尊敬?我們要去探討在這些條件下,外界是否認可藥癮者「身為人」的身分。

印度靈性導師吉杜・克里希那穆提(Jiddu Krishnamurti):「只有看到人之間的關係,政策行動才有意義。在不了解彼此關係的情況下,任何層級的政策行動只會醞釀衝突。理解人之間的關係永遠比尋找行動計畫還重要。」重中之重,不在於社會政策的細節,而是政策制定者與政策適用對象之間的關係。

外界或許不甚同意本章的建議,但是對於克里希那穆提的「了解關係,比行動政策還重要」這項見解,我們無法睜一隻眼閉一隻眼。

喘息的避風港

首先,我們必須反求諸己,屏除任何對於成癮者的道德優越感和評判。評判他人會蒙蔽我們的雙眼,不但看不見他們的需求,也看不見我們的需求。我再次引用耶穌的話語:「先去掉自己眼中的

梁木，才能看得清楚並去掉你弟兄眼中的刺。」當我們評判他人時，我們就無法幫助他人。除極少數完全社交恐懼者外，所有成癮者都極度自我批評，對自己嚴厲。他們對其他人的評判非常敏感，並以退縮或防禦性的抗拒來回應。

其次，要理性處理成癮問題，必須先探討成癮的互動心理學和腦部生理學。雅克・潘克賽普博士對我透露：「要了解各種情緒，就必須了解神經科學。如果沒有認識到心理反應來自於人腦，那麼神經科學會變成非常沒有營養的學科，就像『向毒品宣戰』一樣沒有營養。許多神經科學家認為，心理狀態與腦部運作無關。挑戰這種觀點，就好比伽利略當年的科學論戰，要贏談何容易，因為你的對手是世世代代的學者，包括心理學家在內，他們完全擁抱史金納（Skinner）的概念，認為心態與行為控制無關。」

潘克賽普博士務實，不務虛。狹隘的行為學思維滲透了政治、社會政策、醫療實務、「育兒專家」發出的育兒建議，以及學術論述，我們因此試著改變行為，卻未全盤了解行為本身的起因與過程。羅伊・懷茲（Roy Wise）為服務於美國國家藥物濫用研究所的成癮心理學專家，是聲譽卓著的研究人員。他在文章中提到：「內在原因不是心理學的主要關注領域。」這番陳述出於一名心理學家之口，儼然使人吃驚。實際上，如果不探討「內在原因」，就無法對人類有任何了解，遑論成癮者，因為這些原因有時會很棘手。行為（尤其是強迫行為）往往積極表現出個體的情緒狀態，以及腦部運作的特殊情形。

早期環境會形成人類的主要情緒狀態和腦部模式，這部分已於先前章節探討。人終其一生會和各類社交和情感環境保持動態互動，如果要幫助成癮者，必須努力改變他們身處的環境，而不是改變他們的人，這些是我們唯一可以改變的事情。成癮者的轉變必須來自內部，我們能做的最好的就是促成內部轉變。所幸，能做的事情所在多有。

前一章提供的科學證據指出,普遍上成癮習慣在重度成癮者的腦部根深蒂固,無法簡單以意志力克服。正如潘克賽普博士所說:「這些習慣結構非常堅固,一旦置於神經系統中,將在沒有自由選擇的情況下引導行為。」我和潘克賽普博士的討論還有後話。成癮者面對過往的痛苦經歷,這些痛苦反映了他們的癮頭很強大。對此,我們繼續討論成癮者所需要的戒癮支援。潘克賽普博士說:「他們擺脫藥物成癮的唯一方法是減輕疼痛,情緒處於健康平衡的狀態後,才有機會思考要不要戒癮。」潘克賽普博士的見解,同時反映了腦部研究人員在精神自由這一塊的研究成果,以及人體經驗的實證內容。

他說:「自由的選擇來自於思想,而非情感。它來自讓你有能力去思考情感的思想。但當你的情緒並沒有反映出你應該在習慣模式操作底下所受到的情緒時,是因為已經過於習慣這類情緒了。因此,治療成癮者時,需要為個體提供一處寬適的避風港,在此處,不會讓個體對於緩解痛苦的需求常常成為動機。個體需要的是由各單位結合的支持性社會環境。」

針對成癮者建立人道政策時,核心議題在於要如何建立這樣一座寬適的避風港。波特蘭旅館協會的服務性質是獨立的也有瑕疵的,但服務不失價值,因為協會為成癮病患提供了喘息的空間,使他們離開悲痛和焦慮。1991 年,波特蘭旅館協會成立之初,政府補助金是 2 萬 3,000 加幣,後來一年的營運預算升至 1,100 萬加幣,多數用途為旅館安置藥友。相較於溫哥華市中心東區的服務族群,旅館所提供的服務,不過是棉薄之力。

使成癮者陷入的因素,不只是痛苦的過去和焦慮的現在,同樣還有對未來的前景感到黯淡。他們無法想像戒癮的真正可能性,無法想像由價值觀主宰的人生,只能將人生託付給眼前的生存需求,一股腦想逃避身心痛苦。當他們遭外界視為社會邊緣人、或遭獵巫、或棄如敝屣,就會無法對自己形成同理心。

除罪化的超前思維

本書先前已有探討，針對成癮者，醫學與社會政策必須考量的一大因子是壓力。如果想成為他們健康重生的助力，就必須對他們已經沉重的生存停施壓力。回想一下：不確定性、孤立、失去控制，以及衝突，這四項是觸發壓力的主因，而且就成癮的持續和復犯而言，壓力是最可預測的因素。這些因子，也正是將成癮妖魔化和「向毒品宣戰」強加給重度藥癮者的條件，而且還是故意為之！

我引用了《美國醫學會雜誌》上的一分報告，報告顯示童年受虐史會增加生理壓力的反應性，影響遍及終生。而成年後若遭受更多創傷，會進一步增強。遭排擠、騷擾、極端貧困、疾病傳染，對成癮物質的瘋狂追求、地下毒品世界的暴力，以及法律的嚴厲追捕——這些因子是「向毒品宣戰」招致的後果，不可避免，且一而再、再而三使成癮者受創。

靈長類研究和其他動物研究也表明，低社會地位和被支配地位會增加藥物使用的風險，並對多巴胺受體產生負面影響。相較於被支配的猴子，居於主導地位的猴子在兩個受試族群安置於同一處所後，多巴胺受體的增加量超過 20％，且使用古柯鹼的傾向減少。針對壓力研究的研究顯示，問題並非在於個體對他人有無支配權，而是個體能否自由行使對自己人生的支配權。然而在實務上，社會福利、法律和醫療體系使成癮者在許多方面受到支配，失去本身的主導權，甚至有不知不覺中喪失者。

我們將成癮者打落至社會和道德場域的最底層，並且高高在上，拒絕了他們「身為人」的地位，我們打造了這樣的環境，這是最有可能使成癮者對藥物陷入病態性的依賴。成癮者無法駛往寬適的避風港，有的只是被大海圍繞的絕望。

潘克賽普博士說：「『向毒品宣戰』是文化上的精神分裂症。」我贊同。「向毒品宣戰」表達出理念與實務相互矛盾的心態：既想

根絕或遏止成癮問題，但社會政策卻又助長成癮歪風，我們所譴責的成癮者心理特質，卻是我們所不敢承認自己也有的。與其催促成癮者成為「不是自己」的自己，我們必須大大方方，承認自己一直在大幅增加成癮者的壓力；又或者，我們也對自己施加壓力。如果我們想幫人，幫他們找到從內在重生的可能，我們必須先檢視我們本身與成癮者之間的關係時，先讓自己的觀點重生。

在美國、加拿大以及其他國家，即使許多人在政治與意識型態上極度不支持藥品除罪化，也承認我們目前的做法是死胡同。加拿大英屬哥倫比亞省政府任命稱為「英屬哥倫比亞省進步委員會」的專家小組，由商界與學界人士組成。2006 年 11 月 17 日，當我撰寫本章時，《環球郵報》報導英屬哥倫比亞省進步委員會已提議，要嘛將毒品除罪化，要嘛擴大「向毒品宣戰」的力度，以圖根絕英屬哥倫比亞省的毒品交易。兩項計畫擇一而辦。英屬哥倫比亞省進步委員會指出：「如果我們真正尋求降低該省的犯罪率和受害率，那麼現狀顯然是不可接受的。」

專家小組套用《環球郵報》報導的敘述：「嚴厲打擊毒品交易，會需要投入更多警力，針對毒品犯罪祭出更嚴厲的罰則，也需要增加收容設施，因應更多因此大量入獄的犯人。」所謂的其他「選擇」，就是消除毒品的販運和使用，根本不是選擇，只是一種拼裝出來的產物，即使是全球最嚴刑峻法的國家，也未能付諸現實。除非我們願意看到社會變形成殘酷的警察國家，否則任何強制性政策都無法限制用藥者使用毒品，遑論根絕。

一旦了解目前對於成癮者的攻擊，會提升各界的不安全感，並惡化用藥者的困境；一旦我們了解到長期無情的施壓，無助於健康重生，那麼處理毒品問題時就不會訴諸道德面，而是講求科學和人道價值。

將物質依賴除罪化，並且在安全控管的前提下，將成癮物質提

供給已確認成癮的使用者——這兩項前提會是理性看待藥物成癮必須基礎。要注意的是：除罪化不等於合法化。合法化會使藥物販製成為合法、可接受的商業活動。除罪化僅指將個人用途的藥物持有自法典刪除，並且可在必要時，透過醫學監督的方式，進行藥物發放。

人們如果更容易獲得毒品，會助長成癮，這樣的憂慮是沒有根據的。從本書至今探討的內容可以發現，毒品不是成癮的原因。以荷蘭為例，儘管大麻公開銷售，但荷蘭人均使用大麻的數據卻是美國的一半，且無人提倡公開提供硬性藥物。

再者，除罪化不代表成癮者隨便進入藥局，就能取得古柯鹼處方。對於成癮者所依賴的藥物類型，應由公共機關和醫學監督的前提下給藥，不混摻其他成分，不會有不肖藥頭介入，並且應對成癮者提供他們安全用藥所需的資訊、設備和器材。從衛生角度來看，此舉的好處顯而易見：能大幅減少感染和疾病傳播的風險，大幅降低用藥過量的風險，並且能提供固定提供舒適的醫療照護，這點非常重要。

不需斥資製備昂貴的藥後，成癮者本身就不會為了自己的癮頭，強迫自己犯罪、施暴、賣淫，或是陷入貧困。成癮者不必在餓肚子或吸毒之間抉擇，也不必在垃圾桶中覓食，或從人行道的水坑中挑出菸屁股。他們也不再因營養不良受苦。

讓成癮者願意說「好」

我得承認，我對某些藥物（尤其是冰毒）的除罪化同時持正反態度，而且我理解為什麼有些人甚至拒絕討論除罪化的可能性。然而，如果針對這種對腦部有害的藥物，將其合法用於成癮者是詭異的事情，可以想想目前街頭流通的毒品，都充滿雜質，摻雜有毒化

學物質，加深了興奮劑本身的危害。如果將冰毒成癮者和健康照護系統結合，與醫界互動，我們會更能掌握用藥情況，並在相對安全的情況下，拉高逐步解毒和戒斷的可能性。

這邊要強調的是「相對」安全，畢竟冰毒可沒有完全安全的用法。最重要的是，如此一來可協助成癮者建立健康的基礎，並且以有藥癮的街友為對象，建立有療癒效果的關係。再者，如果許多藥友不再向非法的藥物製備場所和藥頭消費，冰毒的地下經濟將失去許多獲利空間和吸引力。說不上是理想解方，但能力挽狂瀾。

另一項關鍵點在於，大多數冰毒成癮的年輕人之所以用藥，目的在於緩解其他症狀：最常見的是注意力不足過動症，此外還有憂鬱症、創傷後壓力症候群，以及情緒和社會心理錯位的效應。第 3 章已探討過，一些使用冰毒的年輕街友，將冰毒視為一種生存方式。如果對他們提供所需的生心理和社會支持，我相信過不了多久，能削弱冰毒這種有害化學興奮劑的吸引力，並使絕大多數成癮者擺脫危害。

許多人擔憂一旦現行法律解禁，在毒品除罪化和管理式發放的推波助瀾下，原本因違法之故不吸毒的族群，就會開始吸毒，使藥物使用情形惡化。一如「向毒品宣戰」的其他宗旨，這種觀點完全缺乏支持證據，且相關數據都指向相反的預測。以英國為例，海洛英數十年來在法律監督下發放給成癮者。在其他國家，相同模式也以限量方式運作，其中無一處發現會誘使原本非成癮的族群吸毒。

考量到成癮是一種對生命遭遇的反動，而不僅僅是對藥物的反應，因此這項發現不足為奇。深切的情緒痛苦是促發重度藥癮的因子，過去沒有過這種生命經驗的人，很少會陷入對化學物質產生依賴的困境。即使這些藥物更加容易取得，這項情況同樣成立。這邊要再強調的是，並非在鼓吹公開提供成癮性物質。對於個人用途的藥物，呼籲除罪化，不等於藥物交易合法化。

　　罪刑化和預防是不同的概念，真要說的話，前者有礙後者。儘管乍聽弔詭，相較於除罪化，現行持有毒品的法律會使毒品更加流通。「向毒品宣戰」之下，走私業者靠著滿足重度毒癮者的胃口來賺錢。渴求成癮物質的使用者讓走私業者賺取暴利，若非如此，毒品的地下市場將會限縮至目前規模的一部分。此外，市區的第一線藥頭之所以賣毒品賺錢，也是為了滿足自己的癮頭。若能將個人持藥除罪化，以醫學方式監督藥物流通，可大幅降低藥頭「開發新客戶」的動機。如果另外有更大規模販製的走私業者，則警力資源能集中於這一塊。

　　不應強迫成癮者接受治療，畢竟創造的問題多於所解決的問題。但另一方面，對於那些選擇治療的成癮者，必須建立一套公共出資的康復之家系統，其中應包括潔淨室、營養食品，以及能親近戶外與自然的環境。工作人員必須事先接受專業訓練，提供醫療照護、諮詢、技能訓練和情感支持。

　　目前我們稱不上是系統的系統遠遠不夠。我們的體制內，康復之家為成癮者提供頭痛醫頭、腳痛醫腳的服務，以私人合約的方式經營，到處都是為有錢人提供的一些高檔治療 SPA。哪怕康復之家的員工多投入，哪怕他們的服務多有幫助，只是滄海一粟、微不足道，無法應付廣大需求。戒癮康復系統若未協調，個人回復之家的努力有限，無法搔到癢處，也缺乏後續追蹤。

　　對於這種藥物復健與治療系統，外界可能認為索費不貲。毫無疑問，將支出大筆金錢，但肯定比現下「向毒品宣戰」恣意揮霍的數額要少，更不用說因停辦毒品相關取締活動與健康照護系統負擔，反而能節省支出。

　　期望成癮者棄用藥物，就像是要一般人想像自己的生活失去所有社交技能、支持網絡、情緒穩定以及身心舒適感。這些都是藥物能為成癮者提供的效果，只是這效果是非瞬即逝的幻覺。瑟琳娜、西莉亞以及其他描述的個案將藥物視為「磐石和拯救」。

因此,考量所有實際層面後,如果我們希望成癮者「說不就好」,我們首先必須提供讓成癮者說「好」的東西。我們必須提供一座寬適的避風港。我們必須證明尊重、接納、愛和人道互動是這個世界上實實在在的要素,這些是成癮者的人生經歷中相對的存在。除非有安全感,且對於成癮物質的依賴能在必要時獲得滿足,否則不可能為人構築這樣一座使人感到寬適的避風港。

犯罪只為了買毒品

我們人類都存在的一大難題,就是如何放下固有觀念。哪怕事實證據不站在我們這一邊,許多人都是正確主義的成癮者,我們對「自己是對的」這種心態成癮。我們對成癮者抱持的形象一成不變,視其為悖德、晦暗的存在,一如現代社會以前所描繪的惡魔。我們無法看到,自己助長成癮者成為罪犯。

平均而言,藥物的犯罪引誘性,完全不會高過菸酒。藥癮者注射或吸入的藥物,本身不會透過藥理作用誘使犯罪活動;酒精可以點燃被壓抑的侵略欲望,或是移除施暴的心理抑制(這也許算是例外)。刺激性藥物可能會對某些使用者產生影響,但像海洛英等類鴉片藥物卻不會有影響。相反地,海洛英傾向於使人平靜下來。戒除鴉片劑之所以會身體不適、易怒,並且更可能採取暴力行動,主要原因在於想用藥的渴望。

藥癮者之所以犯罪,和籌錢購藥有直接相關,由於是非法藥物,價格在人為哄抬下飆漲。成癮者順手牽羊、偷竊和搶劫,因為這是他們與藥頭交易的唯一財源。歷史多次證明,當法律和規定和自己認知中的基本需求矛盾時,人會鋌而走險,抗拒規定。

四肢癱瘓的溫哥華市長蘇利文(Sam Sullivan)曾在一場藥癮會

議中透露，如果輪椅是非法物品，無論會犯哪一條法律，他也要搞一台來。在這個妙喻中，成癮者沒了成癮藥物，就好比是殘障人士。如同先前章節的探討內容，許多成癮者當起藥頭，只是為了要有買毒的財源，他們連額外的蠅頭小利都賺不到。

　　毒品交易如此，賣淫亦然。本書即將付梓之際，犯下連環殺人案的豬農羅伯特・皮克頓（Robert Pickton）在英屬哥倫比亞省開庭受審，令人作嘔的犯案細節公諸於世。若定罪，皮克頓將被視為北美史上殺害女性人數最多、最兇殘的殺手。在溫哥華市中心東區，有數 10 位女性據稱成為皮克頓手下的受害者。我相信，我們身為社會的一分子，都是不知不覺的幫兇，由於將藥物使用的罪刑化，迫使女性賣淫，導致她們在街頭討生活。如果加拿大先前就參考科學實證，制定用藥政策，溫哥華市中心東區和其他地區的女性都可能倖免於難。

　　除罪化可能使社會受益匪淺。我們在住家與社區都會更有安全感，更毋須擔心汽車遭竊，這是立刻能產生的效益。而在溫哥華一類的城市，盜車等犯罪往往是為了買毒，這類犯罪是我們自己創造出來的惡魔，為社會構成威脅。驅除這種惡魔，我們心中很多恐懼會自動消失，這或許才是更重要的事。屆時，我們能呼吸到更自由的空氣。

　　若未因為毒癮需要不斷在街頭尋找非法藥物，許多成癮者就能從事生產。說來有趣，在 20 世紀初「向毒品宣戰」心態扎根之前，現代外科醫學先驅威廉・史都華・霍斯德（William Stewart Halsted）醫師本身的就是鴉片劑物質成癮者，成癮史 40 多年。霍斯德醫師在約翰・霍普金斯大學服務數十年，成就斐然、成果創新，是大學 4 位創始醫師元老之一。舉例來說，霍斯德醫師率先堅持手術團隊使用橡膠手套，這在根除術後感染方面，是一大進步倡議。然而，在霍斯德醫師的執刀生涯中，他每天都使用起碼 180 毫克的嗎啡。與霍斯德醫師共事過的世界著名的加拿大醫生威廉・奧

斯勒爵士（Sir William Osler）指出：「靠著嗎啡，他得以自在工作，維持絕佳精力。」藥物政策共同認知網站也表示：

霍斯德醫師的故事透露不為人知的事，即若嗎啡成癮，在適當的維持劑量之下，仍能有工作產能；此外，對於大眾質疑的嗎啡藥物，霍斯德醫師的故事也顯示了嗎啡的神奇力量。在霍斯德醫師的故事中，道德、生理、財富、醫學等各層面，他有幾乎無限的資源；霍斯德醫師在過世之前，以成癮者的身分活出精采人生。他成為現代外科醫學之父，如果放到現今社會，霍斯德醫師會鋃鐺入獄。

過往的人生遭遇中，許多重度成癮者面對社會與心理上的逆境，無法在用藥後仍有著霍斯德醫師的高度產能，但可以肯定的是，如果滿足了他們對於成癮物質的需求，會有更大機會實現他們在創造力與社會貢獻度的潛力；至少，他們對社會造成的負擔會較少。藥品除罪化會協助成癮者融入更廣大的生活圈，若要大幅提高戒癮率，這是不可或缺的一步。

當利大於弊，就該向前行

第一章介紹過加拿大原住民男子史丹，他是剛出獄的成癮者，目前在街頭討生活。在寒冷的夜晚，史丹不應在溫哥華市中心東區拱廊的石階上睡覺。若不是為了買毒行竊，他可以少吃一年半的牢飯，然後能在康復之家生活；如果他還是有用藥需求，會安置在一處體面的收容場所。他應該會在接受矯正訓練，訓練內容會針對學習障礙和心理諮詢，幫他克服情緒防禦和衝動反應；情緒防禦和衝動反應往往會是使他陷入困境的因素。

前述矯正訓練能幫他準備，進入一般為深入了解我的原住民患

者，我與《Coyote Medicine: Lessons from Native American Healing》（郊狼醫學——來自美洲原住民的醫療智慧）作者易斯・梅爾・馬德羅納（Lewis Mehl-Madrona）對談。他指出：「人會變成成癮性物質群體的一分子，成癮性物質以藥物為主，你也可以對酒精、古柯鹼或任何物質成癮，變成這些成癮族群的一分子。每個人都需要有歸屬感。除非有另外一個群體，一種可以提供更多歸屬感、被需要的感受，以及目標的替代群體，否則所謂的治療永遠無法成功。從這個角度切入的話，原住民是在將他們歸屬切換到一個替代群體，一個現代但又尊崇傳統價值的群體。只要他們在非成癮群體內，能維持自己的歸屬位置，他們就不會用藥。」

馬德羅納的洞見不僅適用於美洲原住民，也適用於所有遭邊緣化的成癮者。以史丹為例，他在波特蘭旅館附近的街道小巷中徘徊。外界必須邀請成癮者，請他們進入有接納、歸屬和價值的群體。至少在過渡時期，必須在公眾的支持下建立和維護這樣的群體，按部就班，幫助從前有藥癮的朋友全面融入社會，使他們有全面能力，大幅加入社會。無法戒癮的人不應該被排擠，他們的聲音也不應該在社會討論中消失。如果想了解他們在社會上失能的原因，無論是否繼續用藥，我們要減少他們的痛苦。

布魯斯・培里在接受我們採訪時說明：「藥物成癮必須去妖魔化。如果我們創造安全、可預測、有正面豐富互動的環境，那麼與成癮物質濫用和依賴有關的所有其他因素將更容易解決。我們的挑戰是釐清這類環境的建立方式。」

「我們確實需要……我知道這樣講有點老套……我們必須對有這些問題的族群非常有愛、非常接納、非常有耐心。如果我們辦得到，他們就更有可能戒癮。」

我們必須全面認知到目前的行動是徒勞無功的。我們必須意識到，現實上，我們目前的體制只是為成癮者和非成癮者帶來苦難，並且對社會帶來無法忍受的負擔。老是做相同的事情，只會帶來更

多相同的結果。

　　英屬哥倫比亞省愛滋病毒暨愛滋病研究卓越中心醫師和研究人員於 2007 年發表一項研究報告，指出：「聯邦政府持續大刀闊斧，將心力投注在科學文獻上已經證明無效或有害的行動。」根據《環球郵報》的一分頭版報告，研究發現「加拿大國家年度毒品政策的 2.45 億加幣預算中，最大一筆開銷就是執法，佔 73％，這筆錢對遏止非法藥物使用未證明有效。同時，治療費用佔 14％，研究費用佔 7％，預防成癮和減害的開銷各佔 3％。」

　　其中一位作者托馬斯・克爾（Thomas Kerr）博士說：「別人花錢，讓我來幫他們治病，但我不滿意目前的執行情形，太多意識形態和政治，沒有遵從足夠的科學與原則。」

　　在這篇新報告刊出的同一天早晨，我最後一位看診的病患是瑟琳娜，那位來自基洛納的年輕原住民女性，第 4 章描述過她的遭遇。這一天她來晚了，發著高燒，有像是被人掐著的咳嗽，喘著氣進入我的診間。瑟琳娜的肺炎在前幾天發作。那一陣子溫哥華風雨交加，她在溫哥華典型的一場暴風雨後醒來後肺炎發作，發現旅館房間窗戶在晚上破碎，洗手槽中的水凍結。

　　在《環球郵報》網路版一篇評論中，我摘述過瑟琳娜的遭遇，並說明說她買賣毒品是為了支持自己的古柯鹼施用習慣。我這麼寫道：「如果我們要幫助成癮者擺脫使他們衰弱的毒癮，大多數成癮者需要的是適當的營養和避風港，對他們成癮的物質，以有控管的方式提供，並且另外提供諮詢，以及有同理心的照護。」

　　在《環球郵報》網站上，這篇文章燃起了一系列熱烈交流，這表示許多人對於藥物成癮的議題深感共鳴，他們的討論鼓舞了我。針對成癮者的社會政策，許多討論的網友儼然都有興趣，關注到政策不應根據主觀的情緒反應，而是以科學事實和同理心的對待原則為方針。其中一位張貼文章的網友寫道：「這是一場精采的討論，

讓我們知道問題的複雜性，還有缺少完美的解決方案。」

　　熟悉並且實踐減害的藥友中，對於海洛英、古柯鹼，以及安非他命興奮劑，很少人會推薦免費提供這類藥物的市場主導機制。然而，目前已有一批紮實的科學證據顯示，如果開發出一種機制，針對毒癮難戒的人以安全的方式提供藥物，則藥癮者本身和社會將雙雙獲益。因此，荷蘭、瑞士以及德國部分地區都改變政策，與毒品相關犯罪率也大幅下降。在這些地區中，重度成癮者的平均年齡上升，顯示吸毒的年輕人減少。

　　其中，治療、照護與減害計畫已證明有效，投入的資金卻少得可憐，是真正令人感到不堪的事。英國國家治療成效調查（NTROS）指出，在治療和照護上每投入 1 英鎊，在醫療保健和執法方面便能節省 3 英鎊。如果這樣的投報率是在金融投資上，大家都會爭先恐後下單。

　　將毒品除罪化後，以管控的方式分配毒品，是否另外衍生一系列新問題？答案當然是肯定的。需要解決的實際議題無以數計，其中一些極其複雜，並且存在風險。關於藥物成癮，固然沒有零風險又省事的解決方案，但每一項新難題的背後，都會有新的效益，使得情況利大於弊。以可預見的風險來說，在任何程度上，都不會超過目前造成的巨大危害。

28 必須跨出的一小步：減害指引

在執行減害方面，希望使成癮者自我感覺良好，與照護者建立治療上的情感連結，給他們一種信任感、接納感，藉此催生戒癮的可能性。

既減藥害，也要減人害

以理性、實證基礎的態度，採取整合式藥物政策，此舉再怎麼多多益善，近期內也很難落實。在社會尚未形成開明共識時，我們眼下的問題是如何限縮成癮者的傷害。這至今仍是重要問題。

將近 8 年前我來到波特蘭旅館上班的第一天，一位護理師帶我到這間老旅館的頂樓，和一位館方口裡的「難搞病人」會面，名為克勞德（Claude），年近不惑，來自魁北克。我和護理師走進房間時，只見他正跪在地上，低頭凝視著一面平放在床上的鏡子。克勞德皺著眉頭，頭歪向一邊，超齡的白髮垂過太陽穴，他左手拉住頸部的皮和肉，右手拿著注射器，將一些混濁的液體注射至靜脈。我看著他在用針戳自己的脖子，一次、兩次，都沒有找到血管，罵了一聲著名的魁北克粗話「塔伯納克」（Tabernac）。

「你再這樣下去，就要腦膿瘍了。」我驚訝於他的拙劣扎針技術，說道：「我們看看能不能幫你找到安全的部位來打。」我將護士袋子中的一條橡皮止血帶裹在克勞德的左臂上，請他握拳數次。當克勞德手臂折彎處下方有一條靜脈浮起時，我指示他插針。他照做了。當他拉起針筒的柱塞時，血湧回注射器。護理師將橡皮止血帶取下，克勞德也不知道他為自己打了什麼藥，總之注射成功。那條止血帶，就留給他當紀念品。

　　在這之前，我可從未想像過白袍生涯會帶我到溫哥華市中心東區的髒旅館，幫成癮者自己注射會影響精神狀態的物質。即使是去他房間的途中，我也未想過有這種展開，因為原本是要去討論他的 HIV 治療。然而，在這種情況下，我最多幫他到這裡。若沒有這種幫助，克勞德會持續硬用針頭紮他的頸靜脈，這是高風險的外科行為。說實在的，我並沒有期望說服他停止打藥，幫他戒癮，更別說要「治癒」他長久以來的藥癮。當前的目標是減少潛在的傷害，並另外與克勞德建立情感連結，使克勞德在這層連結中，能夠敞開心胸，給予足夠信任，從而獲得醫療支持和建議。

　　我就是這樣迅速投入減害。克勞德兩年多前死於 HIV 併發症。他是波特蘭旅館的老住戶之一，個性鮮明，加上獨特的幽默感，使他在旅館這一群社會邊緣人之中，是特立的存在。他一點都不是個「難搞病人」，只是特立獨行，不輕易相信公權力罷了。克勞德是出色的藝術家。他曾送我一輛小巧、作工精緻的鋁線自行車，這個紀念品，出自他靈巧的創意手藝，至今都還立在我家廚房的窗台上。在他生命的最後四年，儘管療效因為藥癮而打折扣，我們還是努力延長他的生命、預防產生症狀，還有最後幫他減輕身心痛苦。

　　什麼是減害？

　　針對成癮者的最終目標是「治癒」，也就是幫助他們走過自己的惡習，並且治療到好。對此，外界往往認為減害是在「寵壞」成癮者，不利於「治癒」的最終目標。同時，「停用藥物」是成癮治療的唯一合理目標，外界也認為減害和「停用藥物」背道而馳。這些差別都是「人」在劃分。醫療實務上，問題往往是如何盡全力幫助病患。如果可能治癒，且有一定的成功率，未造成更大傷害，那麼治癒就會是目標。

　　若目標並非治癒，且多數慢性病無法預期治癒，醫師的角色會是幫助病患緩解症狀，減少疾病進程的傷害。例如，類風溼性關節

炎的治療目標是預防關節炎和骨質破壞;而在所有情況下,減少疼痛都會是目標。對於無法治癒的癌症,醫生的目標會是延長壽命,不犧牲生活品質,同時控制症狀。換句話說,減害的用意在於幫助目標個體增加耐受性,提高生命價值。在成癮方面,減害也是治療目標。

哪怕重度成癮遠遠超過疾病範圍,減害模式對於治療仍舉足輕重。鑑於社會缺乏以科學實證為基礎的系統性成癮治療方式,許多個案中,治癒是天方夜譚。只要社會排斥成癮者,且法律制度又幫倒忙,反過來拉高藥品問題的嚴重性,在目標上,社會的福利與醫療機制就只能是緩解成癮的部分後果而已。說來可悲,身處這個社會,減害不單單是減少成癮疾病引起的傷害,還要減少社會對於藥癮者的攻擊。

減害是當務之急

本章節將快速檢視若干減害措施,但會先檢視和減害有關的兩項常見爭論:其一為藥癮者是「個人造業個人擔」,社會投入過多資源在他們身上,減害會使成癮正當化,並且助長成癮。

如果以「個人造業個人擔」當作標準,那麼現行健康照護系統其實該廢掉一大半了。許多疾病與症狀的背後,都是病患本身生活習慣或環境造成的,針對習慣或環境作出更細緻的決策,可能可預防相關疾病與症狀。加拿大英屬哥倫比亞省衛生官員近期提出一分研究報告,針對不健康生活型態導致的各類疾病,指出省政府的花費是 18 億加幣。

針對沒有健康風險因子的族群,人均的健康照護花費是 1,003 加幣。相較於此,對於有三大健康危險因子的族群,人均花費是

2,086 加幣。所謂 3 大健康危險因子，包括抽菸、過重／肥胖，以及活動不足。可以說這些因子都代表「選擇」。

以心臟病患為例，即使有心臟病發的病史，有些病患還是會重拾生活惡習。有癮君子即使染上慢性支氣管炎，仍持續抽菸；有滑雪選手儘管持續骨折，還是勇於挑戰雪丘和陡坡；有人儘管因婚姻承受壓力，需要憂鬱症與焦慮治療，仍然不離婚──這些都是相關例子。舉凡心臟科、呼吸胸腔科、骨外科或精神科，各醫療專家都不會因為「病人的病是自找的」而拒絕看診。

當談到藥癮者，有些人會認為應另採標準。溫哥華為藥癮者提供毒品安全注射室 Insite，這項服務備受爭議。2006 年 8 月，我叩應哥倫比亞廣播公司（CBC）廣播節目討論此事。我在線上等主持人回應前，受訪的是一名加拿大皇家騎警（RCMP）警官。主持人指出，在 Insite 過量用藥的成癮者，有數十名成功救活。這名警官表示這不算真的好事：

「大家都知道，壞的後果才能阻止吸毒。如果你救活人，你等於在告訴他們吸毒很安全。」

這位警官代表的是加拿大國家執法機關，儼然希望用人命換取教訓。他似乎未能發現（或者說也不在意），早在 1990 年代時，溫哥華注射藥物的重度成癮者受過這樣的「教訓」次數是年均 147 次，都是用藥過量死亡，沒有任何明顯的嚇阻效果。

令人欣慰的是，只有部分警官抱持這種黑暗的想法。那一陣子，《環球郵報》針對毒品安全注射室 Insite 發表一篇文章，以正面態度引用退休英國精神科醫師安森尼・丹尼爾（Anthony Daniels）的意見。

丹尼爾向《環球郵報》專欄作家蓋瑞・梅森（Gary Mason）表示：「我推測毒品安全注射室 Insite 的設置邏輯在於，會減少死亡人數。可是我不明白，為什麼我們應該要減少死亡人數。這樣做不

352

是我們的責任，那是成癮的人自己的責任。如果他們想給自己注射海洛英，那是很糟糕的選擇。如果因此而死，我不會特別有罪惡感，因為我對他們因此而死沒有任何責任。」

對於這位精神科醫師與他在《環球郵報》的喉舌，他們是否願意將這一套邏輯應用到其他族群？如果我們能得知答案，倒是會對討論有所幫助。其他族群例如：患有肺癌或肺氣腫的吸菸者、工作狂搞到心臟病發的 A 型工作狂企業高階主管、被家暴還死心塌地的婦女，或是明知危險駕駛而車禍受傷的人。

根據同一邏輯，任何吸菸者都不應在心臟病發作後進行去顫搶救生命，喝酒的人也不應該在腸道出血後接受輸血。有心肌梗塞或中風疑慮者，一律戴上一大張識別證，表明自己不菸不酒、經常運動，也不攝取反式脂肪。旁觀者如果沒有發現識別證，都不該幫病患叫救護車。

除非相信「幫人等於害人」，否則儘管我們都對自己的人生負責，但沒有任何人道或醫學原則要我們拒絕幫助自作自受的人。如果能證明減害指引會導致人濫用成癮物質，情況或許會如此。然而，若從本書至今的探討內容來看，重度成癮者不會期望「被成為」濫用藥物的人，因為他們幾乎經歷過各種虐心的過去。全球尚未有證據表明減害措施會導致藥物使用。拒絕為成癮者提供人道援助，會使其痛苦倍增，康復之路更形遙遠。

同時，減害與戒除之間也沒有矛盾，除非我們不顧別人的選擇，硬要幫他們的人生設定目標，這兩項才會衝突，但我們不能擅自決定。除了以極端強迫來誘使戒癮這招，剩下的方法就是前一章的討論內容：提供一處寬適的避風港，讓成癮者在此學會深入思考，尊重自我，而對於準備好選擇戒癮的人，外界應給予更多支持──這是我們目前並未做到的。然而，那些沒有選擇戒癮這條路的人，他們呢？

　　我們不可能改變他人，這不僅限於成癮。試著改變別人，要別人做這做那，這樣的心力終究失敗，原因在於人有個基本特質：想要自力。杜斯妥也夫斯基的《地下室手記》中寫道：「人們可能會選擇與自己的利益背道而馳的東西，有時甚至應該積極選擇背棄自己利益的道路。人所想要的，僅僅是獨立的選擇──哪怕獨立選擇會付出什麼樣的代價，哪怕獨立選擇會帶來什麼樣的後果。」問題不在於成癮者是否會因為戒癮而變得更好（這點的答案當然是肯定的）。問題在於，如果成癮無法戒除，我們是否會拋棄他。對於因為本身的持續行為而遭受苦難的人，我們是否願意關懷，去理解他們的成癮行為，其實源於無能為力的早年不幸？

　　減害指引的精神在於去接受一件事實：一些成癮者（其實為數不少）過度依賴成癮物質，在目前環境下，現實上所謂「治癒」已無可能。當前的他們生活太痛苦，可供使用的內外部資源過少。在執行減害方面，戒除仍會是目標；我們反倒希望使成癮者自我感覺良好，與照護者建立治療上的情感連結，給他們一種信任感，消除我們與成癮者互動之間產生的評判，給予他們接納感，藉此催生戒癮的可能性。同時，我們不像聖人一樣堅持他們必須完全節制，我們不會根據成癮者是否作出了迎合我們的選擇，而判定他們是否有「身為人」的價值。

　　減害既是一種政策，也是執行一套政策與方法的系統。這邊很值得重溫布魯斯‧培里的話：「我們需要對遇到這類問題的人非常關愛、接納和耐心。如果是的話，他們會更可能變好。」

不要絕對同情，也不要絕對冷漠

　　減害的具體做法取決於資源和需求。美沙冬的處方就是一例。這幾天，我為一百多名病患開了他們平常在用的美沙冬處方。美沙

冬是一種合成類鴉片劑，這種製劑會攻佔腦細胞鴉片劑受體，阻止海洛英分子進入相同鍵結部位的通道。長期類鴉片物質使用者在口服時，不會有「嗨」的感覺，而對許多成癮者而言，可以擋下對於施用海洛英的渴望，也可以避免神經質、疼痛、腹瀉和噁心等戒斷症狀。美沙冬是長效藥劑，因此每天一次的劑量可維持 24 小時效果。

據估計，加拿大有 6 萬至 9 萬名非法類鴉片藥物濫用者，但只有約四分之一正在接受治療。經適當使用下，美沙冬療法的所用藥物是合法、安全的，而我們為藥癮者提供美沙冬維持療法，不是為了治癒對於類鴉片物質的依賴，而是將他們的依賴，轉嫁到合法、安全的藥物上，從而避免他們賣淫、偷竊和乞討，以避免戒斷。成癮者厭倦了每天汲汲營營，過著尋找非法類鴉片藥物，然後設法逃避法律制裁的生活。在我的門診中，完全沒有美沙冬病患能接受以戒除代替海洛英，即使有用美沙冬，海洛英對若干藥癮者仍是不可抗拒。

在協助古柯鹼成癮方面，沒有一種藥物能有相當於美沙冬的效果。曾有研究人員以利他能（Ritalin）和其他興奮劑製劑進行試驗，試驗成果有潛在正面效果，我也曾開立這類藥物，以減少病患的對於古柯鹼和冰毒的依賴，然成功個案有限。對少數患者來說，其中有著天差地別的差異。長效興奮劑本身雖然可能導致成癮，但我會希望看到針對這類製劑投入更積極的研究。在可行範圍內，理想做法會是使依賴的成癮物質從吸食（注射）古柯鹼／冰毒，轉而在受到管控的劑量下，改用口服興奮劑。

針頭交換是另一項減害方針：使用者帶髒針頭來換得新針頭。個體之間會透過體液傳播 HIV 和 C 肝，其中以血液或性行為為最。獨立使用乾淨針頭，可限制疾病傳播，效果如同性交時使用保險套。乾淨的針頭也有助於預防皮膚感染、膿瘍和細菌透過血液傳播。相信針頭交換會造成「縱容」或助長成癮的人，會連這樣簡單

的措施都反對。

　　並非所有成癮者都會接受美沙冬作為替代療法；這道理如同有些人的癮頭是嗎啡，對他們而言，美沙冬與海洛英均無吸引力。在這種情況下，我們可以讓藥癮者自己在黑夜叢林中自生自滅，或者我們可以提供一處乾淨的環境下，使他們用無污染針頭自行注射，而不是自己打「天曉得還摻了什麼」的海洛英或嗎啡。我們既沒有縱容，也不助長成癮：無論我們抱持什麼樣的見解，成癮問題都會存在，持續危害成癮者的人生。我們唯一的選擇是不要絕對同情，也不要絕對冷漠。以控管的方式提供海洛英，期望將對藥癮者的傷害降至最低，並減少犯罪、墮落和醫療費用，藉此提高社會福祉。

　　北美鴉片藥物治療計畫（NAOMI）在溫哥華等數座城市展開，這項試驗係以受控管的方式，對成癮者提供海洛英。施藥地點是在街角的一樓店面據點，距波特蘭旅館一街之遙。美國白宮國家藥物控制政策局主任約翰・沃特斯稱之為「不人道的醫學試驗」。

　　對此，還有另一種見解：NAOMI 試驗的評估目標，是要減輕社會對藥癮者的不人道態度。該研究的主要價值是說服懷疑論者，因為從醫學和社會角度來看，幾乎不需要科學證據：我們歐洲數十年的經驗可以借鏡。在英國，鴉片劑維持計畫從 1920 年代實施至 1970 年代，但在美國的強烈反對下，逐漸不受青睞。在此之後，儘管有「向毒品宣戰」（或者該說部分原因正是在於「向毒品宣戰」），英國鴉片劑成癮者人數倍增。

「毒品安全注射室」開啟一線曙光

　　在英國，有一個棄用海洛英維持療法的例子。地點在默西賽德地區的藥物依賴服務處。藥物依賴服務處對計畫個案提供治療，包括門診病患解毒。僅約 10％選擇戒癮療法，剩下個案則選

356

用類鴉片藥物，劑型不一，從注射型至吸入型均有。其中一項成果為：在英格蘭境內所有地區，HIV 陽性藥物使用者為全英第二低，不到全國平均的 1/4，犯罪率也降低。「1991 年，據當地警政單位通報，默西賽德是全英境內唯一犯罪率降低的地區。」

在藥物注射導致 HIV 感染方面，1990 年代時，瑞士的感染率為歐洲最高。瑞士因而發起臨床試驗，兩組受試者分別接受海洛英維持療法，與美沙冬併用海洛英療法。其研究發現為：

- 工作適應性大幅改善：長期就業增加了一倍以上。

- 患者的居住狀況迅速改善並穩定下來（尤其是街友）。

- 不會因處方藥導致致命過量。

- 當地社區沒有明顯的藥癮相關社會問題。

- 由於法律和醫療成本顯著降低，以每位患者每天節省的費用而言，產生可觀的經濟利益。

- 從順手牽羊至販毒等各種犯罪活動顯著減少，總體犯罪率下降 68％。

兩位北美學術研究人員撰文稱瑞士達到這些成就：「針對瑞士 1,000 多名最難治的長期海洛英依賴者，仔細檢視海洛英處方，其中目標族群為於成癮物質濫用上有長期困境者，以及採傳統戒藥療法而多次失敗者。這是最棘手的族群。對此，瑞士的研究明確表明，開立海洛英處方會同時大幅下降非法用藥和犯罪。此外，根據瑞士研究人員提供的科學證據，成癮者更能重新融入社會，這顯示在住居品質提升、聘僱報酬增加、藥友減少，同時和先前疏離的親友之間，也增進了交流。」

NAOMI 試驗其最大缺陷為研究本身的限制縮短了成癮者的參與時間。29 歲的珍妮（Jenny）是波特蘭旅館居民，也是性工作者。

前幾週她來到我的診間，請我再開立美沙冬療法。過去一年來，她在 NAOMI 試驗機構施用海洛英。珍妮目前健康情況良好，並且沒有疾病感染。但現在她給我看的是一條紅腫的右腿，以及腹股溝的一處膿瘍。她從街上購買海洛英，自己將藥打到該部位。在加拿大，除了這項研究，成癮者並無法獲得海洛英維持療法，箇中原因大都在於美方反對。

NAOMI 試驗初期，澳洲著名成癮症醫師艾力克斯・伍達克（Alex Wodak）表示：「我敢打任何包票，美國對加拿大施加極大壓力，要求中止這次試驗。」伍達克醫師是雪梨聖文森醫院酒精與藥物服務部主任，自然是知道 1997 年澳洲海洛英試驗中止，原因也來自美方反對。毒品安全注射室 Insite 由波特蘭旅館協會管理，並和當地衛生主管機關合作，而在溫哥華的我們，也收到了來自白宮的建議，白宮緝毒總管約翰・沃特斯稱 NAOMI 試驗為「國家推動的慢性自殺」方案。

當走進喜士定街毒品安全注射室 Insite 時，會看到大約十二個小隔間，每一隔間都配有水槽、乾淨針頭、大鏡子、照明燈、毛巾，以及清潔皮膚用的酒精棉片。初來乍到時，你會以為進入了非主流百老劇院裡的更衣室。護理師隨時駐站，觀察使用小隔間的成癮者，並用乾淨的止血帶綁起他們的手臂，成癮者再用注射器和針頭將藥物注射至靜脈。隔壁設有提供咖啡的「休閒區」，工作人員和輔導員會與成癮者交談。站內還設有一個治療室，為了協助過量用藥的使用者康復，提供所需的所有設備和藥物。

這些設備可不是放著好看的，在一年半期間，毒品安全注射室 Insite 站內發生了近五百次過量注射事件，但無人死亡。普遍接受的假設是：如果沒有一旁的醫療服務介入，死亡率約為 5%（以過量注射人數來算，25 條人命因此得救）——而加拿大皇家騎警隊和英國精神科醫生安森尼・丹尼爾可不會同意這項說法。我們或許還可以猜到的是，丹尼爾醫生會希望看到藥癮者用路邊的髒水，摻到毒

品內就打藥了。這是毒品安全注射室 Insite 設置以前的常見光景。

在 Insite 登記的用藥者超過 5,000 名，每一天超過 600 名。在 2003 年毒品安全注射室 Insite 開始運作之前，曾推測會引發各種恐慌，最後都沒發生：既未助長使用毒品，也未增加毒品相關犯罪；既沒有更多藥頭跑來，也沒有使當地街道更危險。相關研究成果，已刊載於《加拿大醫學協會期刊》、《刺胳針》、《新英格蘭醫學期刊》，以及其他有同儕審閱機制的期刊，超過 20 篇。計畫成果如下：

- 吸引了最高風險的用藥者：所謂高風險，是指更容易感染 HIV、用藥過量、共用藥物、未安全棄置針具；

- 減少了溫哥華市中心東區公開注射藥物的人數，以及針具相關廢棄物數量；

- 減少了當地企業的麻煩；

- 降低了社區中共用針頭的整體速度；

- 從前藥癮者復犯率並未增加，而對於有志戒癮的人，也未造成負面影響；

- 增加了排毒計畫和成癮治療的登記率；

- 未吸引其他地區的用藥者來到溫哥華市中心東區。

正如《加拿大醫學協會期刊》的歸納：「溫哥華導入安全注射機構後，後續的許多社區和公衛效益與此有關，並且未產生不良影響。」溫哥華現任市長及其三位前任均支持沿用 Insite 機制（其中包括現任英屬哥倫比亞省省長），而在社會政策方面，他們可都是保守派。

外界最初持疑，包括當地商界和溫哥華警察局。督察史考特・

湯普森（Scott Thompson）兼任溫哥華警察局青年服務主管與藥政專員就公開斥責加拿大皇家騎警隊反對 Insite 設置案。儘管加拿大皇家騎警隊執行多項內部研究，結果也支持毒品安全注射室 Insite 的成果，但仍持續抗拒 Insite。

他說：「我們是實際執行任務的人。對於減少致命性用藥過量，以及減少用藥者感染 HIV/AIDS，我們支持這兩項公衛目標《溫哥華太陽報》一篇社論指出：「有壓倒性的證據支持 Insite 的設立，英國警察局多位主管也支持在該國設立毒品安全注射室。」

搭起成癮者健康照護的管道

2007 年 9 月，同一棟大樓內的戒毒中心，推出了 Insite 的加強版服務，稱為「OnSite」。其對於成癮者（無論性別）的支持模式是戒斷，禁止使用藥物。所處地區若成癮物質濫用情況猖獗，會提供短期住居。住居所在的排毒療法樓層均為套房共 12 間，對隱私的注重前所未有，在其他當地設施並無類似措施。一位康復中的海洛英成癮者向記者表示：「戒斷期間，你完全不會想要周圍有一堆人看到你在一直嘔吐。」提供醫療照護的駐站醫師有兩位，我是其中之一。

2006 年 9 月，毒品安全注射室 Insite 為期三年的聯邦授權即將到期。在前一次選舉推出的成功選戰中，保守黨表示僅支持戒藥，並對其他毒品措施感到厭惡。現在，來自各界的要求湧入加拿大總理史蒂芬·哈珀的辦公桌，包括政治家、警察、衛生主管機關、公民團體、用藥者的擁護者，以及許多個人名義者，均要求沿用 Insite。身為一名醫師，門診病患也使用毒品安全注射室 Insite 的服務，我親筆寫了一封信，收件人是哈珀。我寫道：「毒品安全注射室 Insite 為依賴性疾病的用藥者減輕傷害，這是溫和、但又不得不

為的機制。」

　　這群用藥者合作起來會是很棘手的族群。由於均有悲慘的早年經歷，他們不知道該如何照顧自己，也不願向醫療照護人員求援。毒品安全注射室 Insite 提供了一條連結，對於部分藥癮者而言，那是唯一的連結，使在街頭討生活的他們，得以和健康照護系統產生串接。對於其中為數不少的藥癮者而言，能以給予支持的人道方式獲得對待。對於身心受創的他們來說，意義非凡。毒品安全注射室 Insite 無法完全解決複雜的吸毒問題，但所跨出的這一小步具有創新性和必要性，是加拿大能引以為傲的政策，未來全球許多司法單位都將效法。

　　授權到期前幾天，加拿大政府才宣布將展期，新訂有效期間為一年半，使得 Insite 遠景混沌。政府也砍掉毒品安全注射室 Insite 的聯邦研究經費。位於蒙特婁的麥吉爾大學 AIDS 中心主任馬克・溫伯格（Mark Weinberg）博士說：「政府幹嘛要一方面宣布需要更多時間研究 Insite 的潛在成功，一方面又砍掉執行相關評估的資金呢？」在一次記者會上，聯邦衛生部長說沒有足夠證據表明毒品安全注射室 Insite 可減少用藥和對抗成癮。

　　無論他口中「對抗成癮」所指為何，減害計畫的目標都不是要對抗成癮。減害計畫純粹是要減少痛苦、防止死亡和疾病。爭議顯示減害可能一點都不是醫學／社會問題；議題也不在於成癮者或社會的最大利益為何。在本質上，減害計畫是意識形態的問題。在我看來，「不人道的醫學試驗」和「國家推動的慢性自殺」這類強烈措辭，只是要服務他們本身的意識形態，而非是要反映事實。

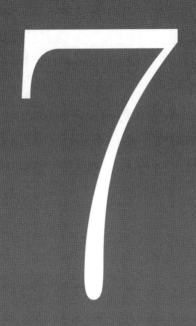

療育生態學

問題不在於真實的殘酷,而在於從無知解放的痛
苦如同胎兒生產。追求真理吧,直到喘不過氣。
接受重獲新生帶來的痛苦吧。

——阿拉伯文學之父暨諾貝爾文學獎得主納吉布·馬哈福茲(Naguib Mahfouz)
《欲望宮殿》(*Palace of Desire*)

29 力量：來自出於同理的好奇心

展現對於成癮者一種「出於同理的好奇心」，該名詞可縮寫為
「COAL」可以形容，包含了好奇心（curiosity）、開放性
（openness）、接納（acceptance）與關愛（love）。

關愛、接納、耐心

本書最後數章為結語，用意在於使讀者更認識成癮者的內心，
並支持治療。內容並非是針對成癮物質依賴的治療指引。成癮物質
是會改變腦部的化學物質，受到其影響，成癮者無法同理自我，並
且以有意識的心理調適，來治癒本身受到成癮影響的內心。目前已
有各式各樣的治療計畫或成癮自助團體，本章訊息和建議可作為補
充，但無法取而代之。

我曾希望以勝者的語氣為本書作結。我曾想，本章談成癮的自
我療癒，在此我想描述我如何克服自己的成癮傾向。可惜這樣一篇
可能鼓舞人心並且感覺良好的故事，必須放在書店虛構小說區。

本書的多數篇幅中，有幾個措辭一再重複：狂買、說謊、羞恥
和空虛。我當時有決心想要戒癮，但卻未再回到「十二步」戒癮小
組，也沒有採取其他戒治計畫。我就像狄恩，那位自稱為加拿大
「最有名的毒蟲」在紀錄片《毒，城市的故事（The Fix）》開頭發
誓，影片最後他就會戒癮。他沒戒掉，我也沒戒掉。以我的情形而
言，或者該說是最近才戒掉，但這時機來得太晚，我根本無法像電
影人物，穿上防彈背心夾克，大喊：「任務完成」。「接受任務」還
比較像是我該說的台詞。

教即學，付出即收穫：我們教給別人的，是我們最必須學的東

西；而有時候，我們付出的，是我們最必須收穫的東西。我必須密切觀察自己，才能研究出成癮是怎麼一回事；說實在地，經過這樣的自我觀察，我收穫豐富。我發現再怎麼努力，可能都無法完全擊敗我的成癮傾向，但我了解到這也無妨。

用勝敗這種字眼，代表用戰爭來比喻事物。研究指出，如果成癮的根源，接近我們的情感核心，那麼要戰勝成癮，我們就不得不對自己宣戰，而一旦對自己宣戰，即使迎擊對象是內心深處已經無法正常運作、機能失調那一部分的自己，都可能只會導致自我內在的不和諧，引起更多痛苦。

今年冬天，我和護理師金認識了一名 31 歲的女性。她對海洛英與古柯鹼成癮，我稱她為克拉麗莎（Clarissa）。兒童保護機構帶走了克拉麗莎的 3 名子女，而她現在再次懷孕。克拉麗莎承認自己重度依賴古柯鹼；她也不掩飾，從她不安焦躁的身體動作、激昂的語調，以及情緒化的反應中，可以看出。她為自己辯護：「沒有快克古柯鹼，我也是這樣啦。」她這番話接近事實，因為她有注意力不足過動症（ADHD）。

克拉麗莎說：「我討厭我自己。我知道自己懷孕好幾個星期，我還是在嗑藥。我一直在搞爛自己，我很難過，我沒有考慮到小孩……」克拉麗莎先是自我指責，之後話鋒一轉，開始抱怨員工，要求提供營養補充品，以及一間兩房新公寓。長篇大論之中，她停止說話，深呼吸後，將臉埋在手掌中，傳來啜泣聲：「我很害怕。我非常害怕。」

克拉麗莎坐在窗邊的沙發上，從淚水潤濕的雙眸中，眼神從護士到醫生，一路跳到外面的街景。半敞開的乳房由於妊娠的雌激素而增大，在集中托高型內衣內抖動，這是她幫助吸引潛在顧客的武器。這位心煩意亂的年輕婦女傾訴的一些問題和遭遇，和和溫哥華市中心東區居民的人生經歷相比，幾乎都同一個套路。一如以往，故事太毒；光是聽著，就感到麻木。

克拉麗莎從 1 歲到 4 歲遭父親性虐待，之後施暴人增為一群男性，受虐一路到青少女時期。她說：「我媽是毒蟲，她肚子裡懷我的時候還是在嗑藥。我現在也是對自己的小孩做同樣的事。」

金和我全程聽完，盡量提出我們能給的建議，並且採取必要措施。首先是超音波檢查排程。如果胎兒未超過 12 週，克拉麗莎希望中止懷孕；或是如果超過早期墮胎階段，就戒毒，搬到孕婦收容機構。我們支持她停用古柯鹼，但也警告不建議使胎兒經歷母體的類鴉片藥物戒斷時期：懷孕期間宜用低劑量美沙冬取代海洛英。在金開車送她去位於溫哥華市中心東區的產前保健診所 SheWay 之前，我給克拉麗莎的經濟援助人員寫了幾張紙條。我說：「如果妳覺得可以聽的話，我想給一點點建議。」克拉麗莎走出診間，回頭看我：「我可以聽。」

「妳剛剛聽起來自怨自艾。你要不要改成用純粹的好奇心去看待你做事的動機和行為，而不是嚴厲的批判？如果妳是因為害怕無法承受沒有藥的痛苦而吸毒呢？妳經歷了那麼多痛苦，有充分理由感到受傷。這不是『搞不搞砸』的問題，妳只是沒有其他辦法應付罷了。如果妳的孩子也有同樣經歷，最後吸毒，妳也會這麼嚴厲指責妳的小孩嗎？」

克拉麗莎說：「不會，我會愛她……我會給她堅強的愛。」

我說：「不用堅強也沒關係。她需要的就是妳的愛，妳也是。」

克拉麗莎再次啜泣，問我能不能回來和我說話。

我說：「當然，但是不要嗑藥後來。用藥後情緒高漲的狀態下，妳聽不進去任何東西。」

克拉麗莎抗議說：「我十幾歲的時候，輔導員們每次都說這種話。他們也是說我嗑藥就別來了，但是才沒這回事。」我看著她，沉默片刻，心平氣和地說：「好吧，只要你覺得有回來的需求，就

可以回來。」

　　克拉麗莎滿面堆歡，說道：「我就想聽到你這麼說。」

　　當我個人和精神生活得到合理平衡時，對於我的成癮病患，我可以很容易同理他們。我會對他們的人生故事和自我認知感到好奇，並且多數時候，能避免去評判他們。像是對克拉麗莎一樣，我的目標是打開他們眼界，試著以不帶評判、出於同理的好奇心，面對他們自己。

　　若我自己身處成癮階段，情況可就大不同。腐蝕性的羞恥滿溢著我的內心，我的愉悅感在裝腔作勢，我的好勝心在為我辯護，我試著以此隱藏自我厭惡感，然而幾乎都是徒勞無功。我和來我診間的藥物成癮病患沒有兩樣，都身處餓鬼道；過多的冷酷無情和負面的自我評判，只會強化逃避與遺忘的渴望。成癮，然後感到羞恥，然後又再成癮——這樣的迴圈一直在旋轉。

　　針對藥癮者，布魯斯・培里博士指出：「我們必須對有這些問題的人付出非常多的關愛、接納、耐心。對於我們自己，我必須將同樣的關愛、接納和耐心。」如同雅克・潘克賽普博士建議，為了成功處理成癮問題，我們必須使情緒恢復為健康的平衡狀態。我們必須給自己「一個思考的機會」。受到自責和羞辱的毒害時，我們將無法創意思考。

善解人意的朋友

　　邁向戒癮清醒的步驟的初期，其中一步是為自己培養「出於同理的好奇心」。從靈性著作到心理學著作，許多教誨告知我們必須如此看待自己。美籍比丘尼佩瑪・丘卓（Pema Chödrön）曾寫道：「培養有慈心禪時，我們要先學的是對自己誠實、關愛、同理。我們要有能清晰覺察的慈愛，而非自我貶損。」佩瑪・丘卓還建議

「放下」是個好主意：

　　能放下，是一項關鍵指標，代表個體有能力對於自己的身、心、情緒感到自在，對於活在這個世界感到值得……包括幽默感在內，愉悅心靈的基本條件是一顆好奇心，也就是要去關注他……。人不需要快樂，但要好奇，不帶過重的評判態度，會有幫助。就算你要去評判一件事，你甚至要對自己的評判之心感到好奇。

　　以出於同理的好奇心去詢問「為什麼？」，可幫助人從嚴厲的指控，轉為開明的心態，甚至是科學上的探究。與其揮著自責的刀，說著「我好蠢，我什麼時候才能學到教訓？」，不如捫心自問「都知道會發生什麼後果，我幹嘛又做這種事呢？」，這樣的捫心自問是一種探詢，使人收穫甚豐，也是一種溫和的查究。褪去一身質問者的裝扮，不再當滿心想要審判、定罪和懲罰，我們對待自己的態度，會像是善解人意的朋友，只是想知道我們身邊的情況。對於這種「出於同理的好奇心」，縮寫「COAL」可以形容，此一縮寫代表好奇（curiosity）、開放（openness）、接納（acceptance）與關愛（love），去詢問自己：「好，我想知道我怎麼會又犯錯了？」

　　之所以捫心自問，目的不在於正當化或合理化，而是為了「理解」。正當化也是一種評判；我們在正當化一件事物時，會如同在譴責那件事物，同樣使我們受傷：這是因為正當化代表想要去贏得評判者的支持，或者是想要矇騙評判者。正當化形同自我免責，理解則是幫助我們承擔責任。當我們不再需要為他人辯解，甚至不需要自我辯解，此時才能打開心胸，看到事物的本質。我一直以來受到成癮左右，但這不再代表我是膚淺無價值的失敗者，也不代表我不值得受到尊重——認知這點，我就能坦然去理解成癮這回事，並且加以承認，藉此看清成癮如何危害我真實的人生目標。

　　我們天生就有自我同理心，這層同理如果被切斷，會是一大損

失。我們有感受自身痛苦的能力，我們也希望療癒，獲得尊嚴和關愛。某些時刻當下的不適應與自我傷害，反而是一種對生命的適應，幫助我們去包容當時無法避免的遭遇。

為此，我們必須要以同理心探究自我。

如果我檢視自己的成癮行為，不帶評判，並且秉持「出於同理的好奇心」精神，去詢問「為什麼」，那麼我會探究到什麼？更重要的是，我會找到誰？我這個人的全部真相是什麼？我所探究到的自我身分，是備受愛戴的醫師，有 30 年行醫經驗，已婚，育有子女，身兼顧問、演說家、活動家和作家的自己嗎？我也感到焦慮、不安全感、往往感到空虛和缺憾，向外界求救，緩解貪得無厭的渴求——我的另一個身分，又是如何？

作家史蒂芬‧里德和我同樣都有成癮行為，我們曾在威廉海德監獄的內部餐廳工作談話。他說：「……跳出所有事情外，看向自己內心，都傷到我的牙齒了。」就我而言，無意識的緊張確實會傷到牙齒。我從小到現在，我磨牙都很大力，搞到我現在快六十歲的人，多數剩下被削的牙齒殘株，牙髓露出來。

知識分子的信心、優勢、激情和投入，這些是我的正面特質。而我內心深處暗藏焦慮，這股焦慮正在翻騰、正待發作。如果我能夠對自己誠實，並準備好接受脆弱，我早就會像克拉麗莎那樣在人生的許多階段宣布：「我很害怕，我非常害怕。」焦慮使我顧慮身體形象或財務安全，懷疑自己是否有愛人的能力，使我自我貶低，陷入存在式的悲觀主義，悲觀著生命的意義和目的；或者說，焦慮以冠冕堂皇的形式表現出來，需要別人敬佩我，需要別人認為我很特別。在底部，焦慮是無名的，是無形的。在我知道萬事萬物的名稱之前，焦慮就已存在於我的胸腔中心肺之間的某處形成。

慢性焦慮症與「理由」無關。焦慮的形成是應運而生的，一旦發展出思考，焦慮就會吸收思維和解釋，來服務焦慮。面對危險時

會感到健康的焦慮（較好的說詞是恐懼），例如瞪羚面對一頭飢腸轆轆的獅子，可能會感受恐懼，或是家長不在視線內，小孩會感受恐懼，慢性焦慮症並非植基於當下的經歷。

人會先有焦慮，再有想法。我們可能會認為自己對一切焦慮，包括身體塑造的形象、世界局勢、人際關係的問題，以及天氣等等，但焦慮就只是焦慮。就像成癮本身一樣，焦慮總會找到目標，但會獨立於目標而存在。只有當我們意識到焦慮時，焦慮才會以可識別的顏色包裝自己。我們往往會壓抑焦慮，將焦慮埋在想法、認同、行為、信念和關係中。

培養「出於同理的好奇心」

成癮者的基本狀態是不完整的。無論是有完整意識或無意識，成癮者會認為自己「不足」。因為不足，成癮者會不足以面對生活的要求，或向世界展示外界可接受的一面。若無人為支持，成癮者會無法容忍自己的情緒。無論是工作、賭博、購物、飲食還是性需求，哪怕只是圖個暫時，成癮者都必須以填滿心智的活動，逃脫內心虛無的痛苦經歷。在我的第一本書《Scattered Minds》中，我描述了這種長年的心理飢餓感：

英國精神科醫師萊恩（R.D. Laing）在某篇文章提過，人類害怕三件事：死亡、他人，以及他人的內心。我對自己的內心感到害怕，我以前總是害怕獨處。我的口袋裡總是要有書，在銀行排隊也好，在超市結帳也罷，就算只困住一分鐘，這本書都能當作我的精神急救包。我過去一直在丟棄心靈的廢棄物，就好比為了餵養一隻凶狠惡毒的野獸，只要我沒有思考，牠就會吞噬我。

　　那陣子，我將這種永久的不滿歸因於注意力不足症。「逃避當下」固然是注意力不足症的一大顯著心理特徵，但也是普世皆有的常見特徵。在成癮者的腦中，「逃避當下」被放大到了絕望的地步，成為駕馭性力量，能主導個體的選擇和行為。

　　一些人可能會說：「但是我完全沒感到絕望啊，我就是喜歡目前的所有工作，停不下來。」工作狂會有這樣的思考傾向，而我過去也是如此。

　　我曾經對治療師提出質疑：「為了治好，我應該去哪裡感受痛苦和悲傷？感覺會來就會來，不會來就不會來。」我用馬不停蹄的活動來刺激和撫慰自己，加班保持腦部旋轉，餵以精神糖果，滴水不滲。當內心不自在的時候，我向來都用沉迷工作和狂買 CD 來逃避；其他還有一些行為，也具有同等的強迫性與強制性。我看到潛在的焦慮和空虛感無處不在。在情感上焦慮和空虛感會以長期輕度憂鬱和煩躁的形式存在。在思想上焦慮和空虛感會表現出憤世嫉俗的樣子，這是健康懷疑論和獨立思考的效果，而健康懷疑論和獨立思考又是我向來所重視的。

　　行為上，他們將自己掩飾為輕躁、倦怠，因為不斷渴望活動，渴望忘卻。當原本是家常便飯的逃脫機制無法滿足要求，我就會陷入明顯的成癮模式。如果我痛苦更多、資源更少，如果原本飼育我的環境並非對我有利，我被迫發展出藥癮的可能性也所在多有。

　　自我培養「出於同理的好奇心」，會了解到萬物的真理。一旦看見焦慮，並認清焦慮的本質，擺脫焦慮的需求就會減少。以我個人而言，我的焦慮由威脅感和對遭遺棄的恐懼組成，這兩項源於1944 年的布達佩斯貧民窟當我還是嬰兒的經歷。那是人生中的一段恐怖時期，嵌入了這個沉痛經歷的迴路，是我的腦中不可磨滅的一部分。過往經歷不需要消失，實際上也無法完全消失。

　　然而，我可以改變彼此的關係，建立更緊密的聯繫，我甚至可

以掌握一些技巧，這代表察覺的同時，又不允許自己的情緒或行為遭到掌控。同樣，我不必徒勞無功，想要抹消成癮帶來的衝動，這股衝動來自於早期後天形成的腦部模式，但我能改變彼此的關係。放開評判的心態，不再自我譴責。

精神科醫師和心理分析師安森尼‧斯托爾（Anthony Storr）曾撰文，談論人要表露隱藏的情緒，而不感到恐懼：

當一個人受到鼓勵，可以去接觸和表達其最深沉的感受，並且深知自己不會遭拒絕、批評，或是被期望與眾不同，此時心智中常常伴隨某種重新安排或分類的過程，並伴隨平和的感受，那是真正企及真理之泉的深處。

不是我，是我們

一旦人開始自我同理，真理會浮出，此時應採取的第一步是什麼？必然會是匿名戒酒會與其他「十二步」戒癮計畫中的第一步戒癮指引。「十二步」戒癮計畫並非對所有人一體適用，其中的 12 大步驟可能也不是脫離成癮的唯一路徑，但如果要成功戒癮，相關原則殊途同歸。

「我們自己對酒精無能為力；我們的生活變得無法控制」是匿名戒酒會的標準觀念。當人覺察到所有成癮行為的基本相似處，可以擴大來說：「我承認我對成癮歷程無能為力。」也就是說，「我完全承認我的渴望和成癮行為已經失控，我無法調整自己渴望和成癮行為，導致生活重要領域的功能障礙和混亂，並影響到自己、同事或我關愛的人，我不再否認會有這樣的影響。我承認我無法誠實、始終如一地面對渴望和成癮行為。」

我的一位朋友安妮（Anne）是長期匿名戒酒會成員，警告我

勿將「我們承認」改寫為「我承認」。她說：「用複數是有原因的，如果我是有癮的人，如果我獨自拋下，只有自己的東西，那我會非常迷失。」

　　於公於私，儘管我在承認和描述我的成癮傾向時，都沒有遇到任何問題，但我是直到最近才願意去承認和描述。其中難在三個地方：首先，我以身為堅強的知識分子而自豪，因此我抗拒接受自己對任何心理過程一籌莫展。相反地，自我的本質是將任何東西轉為優勢。甚至公開揭露我的成癮模式，也重新為我賦予我的真誠、誠實和「勇氣」。觀眾以點頭、讚賞的微笑和掌聲歡迎這種自我揭露，不過真正勇氣不在於談論成癮。而在於展開積極作為，直到最近，我才準備好擔當此一重責大任。

　　其次，在專注於最明顯的強迫行為時（例如買 CD、瘋狂啃書或當工作狂時），我仍然讓自己忽略成癮模式是如何滲透到我的多處運作中。將其範圍縮小到幾個「問題性」議題，使我能否認成癮歷程出現在日常生活的許多方面。我向自己確保，我有很多成績，很多成就，因此沒有理由承認失去控制感。換句話說，我不想接受自己的行為使生活變得難以駕馭。在缺乏「出於同理的好奇心」時，要如此承認，都會帶來太多的恥辱。

　　最後，每當我對於生活的私密處感到沒有生氣或孤立無援時，我會覺得自己是被剝奪的一方。例如，我曾責怪我的妻子蕾依，責怪她未能滿足我的期望；我未能自我調整，缺乏分化能力（與蕾依和其他人互動時保持自我意識的能力），因此對夫妻感情形成重擔，對此，我未能負起責任。這使我可以自由地透過成癮自我撫慰，並引出我的「未滿足的」需求，來正當化我的作為。換句話說，我本身故意拒絕成為一位成熟、能自我調整的成年人，成為了我追求成癮行為的理由。當我走筆至此，腦中浮現的畫面是一隻旋轉的小狗在追著自己的尾巴。

　　如果無法打破「否定」的那道牆，或者說，以冥頑滑頭如我而

言，如果無法打破那幾面我甚至不想承認存在的牆，那麼我只能註
定停滯不前了。

30 內在的心理氣候

真主必定不變更任何民眾的情況，
直到他們變更自己的情況。

《可蘭經》（13:11）

重建成癮者的大腦

自然界中，沒有任何有機體能脫離其生活、運作和死亡的體系；要理解一項自然過程，必須檢視其物理和生物環境。從生態學角度來看，成癮歷程不是偶然發生，也不是由遺傳預先決定。成癮是特定脈絡下發展的產物，再由環境因子持續助長。生態學觀點認為，成癮是一種變化多端、不斷演化的動態關係，表現了一種終其一生的互動關係，互動對象是個體的社會與情感環境，以及自己的內在心理空間。

因此，個體進行療癒時，必須考慮內在的心理氣候。「心理氣候」指的是會助長成癮衝動和成癮行為的信念、記憶、心理狀態和情緒，以及外部環境。若從生態學框架切入戒癮，不能說是「治癒」，而是創造新的內外部資源。內外部資源可協助個體以各種健康方式滿足真實需求。同時，戒癮也包括建立新的腦部迴路，增加反應與行為的適應性。

心靈處於受困的狀態，卻要自我改造，這樣的任務簡直讓人一聽就害怕到絕望的程度。小說家馬塞爾·普魯斯特（Marcel Proust）寫道：「每當心智感到自己被取代，而尋找者自己就身處於必須去搜找的黑暗場域時，那會是多麼大的深淵，並充滿不確定性。」精

神科醫師傑弗瑞‧史瓦茲在洛杉磯執業，經營強迫症診所。或者正如他的一名病患所說：「我們以心尋心，故尋即所尋」。

如果一個人的精神生活完全由大腦自動功能（automatic brain function）和檯面下的情緒動力所決定，那麼就不可能戒癮了。哪怕大腦自動功能和情緒動能再怎麼強大，也的確能在許多情況下對許多人形成關鍵作用，卻並非是唯二的影響因子。人類該慶幸的是，心智不是只靠腦部自動機制的運作，結果顯示，腦部本身的發展是終其一生的。

腦部對於藥物的依賴有一生的影響，不僅僅在童年時代。以司掌記憶力的腦部結構海馬迴為例：英國首都倫敦的計程車司機海馬迴體積較一般人大，腦部尺寸大小的增加和司機過去多年穿梭在倫敦的擁擠交通有關。以神經學家暨腦研究專家安東尼奧‧達馬西奧的話來說：「腦部迴路的設計是會持續改變的。腦部迴路不僅僅是對人生經驗的反動，也會由後續人生階段的經驗反覆塑型和調整。」

因此，有兩種促進腦部健康發展的方法，兩者對於戒癮均是不可或缺：一是改變外部環境，二是調整內部環境。柏克萊大學解剖生理學系的著名腦研究人員瑪麗安‧戴蒙德（Marian Diamond）主張：「哺乳動物的腦似乎能一直善加保持對環境資源豐富度的反應，直至老年期。」瑪麗安‧戴蒙德博士的實驗中，將新生大鼠到老年大鼠置於不同程度的社會隔離、刺激、環境和營養來源豐富度等條件。

對於環境條件較佳的大鼠步入中年後，解剖結果顯示腦部皮質較厚，神經細胞較大，分支更精細，血液供應更豐富。經過僅 30 天的區別對待後，相較於「標準」大鼠，環境條件較佳的大鼠步入中年很久之後，仍然可以長出幾乎是兩倍長的連接神經，瑪麗安博士在她的《Enriching Heredity: The Impact of the Environment on the Anatomy of the Brain》（遺傳豐富性：環境對腦部結構的影響）一書

中，報告相關結果。瑪麗安博士寫道：「針對所研究的任何年齡族群，我們已經顯示出環境豐富度的有無，會影響解剖學結果。」

在瑪麗安・戴蒙德博士的研究發現中最令人鼓舞的是，即使是幼獸出生前或嬰兒期腦部受損，生活條件豐富後，這些實驗動物也能夠透過結構變化來彌補。她寫道：「因此，我們不可以放棄人生早期生活在不理想環境條件下的人。根據受辱程度或嚴重度不同，環境豐富度能助長腦部發展。」

根據瑪麗安・戴蒙德博士的先驅研究，已反覆證實環境豐富度的影響力，可以誘導腦部正向發展。例如，居住環境較佳的大鼠，腦部內會形成新的連接，皮質大小的增加幅度會高達 20％。用研究人員的話來說，這是「非比尋常的變化！」

在人類身上，我們也能期待在環境的影響下，成年人腦部正面發展。幾乎人體其他器官或部位，都能因環境而正面發展，這項道理實證已久。肌肉未使用會萎縮，但如果運動得當，可增加肌力與肌肉大小。運動和健康飲食能改善輸往心臟的血液供應量；肺活量會隨有氧訓練而增加。相較於身心活動較不活躍的同齡者，身心活動活躍的老年人其心理功能下降的幅度要小得多。1999 年《科學美國人》（Scientific American）報告中，兩位神經生物學家指出：「與一般想法相反，人腦在成年後確實會新生神經細胞。」

人腦對狀況變化的反應能力，稱為神經可塑性。人生早期階段的神經可塑性大，因此出生時腦部一側受損（即使是失去整個腦半球）的嬰兒也能補償這項缺陷。完好的另一側腦半球則會發展，孩童成長後，能維持近乎對稱的面部運動，後遺症僅輕微或中度跛行。隨著年齡增長，神經可塑性會下降，但絕不會完全喪失。

要觀察成年人的神經學適應性，可依據許多中風者的復原經驗。在腦血管意外（即中風），腦組織遭破壞，原因通常為出血。雖然已死亡的神經細胞無法復原，但患者通常能再次使用因中風而

癱瘓的肢體。新的迴路會接通，新的連結會建立。事實上，針對中風病患的復健中，近來也利用此一機制，協助病患取得大幅進步。

精神力量的再發現

　　加州大學洛杉磯分校精神科教授傑弗瑞‧史瓦茲與其同校團隊研究強迫症，結果指出強迫症者腦部會成功建立新迴路，覆蓋功能不全的腦部迴路。史瓦茲教授認為，加州大學洛杉磯分校的做法適用於成癮衝動的治療。對此，我舉雙手贊成。

　　史瓦茲醫師撰文表示：「毫無疑問，人一生中，腦部都會自我重塑，並且保持自我改變的能力；人腦擁有這些能力，原因不僅在於環境豐富度等被動感受的因素，還包括我們行動與思考方式的改變……利用心智力量改變腦部的任何療法，也需費盡大量心力，這點也無庸置疑，需要這樣治療的族群，有中風患者、憂鬱症患者、妥瑞氏症患者，以及強迫症者。他們需要透過這樣的機制，同時改善行為能力和腦功能。」對所有成癮者而言，同樣必須付出大量心力，因為成癮衝動會誘使成癮者做出尋求歡愉和回饋的成癮行為，這和其他焦躁症狀相反。

　　史瓦茲醫師稱之為「精神力量」（mental force）的是一種有意識的腦部活動。在生理上，這種心智活動可以為故障的腦部迴路重新接線，並改變失常的情緒與大腦反應。如果改變外部環境，能改善腦部生理學，腦部活動也收到同樣效果。史瓦茲醫師說明：「意念和注意力對腦部確實有生理上的影響力。」多項研究中，針對受試者自行導引腦部活動進行檢視，顯示受到啟動的腦中部位為前額葉皮質。

　　因為前額葉皮質是腦部情緒自我調節系統的頂端。先前章節也

探討過，成癮者腦部的受損區域即為前額葉皮質。2005 年《自然科學會報（生物科學）》（The Philosophical Transactions of the Royal Society (Biological Sciences)）出版一篇文章，主題是腦部與心智的介面。針對情緒自我調節的發展，文章的作者群將最位居要角的腦部活動稱為「不為所動的自我觀察」。其中寫道：「個體引導注意力的方式（無論有無去覺察自己的引導方式）會影響其體驗狀態，以及腦部狀態。」

正念覺察（mindful awareness）的關鍵是將本身的注意力導引至思維的心智內容，並且關注傳達這些思維的情緒與精神狀態。即使在處理材料，也要同時關注心智的製程。人腦的各類自動模式會束縛成癮者的腦部與心智，而覺察是解鎖這類模式的關鍵。

支配所有成癮行為的情緒是恐懼和怨恨——兩者必定隨著不快樂的感受荒唐起舞。恐懼和怨恨相輔相成，恐懼是本質，怨恨是形式；人們會恐懼人生，並怨恨活著的艱難；人們會恐懼不愉快的心境，並怨恨不愉快的心境與想法持續；人們會害怕永遠心情不好，怨恨自己的感受無法隨心所欲；害怕現在與未來，怨恨自己無法控制命運。我的一位患者曾說：「成癮是脫離現實，現實是你有那個比你更強大的東西（藥），那是比你更厲害的東西。你不會承認那個東西嚇到你，讓你感到害怕，或是不知道該怎麼辦，或是不知道該怎麼活，你就是想嗑藥。所以你和並不存在的人共存。人就是生存著，而不是生活著。」

只要成癮物質或成癮行為的影響持續存在，怨恨和恐懼會暫時得到抑制，但之後情緒會產生更強的後座力。這是無休止的循環，因為成癮者的生活將不斷產生新源頭，餵養焦慮和不滿的能量。哲學家暨作家弗里德里希・尼采（Friedrich Nietzsche）說：「人什麼也擺脫不了，人什麼也克服不了，人什麼也排斥不了：一切都會造成傷害。人與事物過於緊密交纏，過去的經驗帶來過大的打擊，記憶成了潰爛的傷口。」

　　如何打破迴圈？佛說：「心為法本，心尊心使。」一切法，惟心所造，佛教教義中，倡導的是成為慈悲等觀的觀照者，而非想要去改變。傳統的佛教心理學並沒有現代腦部發展的科學認知到，腦部活動會產生我們理解的心智。

　　然而，傳統的佛教心理學確實理解到，一旦心靈結構建立到位，就會決定我們的感知、行為和經驗。對心智進行有意識的觀察，能藉此放下習性、成見和自動反應。要安撫成癮者的腦，必須反思，而不是故意抗拒。佛陀開示：「如蓋屋不密，必為雨漏浸，如是不修心，貪欲必漏人。」目前腦部研究指出，正念覺察能放開對惡念的執著，並且對於產生有害思維的腦部迴路，能正向改變該迴路的生理狀態。成癮治療上，牽涉層面有深遠意義。

　　我們可以區分兩種心智功能：意識（沉著的觀察者）和判定我們情感狀態、思維和許多行為的自動歷程（有意識、半意識和潛意識）混合體。針對前述區別，最先發現的科學家之一是懷爾德・潘菲爾德（Wilder Penfield），也是出色的加拿大籍神經外科醫師。潘菲爾德寫道：「儘管意識的內容大幅取決於神經活動，覺察本身卻不是。對我來說，心智是有別於人腦的本質，如此推論儼然愈來愈合理。」

　　自動思維是腦部迴路的反應產物，會根據過往經歷，對當下進行經常性詮釋。自動思維會極難分辨過去與當下，特別是情緒激動時。在當下所觸發的因素，可能引發在幾十年前埋下種子的情緒，那是人一生較為脆弱的時刻。實際上，對於某些當前情況的反應，似乎是對過去情感經驗的反動。

　　這是精細又普遍的的過程，稱為隱性記憶，發生部位為身體、腦部與神經。相對於外部記憶工具，用於回憶事件、事實和環境。根據心理學家與記憶研究者丹尼爾・沙克特（Daniel Schacter）的見解，隱性記憶的活躍時機為「當人們受到過去經驗的影響，卻未意

識到自己的記憶正在運作時……如果我們沒有意識到有事情影響我們的行為，無論是要了解或是對抗，我們將幾乎束手無策。隱性回憶這種細緻、幾乎無可預測的特性，正是何以對心靈生活有強大影響的原因。」

當一個人產生「過度反應」，代表反應的方式儼然是根據當前的情況作出不恰當的誇大反應，我們可以確定的是隱性回憶正在運作。反應的對象，並非是當下的刺激物，而是過去遭傷害而埋藏的過往。回首往事時，我們當中許多人不禁會對一些曾經情緒爆發的過往感到困惑捫心自問：「當時到底發生什麼事？」其中關鍵在於隱性回憶，只是當時我們還未意識到。

另一心智的實際狀態為所謂的「等觀的觀照者」，當下的覺察能力達到此一境界，代表能跳脫原先種下遠因的生理決定因子，並且活在當下。此時，個體能透過腦部運作，但不限於腦部。我們之中的許多人可能處於休眠狀態，但從未全面缺席。人的腦部迴路會自動受到過往經歷所影響，而在等觀觀照時，會跳脫這樣的影響。潘菲爾德醫師寫道：「我的結論是沒有充分證據顯示腦部能獨自執行心智所能完成的工作。」

運用「純然觀照」

要了解自己，要先以「出於同理的好奇心」，關注發生於本身內在的事。

透過覺察認識自我，提升自我，這樣的方法可加強心智能力，成為「等觀的觀照者」。在許多靈性傳統教誨中，禪定技巧中最簡單、具技巧性的，是佛陀所稱「純然觀照」的實踐。尼采稱佛陀為「那一位深奧的生理學家」，認為佛陀的教義與其說是宗教，不如說是「一種衛生」。

當佛陀試圖將靈魂從怨恨中解放，尼采寫道：「這不是道德層面，而是生理層面的事情。」自動腦部機制的運作過程中，許多和渴望某事物（或不渴望某事物）有關，這和孩童的心智生活功能非常相似。我們永遠會渴望、渴求、評判、拒絕。人會自動產生貪欲，心理衛生包括去注意貪欲的起落，並且拒絕衝動，不被引誘。純然觀照的適用對象，不只是外在的現象，還包括內在的事件。

靈性導師艾克哈特‧托勒建言：「你會因為某個人或某個情況引起反應，而你對自己反應的關注程度，要像你關注那個人或情況一樣。」處於正念狀態時，人可以選擇察覺情緒和思想模式的起落，而非執著於所感所思：不該是「他對我做這件事，所以我很痛苦」，而該是「我注意到怨恨的感覺，我注意到一種想報復的渴望油然而生。」純然觀照固然是禪定的一種實踐，但其用途並非限於禪定。

所謂純然觀照，是身體內外受到生理與情緒刺激時，注意內心的變化。《哲學交易》（Philosophical Transactions）一章作者群寫道：「純然觀照是在感受的連續時刻，以清晰、專一的察覺方式，關注實際發生在我們身體內外的變化。」之所以稱為「純然」，是因為透過五感也好，透過內心也罷，都不作反應，僅僅去覺察單一感受的多項單純事實。

對於想要擺脫的不愉悅情緒或感受，成癮者很少會質疑那種情緒或感受的現實。成癮者以內心經歷或理解周遭的世界，以內心去聆聽和觀看生命中遇到的人，此時的成癮者很少能檢視他們的視角。成癮者處於一種持續的反應狀態，對自身詮釋的反應，大於對這個世界的反應。個體處於令人憂慮的內部狀態，而未被檢視時，會全面將關注重點放在外部：哪怕只有片刻，我能從這個世界獲得什麼，讓我感到自在？個體產生心情與感受時，透過純然觀照，會發現獲得的意義和力量，只會是自己給予的。到頭來，個體將意識到不需要擺脫什麼，可能有情況是必須改變的，但是沒有所謂內在

的混亂狀態，讓人非得透過鈍化或刺激內心來逃脫。

「我不知道自己是誰」是成癮者常掛在嘴邊的話。反應模式、情緒和思維會產生自我意識，而相較於一般人，成癮者更難以保持健康的自我意識，原因在於成癮者腦部的反應模式、情緒和思維會形成極大波動。對於容易引發的渴望和憂慮等感受，若調節功能受損，成癮者的內心會失去一致性。

此時成癮者的心理波動和擺盪會比多數人更大。思維模式和情感狀態會以大到離譜的拉力彼此牽引，似乎很難抓住什麼東西。成癮者所上癮的行為或是物質，則變為他們的一種施力點，許多成癮者是以自己的「癮」來定義自己，如果沒了成癮的對象，他們會感到無助而迷失。物質類成癮者是如此，工作狂和其他行為類的成癮者亦然。他們害怕戒癮，不僅是因為「癮」提供了短暫的緩解，同時因為成癮者無法想像沒了「癮」的自己，是怎麼樣的自己。

學會純然觀照能使我們對於不斷有起有落的思緒、反應與情緒以客觀角度去看待；我們的內心都有著能以意識去觀察、感知以及判定的部分，學會純然觀照能加強這部分的能力。如果說人的內心變化恰似一部又一部的自製電影，那麼學會純然觀照就能使我們去觀察許多個別「畫面」的原本樣貌。

精神科醫生暨佛學禪定導師馬克・愛普斯坦（Mark Epstein）為文表示：「形成純然觀照的轉變能量，關鍵在於別將人的反應與核心事件本身分開，這其實很簡單，但一般人以為很難。」

很多時候日常思想會處於一種反應的狀態。而我們會自動認同我們的反應，而不會去質疑我們所體驗到的自我會受控於使人洩氣的外在世界或是壓垮人、使人恐懼的內在世界。

運用直觀，我們能毫無顧忌地從這種自動認同轉到制高點。從制高點以沉著的關注態度去看待恐懼或挫折，如同看待其他事物一般。如果我們能形成如此轉變將可以獲得極大自由。

人會成癮，全都是因為想擺脫折磨人的情緒或是想抓著具有吸引力的情緒。如果我們能純然觀照，就有能力化解這樣的動機，而這些動機驅使我們成癮。

面對純然觀照的概念，我們會注意到情緒具有轉瞬即逝的本質。公開處理情緒時，可能會與純然觀照的概念產生衝突。對此，下一章將建議這種情況下的減壓問題。歸根究柢，實際做法均會是仔細觀照內心的變化，而非壓抑情感，或是被情感駕馭。

關注每個當下

一如先前的探討內容，早期人生經歷會同時形塑成癮的神經生理層面以及令人焦慮的心理狀態，而成癮行為就是要緩解這樣的心理狀態。即便如此，若能有意識地進行觀照以此面對心理過程，則能發現令人吃驚的事實。並非是過往的經歷造就出當下的痛苦，而是我們一直以來一直讓過去的事件定義我們對當下自己的看法和感受。

如果人相信自己被打敗，是因為本應受到譴責或是因為世界本就殘酷，那麼即使被擊倒還是能生存下來，但心理上則無法保持完滿。有性受虐史的孩童可能克服難關，但如果受虐兒認為錯在自己或自作自受，那麼整個人就會受到打擊。若性受虐兒開始認為別人對他的愛或接納出自於性，那麼長大後也無法愛自己，遭忽視的孩子也許無助，但如果深深以為會永遠處於無助狀態，就會造成傷害。忽視、創傷或情感損失造成的最大傷害，並非是立即性的痛苦，而是若孩童持續以負面經歷詮釋這個世界，詮釋自己的過往，那麼忽視、創傷或情感損失導致的長期扭曲，才是對本人的最大傷害。

　　這些隱晦的想法若未善加調整，則會成為自我應驗的預言。我們會對早期經歷的無意識詮釋，藉此賦予意義，然後從賦予的意義中，造就我們當下的經驗。不知不覺間，我們根據過去的經歷，書寫未來的故事。

　　在我不足週歲前，我的母親將我從布達佩斯貧民窟的危險中救出，挽救了我的性命。即便如此，在這項事件中，我還是一名「棄嬰」。這段經歷，使我擁有永久的核心意識，也就是我絕不能在情感上開放，我也絕不能在情感上脆弱。當我的妻子蕾依拒絕我，或行為使我難過，我自動產生的信念是：我需要這個女人的愛，而我被她拒絕、拋棄，我的機械反應是情感上去抽離、去擺脫。在身心均與父母分離的幼兒中，這是常見反應。

　　成癮會有一種無敵感，這是因為所選擇的成癮行為、對象或物質可以緩解疼痛、恐懼，或是對愛的渴望。這是避免親密的一種方式。正念覺察可使人意識到以過去為基礎的隱藏觀點，進而使這些觀點不再形塑我們的世界觀。靈性導師艾克哈特・托勒寫道：「與自己的內心，以及內心所形塑的模式脫鉤，你會成為當下，你就能開始選擇。到達這此一境界，就會以無意識的方式運作。」我原本內心形塑了一股防衛性的衝動，這股衝動讓我想要抽離親密感，一旦我注意到這一點，並且了解衝動源頭，那麼我就獲得了若干選擇，讓我去選是否要執行我的行為。只要還有一絲理智，不做又怎樣？當我們察覺當下時，我們會從過去解放。

　　佛說：「愚人不覺知，與自仇敵行，造作諸惡業，受定眾苦果……父子與親戚，莫能為救護。彼為死所制，非親族能救。」

　　我不建議將禪定（冥想）與正念視為靈丹妙藥。為一群古柯鹼與酒精成癮者上禪定課，這樣的想法異想天開。為此，人們需要心理資源，所謂心理資源，是指在努力達到心地清明的境界，也是尋求生命教誨與一些心理空間。其中也有難處，特別在初期。然而，對人生因成癮受到損害，而又未完全一蹶不振的人來說，這項做法

可幫助他們踏上完整人生的道路。

若問及我對禪定的見解，我的基本回答是：「我對禪定有著深厚的感情，我每天都在想。」此番話所言不虛。多年來，我每天都聽到呼喚，要我沉思自處，而幾乎每天我都充耳不聞。約拿逃避上帝呼喚，最後來到了腐爛的鯨魚腹部，而我逃開心智鍛鍊，和他沒有兩樣。我的腦有成癮傾向又有注意力不足過動症，總是會往外看、擺脫自我。到頭來，我常常只是在蠟燭多頭燒的超忙碌生活以及「耍廢」模式之間來來去去。後來搞到我無法休息也未獲得滿足，而禪定要求的凝神和自我觀察向來不是我樂於接受的活動。

在最近一次禪定中，我有了突破，針對我個人對禪定實踐的期望，我發現我對自己太苛刻了。以前的我，認為禪定就該「定得好」，我想要精神昇華，我想獲得深刻啟發，而我現在了解，禪定是細水長流的。禪定的人，不見得要多會禪定，也毋須追求特定事物或結果。一如任何技能，熟能生巧，甚至這個「巧」也不重要，唯一重點是「實踐」。我的發現是，當我實踐禪定時，我在生活中更自在。在情緒上更能注重當下，對他人更富有同理心，而對外界觸發的反應則少得多。換句話說，身為成年人，我更能自我約束，不太會去做自我安慰的成癮行為。

成癮者因為自己的癮頭而一頭熱，固然不會靠實踐「臨在」就澆熄癮頭，但無論成癮與否，對於我們臨在的實踐，都能有彌足珍貴、相輔相成的效果。臨在是一種合作方式，能配合最直接的環境，也就是人的內部環境。精神科醫師暨腦研究員丹尼爾·席格指出：「臨在會使腦部產生變化。為什麼光是靠關注當下，就能使腦部產生變化？因為我們關注的方式，會促進神經可塑性，這是一種因應個體經驗而產生的神經連結變化。」

一天當中的任何時刻都能實踐臨在，而且並非只有在禪坐墊上才能練習。當中技巧甚多，但歸根究柢，重點都是密切觀照每一刻

體驗，不分心於其他事物。現在去散步時，我不再塞耳機聽音樂。我會維持對當下的注重，注意生理、視覺和聽覺的感官體驗，我也會以同樣方式，注意自己的內心過程與反應。有時候，在我的心踩著小碎步跑到粉紅泡泡的妄想世界前，我一次臨在能長達半分鐘。在我的定義中，這算是進步了。

31 戒癮心法 4+1

一條沒有目標的路，才會帶你到地獄。你害怕在這條路上跌
倒嗎？你一定會跌一跤，而會跌倒的才是所謂的「人」。
接著，你才能再用戒癮心法 4+1，繼續往前走。

戒癮四大心法的觀點基礎

本章介紹一種特殊方式，我認為有望用於處理購物、賭博和飲
食強迫症等行為成癮問題，而適用對象還包括想擺脫不良思維或行
動習慣者。這項特殊方式的另一個價值在於，針對成癮者的腦部和
內心，進一步闡明兩者的本質。這些心法步驟，不是對成癮的全面
治療，但可用於輔助「十二步」戒癮計畫，或是前後章節的戒癮建
議。若以一板一眼的方式實踐，會無法收效，但會需要固定實踐，
有意識地執行覺察。

透過有意識地執行覺察，人能轉換自動思維和腦部的生理機
質。加州大學洛杉磯分校已成功針對這樣的能力，應用至強迫症的
治療。一如先前章節的探討內容，從行為受到驅使這一點本質來
看，強迫症和成癮具有相似性，均為衝動控制障礙。更深層次的來
看，根本在於焦慮。強迫症的人認為自己如未以特定頻率與方式做
特定活動，可能導致悲慘後果。

成癮行為或物質成癮也是為了緩解焦慮，這是一種對生命本身
的不安，也是對自我感到不足。此外，讀者也可複習精神科專家傑
弗瑞・史瓦茲醫師的「腦鎖」現象，也就是神經齒輪卡住，使人的
想法無法停止，以不當的方式發洩出來，原因在於腦部的傳輸機制
無法切換至「中性」狀態。當形成強迫或成癮的想法，就會產生強

迫或成癮行為。而在生物化學層面上，還另有相似之處，例如對於神經傳導介質的干擾，包括血清素。

史瓦茲醫師與其同事針對團隊所開發的方法，化為有系統的四大心法，其中應用有意識的覺察。團隊的腦部掃描結果顯示，強迫症者經過相對短暫的一貫紀律訓練後，強迫症者的「腦鎖」迴路會產生變化。造影所顯示的「腦鎖」會打開，受試者會擺脫以前被迫從事該強迫行為的荒謬念頭。這四大心法能依樣畫葫蘆，應用於成癮嗎？史瓦茲醫師說：「我沒有對成癮深入研究過，但是成癮還涉及侵入性衝動和重複行為的問題，因此有充分的理由認為四大心法可能對治療成癮有用。」

史瓦茲醫師惠予許可後，我接著改編四大心法用於治療成癮。無臨床證據支持這項特定應用，但有出色的理論基礎可預期其價值。儘管這套心法並非用於取代符合傳統的「十二步」戒癮，但兩者殊途同歸。於其他地方服務的成癮醫師也表示興趣，想酌用於成癮治療。如果讀者有意了解個人見證，我樂意提供我的體驗：我的應用體驗，確實對我產生影響。

這套治療心法由加州大學洛杉磯分校醫學院設計，用於治療強迫症，正式名稱為「四步驟自療心法」（Four-Step Self-Treatment Method）。毋庸置疑，成功與否，取決於高度動力。一如先前章節探討，強迫症個案不同於成癮者，患者對本身症狀的感受在本質上是不快的。對於成癮者來說，至少在物質施用或成癮行為的初期，保證會有愉悅的感受，這股愉悅感受來自於腦部「激勵—動機」與「親暱關係的回饋機制」迴路的啟動。當中的痛苦會延緩發生，而非立即發生。

當有效運用加州大學洛杉磯分校的戒癮四大心法前，我們必須先採用第一步心法：承認成癮對我們的影響。成癮具有支配內心的力量，我們也必須決心面對這一點。

　　戒癮四大心法的觀點基礎，巧妙運用強迫症和成癮這一類疾患的特性，病源來自腦部迴路的失常以及不為人知的過去還有與現實脫節的思維。這是成癮的核心問題，因為腦部與心智發展會受到早期不良環境的負面影響。

　　戒癮四大心法的前兩項以對應的腦功能障礙切入，討論個體的不良行為。第三大心法是引導腦部，將關注層面拉往更正面的方向。前三大心法會爭取到時間以及心智上的空間，第四大心法則提醒成癮者是什麼促使戒癮。為了錦上添花，我新增第五大心法，是我認為有幫助的。

　　前四大心法應每日實踐至少一次，但當癮頭一來，誘使你破戒時，也應該如此。可以找地方坐下來寫東西，最好是一處安靜的地方，但如果你碰巧有癮頭，哪怕是公車站，也不妨這麼試。你會記錄這項過程，所以隨身小筆記本會是你的好幫手。

　　這篇要提些可能的盲點。我有一種典型的強迫症傾向，展開工作時會充滿熱情和承諾，遇到一些中斷或失敗時才放棄。然後，我會說：「我已經試過了，可是這對我沒有用。」我的這項態度也是成癮者自我戒癮時的典型態度，因為在定義上，復犯是成癮的特徵之一。我必須要了解到，「這沒有用」的「這」不存在：「這個東西」不需要有用或沒用，我才是要驅動有沒有用的對象。話說回來，承諾是什麼？承諾是執著於某事物，而執著的原因不在「有用」或喜歡，而是因為有意念，這項意念超越瞬間的情感或觀點的意圖。這道理同樣適用於四大心法。

　　你不必覺得或相信四大心法對你有用：你就是去「做」，去了解到你會復犯，但這不代表你戒癮失敗，反而會是重新開始的契機。

戒癮心法 1：重新定義（Re-label）

　　要針對成癮的想法或渴望進行準確的定義。以我而言，我可能會覺得必須停下手上的工作，立刻衝去古典樂唱片行。這股感覺呈現的是一種需求的本質，承擔了必須立即滿足的當務之急。根據成癮對象的不同，別人的需求可能會是立刻來一支巧克力棒，或是想做這做那的。

　　當我們重新定義時，我們會放棄需求的語言。我會對自己說：「我現在都不需要買什麼或吃什麼。我只是有強迫症的想法，讓我覺得我有這樣的需求。這不是一種真實、客觀的需求，是一種虛假的想法。我可能有急迫感，但實際上事情本身並不急迫。」

　　就四大心法而言，第一心法的關鍵是「有意識的覺察」，是一種有意識的意圖與觀照，而非只是機械式重複。有意識的意圖與觀照才能使腦部模式、思維與行為形成良好改變。急迫感會促成衝動，要全面覺察是否有這種急迫感，持續將其定義為成癮的表徵，而非當作是必須具以行動的現實。

　　史瓦茲醫師為文指出：「亞當・史密斯（Adam Smith）的著書《道德情感論》（The Theory of Moral Sentiments）中，將「等觀的旁觀者」視為主打觀念。「等觀的旁觀者」是一種能力，當你在行動中時，其特質是在外圍覺察行動中的自我，這是亞當的定義，而本質上是一種行動心法也與古佛家「臨在」的觀念不謀而合。

　　重新定義並無法消除成癮的衝動，就算消除，也無法維持太久，原因在於成癮衝動已經於腦內布建很長一段時間。臣服於衝動，會加強衝動；每一次試著壓抑，反而會強化衝動。關鍵是以「有意識的觀照」去觀察自己的衝動，不賦予平常的意義。

　　成癮的衝動不再是「需求」，而只是「沒有效果的想法」。要放寬心，這種衝動會再次出現，屆時你又能以堅定的決心和正念覺察，對你的成癮衝動重新定義。傑弗瑞・史瓦茲醫師強調：「人必

須要有意識地進行觀照。腦部的生理變化取決於內心的心理狀態，這種狀態稱為「觀照」，代表覺察的重要性。」

戒癮心法 2：重新歸因（Re-attribute）

「在重新歸因的心法」中，你會學到公正地歸咎於你的腦，因為是腦在傳送錯誤訊息。此一心法的用意是將重新定義的成癮衝動，指定予合適的來源。在上個心法中，你認識到強迫自己從事成癮行為，並不表示你真正需要或是任何行為是「必須」發生的；那只是一種想法。

在戒癮心法 2，你清楚知道衝動的來源：那是在你很小時的時候就已經植入你腦部的神經迴路。這股衝動代表的是多巴胺或腦內啡在大腦系統中被歸類在「飢餓」的那個部分，也就是說在你早期生涯中你缺乏了讓多巴胺或腦內啡能完整發展的條件。這也同時代表感情需求的不滿足。

重新歸因和「對於自我，出於同理的好奇心」有直接關係。與其譴責自己有成癮的想法或欲望，不知靜下心來，捫心自問「為什麼一直以來，我會受到這些欲望擺佈？」。「因為這些欲望在我的腦子根深蒂固，而且當我感到壓力、疲倦、不愉快或厭煩時，很容易就產生這些欲望。」成癮衝動不是道德敗壞也不是性格缺陷。

你之所以有成癮衝動，只是因為無法控制過去面對的各類環境。而對於當下的衝動該如何去回應，這一點是你現在可以部分掌控的。過去，你面對的壓力環境形塑了你的腦和世界觀，這不該怪在你頭上；而對於現在，你可以承擔責任。

「重新歸因」幫助你仔細檢視成癮的動機，就像你認為你的耳邊聽到了一陣的鈴聲。但這個鈴聲並不是因為「鈴」而響起，所以

可以以此證明成癮的衝動無法滿足現實需求。那只是一種想法、態度、信念、感覺，來自於自動腦部機制。你可以選擇觀照，以有意識的方式觀察，你也可以放手。世界上多的是更好的刺激源可引導分泌多巴胺或腦內啡，對生命力和親暱感的需求也更能使人滿足的方式。

再說一次，當你一時擺脫的癮頭回來時，別灰心喪志。你的癮頭一定會回來，而且可能說來就來。回來時，你就重新定義、重新歸因就好，跟你的念頭說：「嗨，你們這些舊的腦部迴路，我看到你們還在耶，我也是喔。」針對從前的老舊腦部迴路，當你改變回應方式，這些舊迴路就不會再騎到你頭上來。舊迴路將持續很長一段時間，可能終其一生，但只能顧影自憐，不會對你有影響力，也沒有再囂張的本錢。你將不再是老舊腦部迴路的魁儡。

戒癮心法 3：重新聚焦（Re-focus）

你要為自己爭取時間。衝動來得十分強烈：你想打開打開餅乾袋、打開電視或驅車前往商店或賭場，但是衝動的保存期限並沒有到天荒地老。衝動是內心的假象，你會走過，你也必須給時間，讓衝動走過。如同史瓦茲醫師指出：「關鍵原則在於你做什麼，而不是你有什麼感受。」

與其從事你有癮頭的活動，不如另外找些事來做。一開始的目標可以很簡單：給自己 15 分鐘的時間。選擇自己喜歡的東西，讓你保持活力。最好是健康、有創造性的東西，但也可以是任何能讓你愉悅的東西，而且不會造成更大傷害。

你的癮頭在進行沉默的呼喚，與其臣服於此，不如去散步。如果你「必須」開車去賭場，那就改成打開電視；如果你「必須」看電視，就放點音樂；如果你「必須」買音樂，就騎上運動自行車。

如此重新聚焦，度過夜晚或至少度過接下來的 15 分鐘。傑弗瑞·史瓦茲醫師的建議是：「體能活動似乎特別有用。但重要的是，無論你選擇什麼活動，你都必須樂在其中。」

重新聚焦的目的是要教會你的大腦，在癮頭來時，不必服從癮頭的呼喚。重新聚焦的心法，能行使「自由抑制」來選擇其他事物。也許最初根本連 15 分鐘也堅持不了，但這又何妨一次不行，那就試個 5 分鐘吧，成功的話，就記到日誌內。接下來就試個 6 分鐘，再來 16 分鐘。這不是百米衝刺，而是你的個人馬拉松訓練。成功與否，水到自然渠成。

當你進行其他活動時，要隨時記得自己正在做什麼？你正在做一件困難的事。別人的腦部機制，不像你承受過傷害。哪怕他們看來多麼簡單，你都要知道戒癮能維持一小段時間，就算得上是成就。你正在為你的舊大腦教新把戲 —— 所謂「老狗學不會新把戲」，但在你身上，完全不是這麼一回事。

戒癮心法 4：重估價值（Re-value）

之所以稱為「重估價值」，目的是幫助你的腦袋瓜子認識成癮衝動為生活造成的實際影響，那些影響都是「災害」。你就是因為知道這一點，才在實踐這四大心法。過去的你被束縛住，以至於在已經重新定義、重新歸因、並重新聚焦於健康活動的同時，未能及時順應衝動，採取行動。因此，在重估價值的心法中，你會提醒自己一直以來遇到這些麻煩。愈是看清楚事情，愈能得到解放。

我們知道，成癮者的腦會針對成癮的對象、物質或行為，指定一個高到離譜的價值。給成癮的物體，物質或行為賦予了虛假的高價值，這一過程稱為「顯著性歸因」。成癮者的腦受到愚弄，會將

成癮對象擺在第一位。你的癮頭會進攻，占領你的「激勵—動機」和「親暱關係的回饋機制」迴路，寄生於原本是愛與生命力該存在的地方。

腦部迴路（包括眼窩額葉皮質）受扭曲後，會使你相信那些原本只有真誠的親密感、創造力或真誠才能賦予的體驗，能透過你成癮的對象、物質或行為來獲得。你原本將你的「癮」視為黃金瑪瑙，而透過重估價值的心法，你重新給予適當價值，視為無物。

捫心自問：一直以來，我的癮頭都對我做了些什麼？使我揮霍金錢、明明不餓，卻又狂吃或是疏遠親朋好友，將心力投入在其他活動，進而後悔莫及。成癮的惡習浪費了我的時間，導致我撒謊、作弊和假裝，一開始我是自欺，到最後我也欺人，我對週邊親近的人撒謊、作弊和假裝。這讓我感到羞愧和孤立，原本成癮物質／行為是要帶給我愉悅感，最後卻帶來痛苦。這是成癮帶給我的真正價值，也是我縱容受損腦部迴路掌控人生的結果。成癮衝動的真正「價值」向來在於使我背叛真正的價值，並無視我的真實目標。

寫下第四心法時，你要有意識去感知，並且寫下。如果有必要，可一天寫下數次。你要具體寫出：與你老婆的關係中，成癮渴望的價值是什麼？如果對象代換成老公、伴侶、至友、小孩、老闆、員工、同事的話呢？昨天你允許你的癮頭駕馭你時，當時發生了什麼？上禮拜又發生了什麼事？今天又會發生什麼事情呢？當你回想這些事件時，請密切注意自己的感受；同時，如果你持續允許成癮衝動駕馭你，注意未來會發生什麼事。保持覺察。這種覺察意識，會是你的守護者。

實踐前述心法時，不要去評判你自己。你是在收集資訊，不是對你自己執行刑事審判。耶穌說：「如果你將你心裡面的東西帶出來，你所擁有的東西將會拯救你。」

在很多方面都是如此。在你的內在，對於你至今順從的成癮衝

動，你會了解到真正的價值為何。若引用史瓦茲醫師的話，並加以濃縮，你愈能看到成癮衝動對自己人生的危害，重新評估成癮衝動的價值：「在執行重新定義、重新歸因與重新聚焦這幾步時，如果能愈快、愈順利，腦部的『自動傳輸』機能會愈能穩定回傳。「重估價值」心法有助於改變行為方式！」

史瓦茲醫師介紹了他所謂的「2A 原則」：「預見」（Anticipate）和「接納」（Accept）。「預見」，是要針對導致成癮行為的強迫性動機，了解到這樣的動機不會消失。每一次趕跑癮頭，都是一次勝利，沒有所謂的凱旋歸來。可以肯定的是：隨著時間推移，如果持續實踐戒癮四大心法，並依循相關章節，照顧內外環境，你的癮頭就會逐漸失去能量。

如果你的癮頭捲土重來也不需要震驚失望。同時，要接納一件事實：那就是「癮」的存在，不是因為你自己造成的；反過來說，即使有你，「癮」還是存在。以這樣的腦部機制展開人生，這非你所願，不是你個人的問題：有類似遭遇的數百萬人也都發展出相同的腦部機制。你要跟隨你自己內心那位「等觀的旁觀者」。

在此，我冒昧建議在四步驟自療心法中，再加上心法 5。這項心法至少適用於成癮治療，我稱之為「重新創造」。

戒癮心法 5：重新創造（Re-create）

直到現在，生命才創造了你。你的腦部機制已經根深蒂固地，布建在你的腦袋瓜裡。在此之前，你沒得選擇，而你至今所過的人生，正是出自這些自動化機制。現在，是重新創造的時候了：你該選擇不同的人生。

你有價值觀，你有熱情，你有目標、才能、本事。你心中有

愛，你想將這份愛與世界和宇宙中的愛聯繫起來。當你重新定義、重新歸因、重新聚焦、並且重估價值，你正在釋放那些把你綁住、你自己也死不放手的模式。你有癮頭，需要追求、需要自我安慰、需要仰慕、需要遺忘、需要從事沒有意義的活動。如果捨棄沉溺於成癮的生活，你真正想要的人生是什麼？你選擇創造什麼？

　　創造力是人的普遍需求。你不妨也思考該從事的活動類型，來表現你的創造力。用心去尊重我們的創造力，會有助於超越空虛感，避免導致成癮。如果不去表現我們對於創造力的需求，這樣的「不表現」本身就是壓力源。在此，容我引用拙著《當身體說不的時候》（When the Body Says No）。這是一本講述疾病、壓力和身心合一的書：

　　從醫多年後，我成了工作狂，因此無法關注我自己，還有我最深切的渴望。在這容許自己靜默的珍貴時刻，我注意到肚皮的凹陷處有一陣輕微的顫動，一種幾乎看不見的騷動。我的腦海會響起一聲耳語，說著「寫作」。起初，我說不上來是心痛難耐，還是靈機一動。我愈是傾聽，心中的聲音就愈響亮，告訴我必須寫作，以書寫表達我自己。如此一來，不僅是使別人聽到我，也能讓我聽到我自己。

　　神以自己的形象造世人—我們被如此教導著。每個人都有創作的欲望，表達方式可能有多樣管道：寫作、藝術、音樂，透過有創造力的工作，或是以具有個人特色的方式發揮，無論是烹調、園藝還是社會對話（social discourse）的方式。關鍵是要尊重這股衝動，如此一來，我們能療癒自己，也能療癒他人。若非如此，我們的身心都會如同槁木死灰。我不寫作的時候，我窒息於沉默之中。

　　加拿大的漢斯・塞利（Hans Selye）博士在壓力研究領域成就卓著。塞利博士撰文指出：「我們內心的東西必須出來，否則可能會在錯誤的地方爆發，或者因挫折而感到被絕望包圍。最上乘的做

法是透過特定管道，以大自然早就為我們預知的特定步調，表現我們的生命力。」

　　寫下你的價值觀和目標，並以「有意識的覺察」。設想自己以正直、有創造力、關注當下的方式生活，並設想自己能以同理心看待他人——並且以同心看待自己。鋪上好的目標，一路走過，你不會到地獄。一條沒有目標的路，才會帶你到地獄。你該重新創造。你害怕在這條路上跌倒嗎？你一定會跌一跤的，但是會跌倒才是所謂的「人」。於是，你才能再用戒癮心法 4+1，繼續往前走。

32 清醒與外環境

重要的不是我們的人格特徵也不是我們本身的動機和直覺，
而是我們對動機和直覺所採取的立場。而我們之所以能夠站
在這樣的立場上，就是我們身為人的關鍵。

奧地利神經學家維克多・法蘭可（Victor Frankl）
《追求意義的意志》（The Will to Meaning）

清醒是一種心解放

最近，我開始體驗和體會「戒除」與「清醒」的區別。

先前章節曾探討，成癮物質的使用者無法想像停藥後的生活。
由於他們所選的藥物以生物化學的形式，取代愛、情感連結、生命
力和喜樂，因此要求藥癮者戒除藥物，等於要他們和能找尋生命價
值的情感體驗脫鉤。

43 歲的安妮（Anne），是溫哥華大學講師。1991 年 3 月 17 日，
是她喝下最後一杯酒的日子。從那以後，她就一直參加匿名戒酒。
她回憶說：「那個時候我就很清楚了，非得戒酒不可。另一方面，
我一直想『啊，這太扯了啦，我不喝，以後不就沒有性生活了？那
我社交怎麼辦？我要怎麼睡啊？又要怎麼做其他事……？』當時的
我無法想像沒有酒的生活，我以為這對我有幫助。這就是拒絕的本
質。人會以為『癮』實際上是在增進生活、改善生活、滿足基本需
求。」

像我這樣的行為成癮者，面臨著類似的困境。購買音樂也好，
蠟燭多頭燒的白袍生活也罷，我的「癮」都能填補一段空虛。過

398

去，「向成癮說不」的論調讓我有失落感。心智上想著「各方面而言，擺脫強迫迴圈「對我都是好的」，以我來說，這樣的覺察對衝動和行為來源的焦躁情緒運作部位，不會有太大意義。

對於成癮物質／行為有兩種戒除方式：一是積極（甚至歡欣鼓舞）選擇對你有更大價值的事物，二是強迫自己遠離自己渴望（或是被自動吸引）的事物。第二種戒除方式固然需要令人欽佩的韌性和耐心，但仍可能有負面感受，並且產生隱憂。對於被強迫的任何感受，人類內心深處會想反對。這種遭到強迫時的自發性反抗，我的朋友心理學家戈登‧紐菲爾德博士稱為反意志。因為他人要求而感覺受到控制或壓力時，就會點燃「反意志」。

面對自己給自己的壓力，我們也可以形成反意志。許多人類互動都受到反意志的影響。不成熟的孩童明顯較有自發性的反意志傾向，即便如此，成人也並非沒有。

就像老民謠《媽媽不准》（Mamma Don't Allow）的歌詞，要讓一個人產生抗拒，最有效的方法就是下禁令，自己也能對自己下禁令。其中耳熟能詳的歌詞是「媽媽不准，我才不管；媽媽不准，我偏要做。」

戒除成癮物質／行為引發的挫折與抗拒，往往造成在其他地方爆發成癮。安妮說：「不管你用什麼藥，你都要戒。如果辦得到，你就能搞定你自己。不過呢，我戒酒後開始狂吃，體重也增加了。和還在喝酒的時候比起來，我對我的小孩也變得比較兇。」從生物化學的觀點來看，自我舒緩即刺激腦部分泌多巴胺。只要人有自我舒緩的需求，一種「癮」就會自動取代其他「癮」。以癮君子為例，我們注意到許多戒菸的人開始暴飲暴食。安妮補充說：「當然，對我來說狂吃還是比喝酒好。你大可以說食物對我而言，是一種減害的工具。」

潛在的成癮歷程會助長強迫症的形成，由於我追求的從來不是

成癮物質，因此我的強迫行為可以輕易轉換，轉換之間，我無法注意到曾發生過這類成癮歷程。當我開始欣賞「清醒」的本質，理解到清醒和純粹「戒除」的不同，我發現自己會有更多力量湧出。現在，我生活目標更積極正面，使我不用感到身負重擔，並因此感到喜樂，自然而然，不假外求。對我個人而言，「清醒」意味著沒有內在壓迫，並按照個人信念生活。

　　清醒不同於戒除，原因在於我不將清醒視為束縛，而是解放。也不是說我已完全清醒，我真正想說的是：我會發現和重視「有意識的覺察」，這和「清醒」是同義詞。相較於我過去將時間精力放在物質追求與自我滿足，這樣的啟發還比較能使我感到振奮。

創造外環境

　　選擇「清醒」時，我們的狀態會是擘劃在生活的自己，而不是一味避免有傷害性的物質／行為。「清醒」的樣貌固然因人而異，但每個成癮者終究都該是自己領著自己前進，而非遭自己的「癮頭」駕馭。

　　說到底，「十二步」戒癮計畫所有步驟的目標不是「戒除」，而是「清醒」。安妮說：「酒精真正滿足我的什麼需求？答案是對於一個社會群體的依附和協調，被愛，有能力愛人，享有喜樂，能夠做我自己。匿名戒酒會以及我從中學到的收穫，使我以更成功、適應更好的方式，滿足這些基本需求。」

　　創造一處外環境，幫助人培養「有意識的覺察」，是成癮康復過程的一大要素，這部分在先前章節已有探討。對許多人而言，酒精等物質成癮也好，賭博或性外顯行為（sexual acting out）等行為成癮也罷，「十二步」戒癮計畫均為成癮康復過程不可或缺的一環。其中的觀念和方法會直接切入成癮歷程的核心。

　　戒癮計畫中的協助者機制便是一例。成癮者哪怕是想喝一杯酒，或是想去賭場摸一把牌，當癮頭來犯時，就能聯絡協助者。成癮者電話連絡協助者，就代表自己承認對於成癮衝動感到無力，換句話說，大腦皮質的衝動調節部位是相對較弱的。在這些迴路發揮本身的力量之前，協助者會詳細說明成癮者所經歷的成癮衝動，扮演調節者的角色。將話好好講開，能避免使用成癮物質，或採取成癮行為。

　　「十二步」戒癮計畫固然並非適用於每個人（任何事物本就因人而異），但仍為許多人提供一處最容易接觸的康復環境。「十二步」戒癮計畫並非完美無瑕，甚至這樣的活動也有成癮性質。「十二步」戒癮計畫畢竟是以人為中心的單位，可能到處成為八卦論壇，或是追名逐利的場所。即便如此，戒癮計畫在情感上（甚至可能還有生理上）所救的生命，多於成癮醫療的貢獻。因為個人親身體驗有限，所以本書不會著墨太多。外界已經從歷史、心理、實務、個人、宗教和靈性等多角度切入，善加探討「十二步」戒癮計畫。迄今，我讀過多本「十二步」書籍，從基督教、佛教和道教的角度撰寫，內容均具啟發性。

　　到頭來，我自己並沒有參加「十二步」戒癮計畫。我沒有立場提供意見，儘管我在參加過的那一次會議上有正面收穫，但感覺就是不對。還有，我自認難以參加任何種類的長期活動。儘管如此，對於「十二步」戒癮原則，以及我與計畫成員的討論內容，我認為是最有助益的。針對處理成癮問題的任何人，就算對於團體式互助沒有興趣，我都鼓勵深入展開「十二步」戒癮的方法。

愛遲到也是一種癮

　　不久前，我遇到了一個例子，說明成癮態度如何滲透我的生

活，並且嚴重影響他人。這一點對多數成癮者來說並無不同。

　　我是惡名昭彰的遲到大王：上班、開會、家庭聚會都會遲到。對於愛遲到，我部分歸咎於注意力不足症，原因是注意力不足症的一大特徵為缺乏時間觀念。2006 年 9 月中旬的週五下午，我在科爾特斯島，在自己的車上等待渡輪。科爾特斯島是蜀葵學習成長中心的所在地。這是一處別緻的海邊集會場所暨康復中心，許多人會來此上課、參加研討會、休息和充電。我先前才於此和別人共同帶領一場為期五天的身心健康工作坊。當我看著渡輪駛來，我沉浸在學員對我的熱切感謝中。其中有為數不少的人，表示先前工作坊中大開眼界，對生命有另一番體悟。

　　此時我滿腦子是「我還真是個好孩子啊」一類的想法。然後，用 PDA 打開電子郵件。第一封來自波特蘭旅館衛生專員蘇珊‧克雷吉（Susan Craigie）長期壓抑憤怒和挫折導致爆炸的來信。在我離開的那一週，另一位醫生代替我的位置。而每天都準時上班。

　　蘇珊信中寫道，醫生準時出現原來這麼不一樣。蘇珊說：「金和我不用每天聽那些不耐煩的病患在等候區說出不雅的話。你每次都遲到，卻是我們要承擔後果。」蘇珊提醒我，說我多次答應改掉遲到惡習，卻又一次次打臉自己：「你遲到的原因，只是因為學員都是毒蟲，你覺得你能敷衍他們。你給的藉口是自己太忙，需要寫你的書，但是你遲到也不是一天兩天的事情了，在你沉迷寫書以前就是這副德行。」我用手裡的小螢幕讀信，感受到一字一句怒火中燒。

　　我最初的反應是憤怒，這是成癮者抗拒羞恥的一種方式，但怒氣很快消逝。我很快讓羞恥感籠罩了我，而非抗拒或讓羞恥感打倒我，我為此感到感激。羅馬皇帝們凱旋列隊歸來時，遊行隊伍前方是戰利品和俘虜，兩旁群眾鼓譟雀躍。後方戰車內有一名奴隸，職責是定期在皇帝耳邊低語：「陛下，你是凡人」。生命會在我們最需要的時候，找到傳遞這些訊息的方式。在我既不清醒又失去操守

的時候，蘇珊幫了我一個忙，點醒了我是什麼德行。

　　就算我沒有將遲到惡習列為注意力不足症的特徵，愛遲到也代表了成癮歷程的 3 項因子：一是缺乏衝動控制，只做吸引我注意力的東西，而不去確定會不會準時；二是無法思考後果，以心理學家暨注意力不足症研究人員羅素‧巴克利（Russell Barkley）的話來說，「忘記要記住未來」；三是未能考慮自身行為對他人的影響。顯而易見的是，成癮歷程（以及所伴隨的世界觀）早就污染我的生活，污染程度是我從未思考過的。

　　成癮的關鍵層面是自我，那個無意識的、沒有安全、無時無刻只考慮自身渴望的自我，成癮者相信，自己只能採取這種行為。成癮者孩提時代感到無助，自我需求未能獲得滿足，常常有自我偏執的現象，為了生存所有個案都因此產生前述行為。成癮者的生命沒有存在這樣的成長滋養環境，在他們的心中，在他們的骨子裡，也已相信沒有這樣的環境，這使得他們心中與骨子裡早已乾涸。

找到專屬的清醒平台

　　成癮者的內心長期焦慮，僅靠成癮物質／行為舒緩。無論身處何種環境，待滿足的饑渴與急迫感始終存在。我的家人曾說過我進食時，除非有特別注意，否則我會身體拱向盤子，將食物扒進嘴裡，好像不這樣，食物會消失一樣。然而，說到飢餓或是經歷匱乏，我生平僅有一次經驗，那是在納粹占領布達佩斯時，我在猶太人貧民區的第一年。光這一年的經歷，便足以設定我的腦部迴路，將這個世界「視為不確定、僵頑、冷漠」的世界。

　　腦部一旦被設定，就會在這個空虛的世界攫取營養，汲汲營營，只想要抓到更多。嬰兒期也稱為自戀期，這個年紀認為萬物的

動機、原因、結果都是繞著他們打轉。而成癮者長大後，也未能脫離這個階段；他們的自私需求，是唯一的參考點。當需求全面滿足，我們會進入發展階段，此時我們的大腦會放開，但成癮者的內心卻不放手。

蘇珊的來信當頭棒喝，來的正是時候：此時的我有足夠的安全感，可接納信件內容，我既不否認文字中的事實，也沒有因為所引發的羞恥心而挫敗。先前在工作坊上，我才對學員教導並傳授「出於同理的好奇心」概念。我倒是沒想到，自己也是教學相長，內化了其中一些內容。現在我也以身作則，我不會怪罪自己，將遲到惡習視為人格缺陷，或是一種輕描淡寫的「麻煩」。

我會看成是我內心的成癮傾向又在發作，發作的時候，我的內心想維持一層假象，假裝是自由的，假裝自己能有掌控力，此時腦中的台詞是「又沒有人告訴我該在什麼時候怎麼辦」，想當然爾，浮出這樣的假象，顯示了我一直拒絕承擔責任，而「拒絕負責」正好也是另一項典型成癮特徵。用這樣的角度看待我自己，我能放下了。

我一回到家就書面回覆：

謝謝妳清楚告訴我這些事。妳所說完全正確，我幾乎無可辯駁，我不能認罪的唯一指控，是妳說因為病患都是毒蟲，所以我才遲到。如果致電給先前和我共事的護理師瑪麗亞（Maria），她會告訴妳，我私底下也沒有好到哪裡去，也是遲到大王，而對於這一點，我沒有藉口。

我上班遲到有很多原因，其中之一上午或午休時跑去山雀唱片行，此時我對成癮病患的治療心意，屈服於我的癮頭。我寫對蘇珊的信後續如下：

我過去給了太多承諾，現在要再多的承諾也沒意義。現在我務

實一點：週一 9:30 我會到那邊，帶十張已簽名、還沒寫上日期的支票，每一張支票 100 加幣，受款人是波特蘭旅館協會。我如果晚於 9:30 一分鐘，妳就在支票寫上日期，拿去兌現。如果這些支票用完，我會再拿十張支票。

再次謝謝你。對於我造成的麻煩與不快，以及對於我們個案所造成的不便，我深感懊悔。

這一樁電子郵件交易，發生於 9 月底。至 2007 年 5 月，蘇珊已經兌現其中 9 張支票。診間內的氣氛已經改變了，我能愉快面對個案，不需抱著羞愧的眼神，我的同事也不需因為我的遲到付出代價，並掩飾自己的怨恨。「清醒」帶給我的報酬，是甜蜜的。

預填的支票不是一種自我懲罰的形式，我是在建立一座能幫我「清醒」的平台。如果我的自我調節能力夠強，大可不用祭出支票這招，直接準時到診間即可。支票為我服務，就好比協助者服務「十二步」戒癮計畫的新人：早上起床，會有一股衝動，想在電腦前伏案寫作，或是保持踩單車的運動習慣，而一想到損失支票，會使我想起本身的責任，對於我的前額葉，其衝動控制的腦部迴路不夠活躍，前面的做法能加以協調。建立一座「清醒」用的平台，可當作外部環境的一環，協助個體察覺內心，做出有責任的行為——所有成癮者均需如此。

不帶批判的自我檢視

另一個我投入的心靈平台，是坦白。例如，在我完全棄買 CD 之前，有幾個月的時間，都不會瞞騙自己購物的事實。我一買 CD，都會對蕾依坦白。「出於同理的好奇心」使我發現，我沒有可以隱藏的：我又不是殺人放火，我只是買了一部交響樂作品。攤

開在陽光下檢視後，癮頭的力量和重量就能削弱。於是我狂買的頻率大幅下降，偶而再去唱片行時，也不會激起回到過往時光的無助欲望——這是我所享受的另一種自由。有音樂，而又沒有罪惡感——這是一項啟示。

對於有成癮行為的人，我的建議是坦白。如果你還沒有準備好遠離成癮行為，那麼就公開，告知你的伴侶／友人你在做什麼，攤在陽光下。最起碼也不要撒謊增加內心的羞恥感。你頂多是他人眼中看起來「不好」，而不會進一步自我沉淪。

我做了一項承諾，至少要到 2009 年 3 月才買 CD。為這項承諾背書，我給蕾依 3 張已簽名、未寫日期的支票，每一張 1,000 加幣。時值 2007 年 10 月，我正在修訂本書手稿，我非但沒有因為急迫的欲望感到任何挫折，更由於不讓成癮歷程支配我的生活，我還感受到令人更加滿足舒心的自由。

此外，我還發現了另一項未曾想到的好處：「成癮」的過程滲透到您生活的每一處，反過來說，而「清醒」何嘗不也如此。隨著對成癮的依賴減少，你也更加鎮定，對其他事物的依賴也愈來愈少，而過去依賴的事物，重要性已不如你從前的想法。你對生命的回應，不再那麼制式、僵硬。

此處為文並非是建議所有的成癮者都開支票，交給伴侶或同事。我的做法特殊，不適用每個人，但每一位行為成癮者都能找到自己的方式，構建自己的「清醒」平台。平台的關鍵是個人情況、選擇和創造力。

同樣顯而易見的是，許多行為成癮者都面臨著更大挑戰，但任何成功實踐「清醒」的人都會知道，轉瞬即逝的歡愉感，相較於來自正當生活的平靜寧適，兩者無法相提並論。許多人以為作出承諾，等於限制了可能性。對此與其說是限制，不如說是喜樂的來源。當你信守諾言，你就在主導生命的局面。是你的價值觀和目標

在掌控你的生命，而非來自過去的一些機械性衝動。這樣的解放，相較於順從一時半刻的衝動所擁有的虛幻自由，有著更大的意義。

一項重要警告是：如果你從自己的承諾中找到解放，那麼你要嘛出於自己的意志作出承諾，要嘛拒絕承諾。作承諾的立場，不能是因為責任感或是想安撫他人。如果不知道如何拒絕他人的期望，哪怕這些期望多麼有意義和價值，那麼你的「答應」也沒有實質意義。這是我學到的收穫。

坦白，會使你更覺察到本身行為對他人的影響——在「十二步」戒癮計畫中，這是所謂的「盤點庫存」。匿名戒酒會第四步：「我們要對自己盤點人格庫存，要面面俱到沒有顧慮。」禪定導師兼音樂人凱文·格里芬（Kevin Griffin）正在戒除酒癮，在《One Breath at a Time: Buddhism and the Twelve Steps》（一次一口氣—談佛教與十二步戒癮治療）中，他寫道：「對於成癮者／酒鬼來說，沒有任何東西可以替代人格庫存。

對我而言，人格庫存令人玩味的奇怪之處在於：我承認自己擁有世界上的力量，有傷害他人的力量，這是我先前從未承認的。除了否認自己的責任外，我從前還經常否認自己的言行會對任何人產生任何影響。

實際上，人格庫存是檢視過去的業力。假裝我們的存在不會影響他人，這就是否認業力，否認報應，假裝認為並非凡事都有因果。謹慎檢視過去，會使我們不得不意識到業力的存在。當我們看到自己的作為傷害到他人（還有自己）時，當下會更謹言慎行。當我們看到自己的言行思維模式都有破壞性，我們會著手改變，摒棄惡習，不再對人格庫存增加負擔。

溫哥華大學講師安妮回憶說：「在第一次匿名戒酒會中，我發生了一件事。大家在讀第 10 步指引，這個單元是每天都要學員反覆盤點人格庫存。這活動很適合我，我感覺自己的內部產生全方位

的大幅改變。我感受到責任感，還有希望的感覺……這等於是落實我喜歡的方法。關鍵在於每天檢視自己的良知，或是甚至一天好幾次，我等於是在一一點名我的資產和負債，我可以把罪惡感降到非常低。再說，如果有自我接納的能力，罪惡感也比較低，我就可以比較容易遠離止痛藥。我所謂的止痛藥，指的是酒。」

匿名戒酒會的第 10 步指引說：「繼續個人盤點。如果當我們做錯，要立即承認這一點。」這種自我檢視是負責任，但又不帶評判，透過日常實踐自我檢視，並且控制本身行為對他人的影響，我們能減輕業力負擔。我們變得更輕盈、自由，更不需要訴諸於「癮」。

移除壓力源

建立外環境，以支持成癮康復，一方面是要避免各環境與環境訊號引發致癮思維和感受。這些訊號和環境因人而異，也因成癮而異，但對於所有成癮者而言，都強力引發成癮行為。

舉例來說，若正在戒菸的人將香菸和在酒吧與朋友喝一輪拉格啤酒兩件事聯結在一起，那麼這樣的戒菸者必須遠離酒吧。以我來為例，當我想買 CD 的念頭席捲而來時，我發現自己很難抗拒購物欲望。然而，比較容易作出的選擇是我不需要在網路上找樂評。我也不需要常聽古典樂。當我遛狗時，我能留神當下的感官體驗。換句話說，我可以避免將音樂永遠放在我的腦海中。

建立康復環境還需要「消毒」，也就是移除會增加成癮動機與渴望的壓力源。

伊莎貝拉（Isabella）為人母，已婚，3 名子女年幼。伊莎貝拉對於性外顯行為成癮，她無法戒癮，但也不能在生活公開，因此向我尋求建議。她有強迫性的通姦行為。沒過幾年就 30 歲的伊莎貝

拉出身瓜地馬拉，精力旺盛。她對通姦感到羞愧，也認為會破壞家庭，但無法戒除，她對自己的無能為力感到無力。她臉上老是掛著自我厭惡的表情。我說：「妳的性生活會不會在妳的生活中扮演某種角色，幫妳忍受，否則妳會很不開心？妳的生活中可能有壓力源，妳完全沒有意識到，也完全沒有面對過。也許妳是透過性當作止痛劑，暫時緩解壓力。」

我這一席話，打開了伊莎貝拉的話匣子，只聽她侃侃而談：還在青少女時期，伊莎貝拉和一名她從未熱戀過的男子談感情，最後出於模糊的罪惡感與責任心，和這名男子結婚。伊莎貝拉開始認知到自己在財務上受到男方的控制，男方也限制女方對自我藝術表現的需求。第二胎後，伊莎貝拉放棄自己成功的珠寶設計事業，產生依賴感和怨恨感。

伊莎貝拉還懷疑男方的性向，儘管兩人從未坦誠討論這一點。簡而言之，她生活在巨大的情感壓力之下。我的建議是：除非她處理生活中的壓力源，否則性癮將繼續駕馭她。最佳的情況下，伊莎貝拉能維持禁欲，但會低落沮喪或產生其他類型的成癮。實際上，伊莎貝拉已經開始擔憂自己用大麻一事。過去半年內，她原本偶爾用大麻，變成每天都用。

在成癮的生態系統中，「壓力」因子有舉足輕重的地位。現在快速複習先前的內容，將相關知識應用於成癮復原的生態關係上：

- 壓力源會刺激生理壓力反應，這種反應包含激素分泌與神經放電的漩渦，涉及幾乎每一個人體器官和系統。

- 影響最大的壓力源是對人生重大環節失去掌控力，並且有不確定性（無論是公／私領域、經濟或心理層面）。

- 壓力會和腦部的成癮生物學機制之間，產生強力的相互作用。

- 情感孤立或是感到受他人支配等壓力類型，會改變人腦，使人更需要外部多巴胺，因此增加成癮風險。
- 壓力是成癮物質濫用和其他成癮行為的主因，同時也是最能預測的復犯因子。
- 　壓力激素本身也有成癮性。

　　成癮物質／行為往往錯誤用於壓力緩解，但只有從長期來看是錯誤的；以短期效果而言，成癮物質／行為確實能緩解壓力。因此，以生態觀點尋求成癮復原，需要的是處理生活中的壓力。如果任由長期壓力積壓，成癮者的腦部迴路會永遠受到影響。

成癮之源是情感

　　和其他個案相同，伊莎貝拉的個案壓力源並非只是客觀情況，而且是一連串態度與認知的積累，催生並放大所處環境的各類壓力。這邊可以想想她面對先生時，如何壓抑恐懼和怨恨的情緒。當伊莎貝拉認為先生掌握「控制」時，她未曾宣告對於經濟平等和婚姻伴侶關係的渴望。當懷疑先生的性向時，她為了不「惹事生非」，沒有將疑慮搬到檯面上說。當渴望自由，追求藝術時，她讓恐懼綁住自己，因為害怕先生會不贊成。

　　知名壓力研究員布魯斯・麥克尤恩（Bruce McEwen）博士指出，誘發壓力反應的關鍵性決定因子是「對於情境的認知方式」。根據當下體驗時的狀態，我們會依據自身經歷、性情、身體狀況和心境，為事件賦予意義。因此，抗壓程度取決於我們如何在身心理照顧自己，外部環境的影響力反而較小。對於「應該」成為什麼樣的人，也可能成為長期壓力源。例如，有些人會發現自己無法對工作要求說「不」，也無法拒絕對伴侶、成年子女或原生家庭的心理

期望。總是有東西要取捨——而要捨去什麼？即便不丟掉生理健康，也會捨棄自己的心情和心靈寧靜。此時，成癮是一種「解藥」。

如果只將成癮視為唯一問題，等於一開始就對引發成癮的環境視而不見。

大多數壓力源都是情感上的壓力。任何人若想要駕馭自己的癮頭，必須做好準備，以清楚實在的方式，檢視誘發成癮行為的情感壓力源。

西方社會中，抑制情感是一大壓力來源，因此也是成癮的來源因子。科學證據顯示，即使針對囓齒類動物也無法忽略情緒與心智組織之間的關係。神經科學家瑪莉安‧戴蒙（Marian Diamond）博士於加州大學柏克萊分校的研究實驗結果發現：以溫柔關愛的方式對待大鼠後，能提升大鼠的問題解決能力，這項研究發現也呼應大鼠腦內皮質神經連結的豐富成長。戴蒙博士寫道：「因此，重點是要去刺激能展開情感表達的腦部位，無論在任何年齡，都必須滿足其情感需求。」

要解放成癮的桎梏，必須覺察成癮者要覺察是什麼使自己綁手綁腳、備感壓力？是什麼使我們忽視本身的情感？是什麼限制表達，使我們無法暢所欲言自己的身分？人類都會想追求有創意和意義的活動，是什麼扼殺了我們的動機？又是什麼否定了我們想與他人建立情感連結、發展親密關係的需求？從園藝生態學的角度來看，只除草是不夠的。如果我們想要長出美麗的植物，必須創造生長條件。心靈的生態學也是如此。

真正「清醒」後，我們會以有同理心的方式看待曾經成癮的自己。就好比人類小男孩皮諾丘，盯著那個木頭玩偶的自己頹然坐在椅子上，我們會搖著頭，說：「我當木偶的那時候好蠢啊。」

33 給親友與照護者的一句話

清淨亦由己。淨不淨依己。

佛陀《法句經》

最壞的方式

不論哪一類型的成癮者處，與他們在一個屋簷下時，同住者會感到洩氣，產生痛苦情緒，往往也會有脾氣。親友伴侶會認為他們要應付成癮者的雙重人格：一方面理性、惹人愛，另一面則是算計、不體貼。他們相信第一面是真實的面貌，並希望第二面將消失。實際上，第二面是第一面的黑暗面，就如同靜物的影子投射到地上，除非光源方向改變，否則影子還是會在同一處。

身邊交好的親友會想改造成癮者，幫成癮者洗心革面；這樣的心思再自然不過，但卻是緣木求魚。反意志會產生抗拒，抗拒導致排斥，進而損及他人想要幫忙洗心革面的心，哪怕這心意多麼善意。此外，包括強大的潛在情感流動，以及腦生理學相關因子，這些是成癮的最初成因也都會造成抗拒，就如同要拆散一對愛侶一般，要將成癮者硬生生與他的成癮習慣分開，成癮者會以「敵意」回應。任何羞辱他的企圖也會引發憤怒。

要達成自我主宰只能自助，無法他助。心理學家愛德華・德西（Edward Deci）曾寫道：「沒有任何技巧能激勵人，或使人自動自發。動機都是來自內在，而不是外部技巧。關鍵在於當事人自行決定，自己準備好要為自我管理負責。」

「嚴厲的愛」具有對抗性質，這種介入方式容易招致失敗，這

點和一般廣為流傳的迷思相反。1999 年的一項研究中，將對抗式介入法，和以家庭養育態度為基礎的方式進行比較。科學暨醫藥記者瑪亞‧薩拉維茲（Maia Szalavitz）在《紐約時報》上發表評論說：「採用溫和方式，使成癮者接受治療的家庭數（64％），是標準介入法（30％）的兩倍以上。然而，現實上沒有推行溫和的方式，也很難找到臨床人員使用這種方式。」

成癮者的伴侶與親朋好友有時候只能有一個合理的決定：不是接納成癮者原本的樣子，繼續相處；就是選擇離開。沒人有義務忍受成癮者所展現出來的不可靠、不誠實，以及情感退縮──這些都是成癮者的行為方式。無條件接納他人，不代表不計代價，不離不棄。這種責任，僅限父母之於幼子。

在成年人之間的關係中，「接納」的單純意涵，可能就只是承認對方本來的樣子，不評判，也不因對方的差異心生怨恨，進而腐蝕自己的靈魂。接納，不代表一副聖人臉孔地犧牲自我，也不是要長時間背棄諾言，或是讓挫折與怒氣一次次爆發，傷害自己。

有時，人會與和成癮者繼續在一起的原因，在於如果不在一起就會感到內疚。一位治療師曾對我說：「如果要從內疚感或怨恨選一個，選擇內疚就對了。」從那以後，我將這智慧傳授給了許多人。如果拒絕對他人行為承擔責任，會使你內疚，而在同意對他人行為負責，會使你憤恨不平，那麼就選擇內疚吧──因為怨恨等於是扼殺自己的靈魂。

離開或是選擇與成癮者維持既有關係是一個旁人無法幫忙決定的事情。但最壞的處理方式便是陪伴時對成癮者心懷怨恨、內心抗拒並且透過情緒給於懲罰，甚至想操控他並試圖「改造」。任何人都「應該」和自己原來的樣子一樣──這樣的想法會對自己、他人以及雙方的關係蒙上陰影。

我們以為自己的出發點是愛，但是當以言語批判或積極行動來

改造對方，那麼我們的出發點其實都只是為了自己。匿名戒酒會資深成員安妮說：「如果一個酒鬼的老婆會加重丈夫的羞恥感。實際上，她傳達的訊息只是『你不對，我才是對的』。也許，女方也只是拒絕認定自己也有癮頭，她其實對『正確主義、壯烈、完美主義』這樣的心態成癮了。如果女方換個心態，對丈夫說『親愛的，我今天感覺很好喔。你今天才喝一次而已，我很喜歡這樣。我自己也真的有進步，慢慢不那麼自以為是。那你的感覺呢？』這會是雙方展開貼心攀談的話術，而非一方試著控制另一方的酒癮。說到底，成癮的發展根源在於情感依附的不足，而成癮的復原是需要情感依附的。就好比如果要教好小孩，親子的情感依附關係需要以真實為根據。如果妻子沒有思考自己在靈性或是心理上的進步空間，那麼她就不會碰觸到真實（真理）。」

請先捫心自問

難道親友同事永遠無法與成癮者談自己的選擇嗎？大錯特錯。如果這樣的介入有望成功（或者不使情況惡化），只是處理時必須以「愛」為前提，不評判、不報復，或是語帶抗拒。談選擇時，目的必須明確：我的目的是在劃清一道界線，表達我的需求嗎？還是我想改造對方？例如，對於你的伴侶或成年子女，你可能會發現有必要透露他們的行為對你您造成何種負面影響。把話說開的目的，並非是為了控制或指責對方，而是傳達接納的範圍，以及會使你想搬出去的底線。這邊要再強調：你完全有權採取所需步驟使自己安心。關鍵在於你要以何種心態與對方交流。

如果要帶領成癮者，幫助他們實現更多生命的可能性，請丟掉自以為是的心態。開啟對話時，不要視為「要求」，而該看作是「邀請」，並認知到對方可能拒絕邀請。承認對方有「選擇」成癮的理由，並承認「選擇成癮」之於對方，有某種價值——從心態上

去承認，會有所助益。你可以這樣想：「這是你（成癮者）從前用來克服若干痛苦、幫助你自己度過難關的方式。我能理解為什麼你會走那條路。」

　　前述內容並非說明一項技巧，因為能產生最大影響的因素，不在於我們的作為，而是我們的心態。我們要當充滿關愛的雙親，還是檢察官？要當朋友，還是法官？任何人若希望改變成癮者的生活，都先應以同理心，對自我進行探究。佛說：「清淨亦由己。淨不淨依己。」介入他人的生活之前，我們必須捫心自問：我在自己的生活中表現如何？我的朋友、兒子或同事中，可能沒人有成癮症需要幫忙戒除，那麼我如何對待自己的強迫症？當我嘗試解放對方時，我自己又有多自由？例如，我是否執著於改造對方？我想使對方注意到生命真正的可能性，但我是否走對了路？這些提問能避免我們將無意識產生的焦慮與憂慮投射到對方身上。若非如此，成癮者的負擔會加重，本能上抗拒我們的幫助。沒有人會希望自己原來在別人眼中，只是無助待救的人罷了。

　　成癮者和周圍的親近者都必須大刀闊斧，進行所謂人格盤點。戒酒匿名會是自助團體，成員中酒癮者的親人所在多有。他們指出酗酒是家庭疾病，所有的成癮症都是家庭疾病，因此整個家庭都必須接受治療。成癮代表家庭狀況，不僅僅因為成癮者的行為會對周遭產生不健康的影響，深層原因為：家庭互動的某些因子至今（以及往後）或許會助長成癮者的物質／行為成癮。儘管行為全屬個人責任，但若周遭愈能為自己的態度和行為承擔責任，而不責怪和羞辱成癮者，那麼每個人便愈能獲致自由。

　　這麼說儘管困難，但關鍵的一大步在於和成癮者關係密切的人，這些人看待成癮者的行為時，宜對事不對人。這不但是最難達成的課題，也正是人類眾多智慧傳承中的核心教誨。成癮者之所以沉溺於自己的惡習，並非是為了出賣或傷害別人，只是要逃避自身的苦惱。關心成癮者的伴侶或友人可以公開承認，他們對那些成癮

行為感到痛苦，但是若伴侶或友人將成癮者的行為視為針對且故意，這樣的心態只會加劇痛苦。

說來詭異，在我的門診中，多位重度藥癮者和他們的藥友互動時，到現在還會因為對方司空見慣的老技倆感到震驚和痛苦。第 2 章曾提到的哈爾，是海洛英和冰毒的使用者，他就說過：「我會永遠等喬伊絲，不管發生什麼事情。可是每次我錢花完後，她就會去找其他人。她每次都跟我借錢，然後我都沒看到她還。她說拿錢買東西吃，不過每次都拿去打管。她怎麼可以一直這樣對我？」

我回答說：「你的抱怨聽起來，就是一個藥物成癮的人在做藥物成癮的人會做的事情啊。哈爾，我知道你感覺不好，可是你感到意外嗎？你真的以為她在針對你嗎？」

哈爾承認道：「我覺得不是。」但是，喬伊絲此舉每次都嚇到哈爾；哈爾也認為喬伊絲在針對他。在哈爾的心裡，他仍然是個希望世界與眾不同的孩子。對於父母無法無私愛他的傷痕過去，對於他被愛的方式，以及他從未學會接納自己——只要哈爾仍無法內化和接納過往的經歷，他會繼續維持和喬伊絲之間上上下下、時悲時喜的關係。

成癮者行為幼稚，加上情感模式不成熟，會使周遭人幾乎每次都扮演著嚴父嚴母的角色。哪怕出於善意，周圍的人並非真心誠意想當這種角色，而成癮者也很快就會抗拒周圍人的關愛。一段關係中，若任一方將自己置於對立和怨恨的狀態，那麼這段關係會無法健康發展。

成癮者會希望伴侶和親友幫忙照看他們的惡習，伴侶很聰明，會拒絕。成癮者有時提出這種要求，來轉嫁自己對他人的責任。擔下這個責任的人，注定失敗，且換不到一聲感謝。我就讀醫學院時沉迷電視，藉此逃避現實。我按著遙控器，百無聊賴地看著切換的頻道，浪費寶貴時間直到晚上都睡不著。

最後我靈機一動，用一把小鎖，鎖住電視插頭上的小洞。如此一來，插頭就無法插入插座內。我將鎖匙交給蕾依保管，吩咐她：「不管怎樣，妳都不能把鎖匙給我。不管我再怎麼抱怨妳、哄妳、答應妳、煩妳、求妳，或是我怎麼掛保證，都不要給我鎖匙。」到頭來，我還是抱怨她、哄她、答應她、煩她、求她，結果蕾依屈服了。同樣戲碼演了幾次後，她將鎖匙丟到我的腳邊，說：「自己的問題自己救。」

英國文學家湯馬士‧德昆西有個抽鴉片的藥友，是英國詩人塞繆爾‧泰勒‧柯勒律治（Samuel Taylor Coleridge）。看到這位詩人對自己的鴉片癮訂規定，和我有異曲同工之妙，倒是把我逗樂了。在英國布里斯托（Bristol），柯勒律治做法浮誇，聘請挑夫、車夫和其他人，請這些人強行阻止他走進販毒的店鋪。不過，阻止入店者的權力來源，就是來自柯勒律治本人，所以這些受聘的人要放不放，處於痛苦的兩難困境，會發生下列情況：

挑夫說：「哦，先生。您真的不能進去。先生，您要考慮你老婆還有……」挑夫提出要求，語氣兼具乞求和半命令（不管說還是不說，這位可憐的挑夫，都可能拿不到他每天的工資5先令）。柯勒律治：「老婆！什麼老婆，我哪裡來的老婆。」

挑夫：「但是現在真的不行，先生，您不能進去。您昨天不是才說是最後一次了嗎……」

柯勒律治：「少來，少來！昨天是多久以前的事了。我問你，你知道人們因為沒有及時吸鴉片而死掉？」

挑夫：「是的，但是您告訴我不要聽……」

柯勒律治：「啊，真是胡說八道。現在可是緊急狀況，讓人震驚的緊急情況，這是讓人始料未及的。不管我以前跟你說什麼話，現在我要告訴你：如果你不把手從眼前我這位備受愛戴的鴉片客身上移開，那麼我會有充分立場，對你進行攻擊和毆打。」

倡議醫護者培養「正念」

實踐正念覺察與情感的自我探索，不僅能幫助成癮者的親朋好友，在各層面處理成癮問題的人也能有所助益，同時也能大力提升衛生專業人員的工作成效，特別是工作範圍涉及重度藥癮者的戒癮工作人員。

先前章節曾提到的貝芙莉，是我看診的個案。她對古柯鹼與鴉片劑成癮，現在回想她自述看到我的感覺，我還是會忍俊不住。這是 3 年前的事情了。

那天是週一早晨，我心情很好，貝芙莉是我第一位看診的病人。我告訴她：「我正在寫書，書的主題是成癮。我想問妳能不能接受訪問，內容會寫到書裡。」

貝芙莉眼眶湧入淚水，滴落在她坑坑疤疤的臉上，看上去像染過天花。她說：「我很榮幸，但我很驚訝你會問我。我以為醫生你只是把我當作沒有用的毒蟲。」

「貝芙莉，說真的，有時候妳在我眼裡還真的是這個樣子。我會這樣想的時候，我只是希望妳閉嘴，趕快開個藥，把妳打發走，我才能趕快看下一個毒蟲。我知道我這樣想的時候，妳一定覺得我是個大混蛋。」

貝芙莉破涕為笑：「這個嘛，我還能罵得比你更毒。」

雖然不到十分讓人吃驚，但貝芙莉的回應是讓人受用的提醒。我就像許多醫護和其他戒癮工作人員，會不自覺地意識到自己的影響：我的態度、心情、氣質和肢體動作會影響和所謂「難搞病人」之間的互動。我們看到成癮者的行為，卻無法看到我們自己對成癮者發出的訊息；我們看到對方的反應，但沒有意識到，我們自己可能正在助長對方的反應。人類的通病是會「知其然」（what），卻「不知始作俑者」（who），也「不知其所以然」（how）。

在急診室，我曾親眼目睹完全失控的局面：院方請警衛將一名充滿敵意的成癮病患送至院外，而我觀察列，若干工作人員的情緒如果不被激發，情勢不至於升溫。有一次在波特蘭館的樓梯間，一位心急如焚的救護車人員在緊張之下，和一名沾滿鮮血的病患對峙，原本是件小事，卻劍拔弩張，我見狀介入，勸退該名救護車人員和隨後到現場的警方，要他們往後退，好讓該名女病患能冷靜。過程有一些困難，但步驟很簡單：只需說一些柔聲軟語，肢體動作也和緩，不帶威脅。讀者至今也可從我和成癮者的對話中發現，我也會挑起負面情緒。無論我的存在是否使病患心情和緩，還是拉高緊張氣氛，關鍵不在於局面本身，而是我的心態。我是對自己的心態負責任的。

毫無疑問地，應對重度藥癮者是充滿挑戰的。原因在於對於醫護和戒癮工作人員，重度藥癮者會促使他們去評判，引發他們的焦慮。醫護和戒癮工作人員努力工作，營造出令人放心的形象，外界對我們的印象是是沉著、有能力、有權威的專業人員。醫護和戒癮工作人員是受人尊重的中產階級，愛好面子，自成互動社交圈，藥癮者站在圈子外，距離我們甚遠。

而我們已經看到的是，成癮者缺乏區分能力。即為在情感上和他人保持距離感。成癮者會吸收他人的情緒狀態，並加以內化。成癮者的自我調節能力減弱，使他們容易遭到機械式的情緒機制淹沒。基於本書所探討的因素，成癮者容易認為權威人士與照護者在貶低、拋棄他們。

當忙碌的醫師或過勞的護理師脾氣暴躁，並且成癮者不耐煩時，成癮者會認為這是對人不對事的一種拒絕反應。在本能上，哪怕照護者只有一丁點緊張或高高在上的態度，成癮者也會產生反應。當急診室人滿為患，醫院病房人手不足時，健康照護人員在這樣煩擾的環境尤有壓力，並感到不耐，這是很自然的一件事。煩躁會激起防禦性敵對情緒，而敵對情緒會引發更多反應性焦慮和憤

怒。如果有兩個人,一個正在尋求幫助,另一個致力於幫人,卻很快陷入僵局,這會和雙方的初衷背道而馳。

　　我相信,如果醫務和相關戒癮工作人員能受訓,練習培養「正念」的心理素質,如果我們能以覺察和好奇的心態,去觀察我們的心態和對於成癮者這種非典型族群的反應,那麼對抗就會減少,照護品質也會更有效。針對與成癮者之間的相處,如果我們能學會負責,去承擔我們自己為雙方關係帶來的內容,我們能避免很多緊張和壓力,並保護患者免於二度心理受創。在急診室輪班時,五分鐘的正念冥想乍聽既荒謬又奢侈,但能節省時間,並避免情緒上的傷害與碰撞,兩相權衡之下,利遠大於弊。我們或許不用對他人的成癮或人生遭遇負責,但針對自己的互動方式負責,若能意識到自己是有責任的,那麼將可避免許多痛苦。簡單來說,心態上要當作分內事來處理。

陪伴親友也要自我療癒

　　即使實踐正念覺察,我們可能仍會去評判人,但我們能接納這一點,視為自己的問題。對於不合作的病患,當我們感到沮喪和憤怒時,我們會意識到這些情緒是我們自己的,並理解到我們自己要對處理方式全面負責,之後才不用將自己的憤怒或挫折對病患發洩,也不用自以為受到污辱,藉此以醫護人員的權威當作擋箭牌,捍衛我們的形象。

　　如果我們想建立一處療癒空間,我們必須在自己身上,找到這一處療癒的空間。

　　心靈導師拜倫‧凱蒂(Byron Katie)著有《一念之轉》(Loving What Is)一書,是成癮者關係密切者的必讀刊物。她於書中寫道:「在宇宙中,我只找到三種事:我的事、你的事,以及上天的事。

對我來說，上天的事指的是現實。任何我無法控制、你無法控制、大家都無法控制的事情，我都稱為『上天的事』」。

在心理上，我們的壓力源都不是自己的事。當你想著：「你必須找一分工作、我要你快樂、你不應該遲到、你必須更會照顧自己」，這些想法代表你活在別人的生命中……你會了解每次生活中感到傷心或孤獨，你都是活在別人的生命裡。

如果你活著自己的人生，而我又活在你的生命裡，那誰在過我的生活？我們這時候都跑到你的生命了啊。心理上，當我活的是你的人生，這會使我無法臨在我自己的人生，因為我和我自己是抽離的，此時我會納悶，為什麼我的人生沒有在運轉。

懷著沮喪心情也好，樂觀態度也罷，成癮者的伴侶親友在施壓，希望改造成癮者時，大概都能深切感受前美國大聯盟名人堂鐵捕尤吉‧貝拉（Yogi Berra）的那句不朽名言：「如果大家就是不想來看球，你也沒轍。」

34 無可失去：成癮與靈性探尋

> 所有的問題都是心理的問題，
> 但所有的答案都是靈性的答案。

精神科醫師湯瑪斯・荷拉

「合一」的強大力量

實踐「十二步」戒癮計畫時，許多人遇到的障礙是步驟 2「喚醒更強大的力量」，開始相信有比我們自身「強大的力量，可以讓我們回復神智清醒的狀態。

如果將「更強大的力量」視為神，而年幼的孩子因為本身遭遇，認為遭到神背叛，那麼這個孩子天生就會想抗拒。

讓我們回想前面章節中瑟琳娜的個案。瑟琳娜對古柯鹼和海洛英成癮，故事中外婆逝世。瑟琳娜說：「你知道我怎麼看上帝嗎？這個讓壞人活著、好人離開的上帝是誰？」我對她的忿忿不平感到心有戚戚。每當我看到或聽到「上帝」這個字時，同樣的憤怒就在我的胸中翻騰。我過去常問：「什麼樣的上帝，會讓我的祖父母在奧茲威辛集中營被殺害？」如果有人認為世界上有個善良、全知全能的主，我會感到不屑。一如瑟琳娜，我以為是祖父母的去世使我痛苦，但我現在看清的是：更大的損失在於我內心的信念。

小孩子是不懂譬喻的。當小孩子聽到「我們的天父上帝」，他們並不知道這些話可以代表宇宙固有的愛、團結和創造力。在孩子們心中的畫面，上帝的形象是老人，位於雲上的某處。而對瑟琳娜來說，上帝甚至可能更像的是性侵害她的祖父。

　　法國心理治療師茱莉亞・克莉斯蒂娃（Julia Kristeva）寫道：「人消沉時，會是偏激、慍怒的無神論者。」從本質來看，無論先前的正式宗教信仰為何，成癮者可能是所有人中最偏激、慍怒的無神論者。早期壓力是成癮的有效誘因，不僅因為會損害腦部發育和情緒增長，而且還會破壞了孩子與自我本質的接觸，並使孩子不再信任能滋養他們成長的環境。

　　羅勃特・伯朗寧（Robert Browning）的舞台劇《A Blot In The'Scutcheon》（家門之恥）中，一位 14 歲的年輕女孩命運多舛，極為抑鬱，生活極為孤立。她說：「我沒有媽媽，上帝忘記了我，然後墮入地獄了。」她的核心苦惱，是她自身內外的信任感，以及和無限之間的連結已經被切斷。女孩經歷過自身遭遇後，當周遭的人告訴她上帝是她唯一的需要，此時女孩的信念會無法維持。

　　我們可以透過其他方式看到「更強大的力量」。成癮者被自己的惡習綁手綁腳，看待自己時，會覺得不過是微不足道的自我，對於每一股不幸的滿足感，成癮者必須抓取、抓緊，然後占有。尊崇「更強大的力量」，可能只是使自己最終認清，本身的小我是無能為力的。看清自己的一籌莫展，其實無法使自己安全、平靜、快樂。一位美國匿名戒毒會（Narcotics Anonymous Meetings）的成員告訴我：「我不相信上帝，但起碼有了『十二步』戒癮計畫的步驟二，我能接受是我不是上帝。」

　　耶穌告訴祂的信徒：「當你們認識你們自己，他們就會認出你們，而你們將會了解到，你們就是永生之父的兒子。」

　　正如談到永恆時，偉大的心靈導師也會使用本身特定時空和文化的語言。真正的智慧不在於字面涵義，而在於言語的精神。因此，有可能將「永生之父」（living father）視為生命之源的宗教密碼，這是一種現實，超越語言力量，直接進行傳達。無論是否有自覺，我相信我們所有人都在尋求自己的神性。這種脈絡下的「神聖

／神性」不代表任何超自然的意義，也不一定和宗教有關，僅代表我們本身和神性之間的「合一」，那是一種難以言喻的連結，那是在整個宇宙中物質的碎片或能量的火花之間的連結。

當我們不再記住這種帶有關愛的情感聯繫，自己又和尋求連結的深層渴望脫鉤，我們就會受苦。這就是耶穌所說的貧窮。在當代靈性導師艾克哈特‧托勒索的見解中，這也是人類焦慮的根源：

基本上，所有情緒都演變自一種未分化的原始情緒。這種未分化的原始情緒，源自於個體未能覺察自己名義與形式之外的本質，由於未分化，很難找到精確描述這種情緒的名稱。「恐懼」會是接近形容的術語，但除了持續有威脅感外，還包括一種強烈的放棄和殘缺感。此時最好是使用和基本情緒一樣並未區分的術語，直接單純稱為「疼痛」。

缺乏自我知識時，會因此缺乏神性知識，成癮問題隨之氾濫。我們失去自己的本質，於是為了填補無法忍受的空虛，我們開始依附這個世界，這個世界可能難以補償的東西。

耶路撒冷阿，我若忘記你，情願我的右手忘記技巧。

我若不記念你，若不看耶路撒冷過於我所最喜樂的，情願我的舌頭貼於上膛。

在這篇神聖宣誓中，《聖經》〈詩篇〉作者是否只是在對一個地理位置、人造建築物以及禮拜堂宣誓效忠嗎？我看到的是另一層更通用的涵義，這層涵義對我更具意義：當我忽略了我內心的永恆事物時，我就會和真正的力量泉源脫鉤，我就會失去自己的聲音。我發現，這就是生命的軌跡。

在精神貧困的狀態下，若有任何會令我們對恐懼感到不安的事物，都會誘惑我們。追根究柢，這是成癮歷程的根源，成癮歷程的本質是動機，這股動機會從外部吸收一定程度來自內部的動力。對

於內在的「聖地」耶路撒冷，如果我們更重視世俗的歡愉，那麼我們會變得執著於外部的享樂、權力或意義。我們活著，本來能感受到與生俱來的喜樂，然而若這股喜樂感愈少，我們就會更熱切追求逸樂，而逸樂和喜樂一體兩面，是喜樂的替代品；我們的內在力量愈少，對權力的渴望就愈大；我們對真實的覺察力愈弱，從自身外部對確定性的追求就愈絕望。恐懼愈大，成癮歷程的重力就愈會拉扯。

包括承諾為教徒帶來救贖和自由的宗教在內，任何事物都能是成癮歷程的對象。對不同宗教的信眾來說，稱為耶路撒冷的這一處實體場所，本身已成為迷戀的對象，後果帶來流血和仇恨。各大宗教的基本教義會對成癮者採取最嚴厲的罰則，這一點絕非偶然。有沒有可能，成癮者面對「癮」所舉起的黑暗鏡子時，能看到映射在上面的軟弱、恐懼以及錯誤的情感依附？

錯置的情感依附無法使靈魂滿足，這樣的錯誤不是成癮者的專利，而是人的通病。這種無處不在的精神狀態正是痛苦來源，我們也才會想追求先知、靈性導師和偉大導師。我們所指定的「成癮者」行進在一列長隊的前頭，而我們自己也很少人能脫隊。

惡魔一點也不強大

對於許多人來說，「更強大的力量」不必與「神」甚或是「靈」有關。所謂「更強大的力量」指的是超脫「自我關懷」的那個自我，承諾服務比自身欲望還遠大的事物。在我參加的那場匿名戒酒會聚會中，我記得有一位參加者如此分享：「你讀《大書》、服務人權和社區的時候，你的心就會變溫柔了。一顆溫柔的心，那才是最大的禮物。我以前不會相信有這種收穫。」

我們所處的物質文化曾試圖說明，無私其實也是源自自私。對於做好事不求回報的人，外界往往會憤世嫉俗稱這也只是為了自我感覺良好罷了。神經科學卻不支持這種觀點。科學結果顯示，當執行利他行為時所啟動的腦部區域，不同於追求歡愉或期待回饋時所啟動的迴路。近來研究顯示，人類行為的關鍵因素是後上顳葉皮質（pSTC），位於腦後方，其功能包括覺察他人的情緒狀態。

人似乎天生會配合他人的需求，這是同理心的根源之一。美國北卡羅來納州德罕杜克大學醫學中心心理學副教授史考特・休特爾（Scott Huettel）從事相關研究，表示：「也許，利他主義不是源於善行的熱光效應，而是單純認可對方的目標和目的。因此，我可能希望像對待自己一樣對待他們。」我們的腦部迴路可能都銘刻著黃金律，不是當作金科玉律，而是當作我們本身本質的要件。

人類內心存在一種本質或動力，奧地利神經學家維克多・法蘭可（Victor Frankl）稱為「活出意義」——意義會出現在超越自我的追求中。我們多數人內心深處知道，當我們為他人的福祉或社會健全有真正的貢獻時，或者當我們的付出創造了有原創性的美麗事物；或是自己發自內心喜愛，心甘情願付出時，才是我們獲得最大滿足的時候。會發生成癮問題的社會，有一項特色是崇尚的大規模生產和財富累積的文化，而較無共有目標，並遵循歷史悠久的傳統；這項特色並非偶然。

成癮是「存在的真空」造成的結果之一，當我們對利己的成就給予最高重視時，就會產生空虛的感覺。法蘭可曾寫道：「毒品情境是一種更普羅大眾的現象。存在需求上產生挫折後，我們會感到沒有意義。這反過來又成為工業社會中的普遍現象。」法蘭可所謂「毒品情境」也可代換為「賭博情境、暴飲暴食情境、工作狂情境」以及其他成癮追求。

換句話說，人活著不是只靠麵包。即使不將「更強大的力量」視為神或任何嗅得到一絲宗教氣味的事物，如果我們檢視過往的自

我，在自我需求之外，找到和這個宇宙之間有意義的連結，還是能找到「更強大的力量」。在第 8 章受訪的茱蒂，持續住在溫哥華市中心東區，由於海洛英藥癮接受美沙冬維持療法，但已不再注射／吸食古柯鹼。針對仍在使用古柯鹼的性工作者，茱蒂提供服務，協助保持健康安全，提供友善的言語鼓勵，從旁陪伴支持。茱蒂從這項服務中，找到新的人生意義。

本書先前已探討過，成癮問題源自「心理錯位」。我們人類身為有靈性的動物，意義的缺乏也是一種「心理錯位」，人類無法耐受生命意義缺乏一事。生命意義的定義與發覺，必須靠我們本身以自己的方式各自完成。阿爾弗雷德・蘭格（Alfried Längle）博士是法蘭可博士的同事，兩人在維也納共事。蘭格博士近期於溫哥華演說，表示：「和這個世界對話，從對話才能形成生命意義。」茱蒂透過友善的關愛，形成和這個世界的對話，這就是幫助她超脫成癮的理由。

個體若是抗拒「更強大的力量」，許多方面往往會視為對傳統宗教信念的理性阻絕，實際上是自我對良知和靈性覺察的抵制。在我們的自我中，有一部分會去體認並實踐真理，若是抗拒「更強大的力量」此一概念，也形同抵制這一部分的自我。屈服於更偉大的事物時，貪婪的自我會害怕本身遭到毀滅。所謂更偉大的事涵蓋「神／上天」、他人的需求，甚或是更高層的需求。

我手上有一位病人，先前是所屬美洲原住民部落的頭目（往後也可能帶領部落）。他在監獄的一次齋戒禁食中，曾體驗過「更強大的力量」，而他自己也是其中的一部分。他回憶說：「這是我第二次回到聯邦監獄，我被判五年徒刑，因為毒癮又回去坐牢。我在收押中心的時候，真的很難熬，在那邊要面對我之前說不會再面對的東西。我去了矯正機構埃德蒙頓・馬克斯（Edmonton Max），在那裡，我從齋戒禁食中體驗到最大的收穫。」

他續道：「那是第 3 天，我在燻淨（原住民焚燒聖草）……然後開始搧，我用手和羽毛搧著菸，搧著能量……我感到生命的全部力量穿過身體毛孔。我就在那裡感受到……一切都有生命：酒精、每個東西……一切都來自大地之母。毛皮……我們的衣服……我們從大地上吃喝的東西。一切都有生命，一切都會甦醒，都有靈性。酒和藥也都有靈性。如果你不了解這一點，這些東西具有強大的力量，會打敗你。但是這力量是很強的，在你來到這個世界以前就存在了，一切都是在你來之前就存在的。我走了之後，一切都還是會在。我不是在講什麼新鮮事。對這個世界來說，唯一新的事物就是我自己而已。我實際上是學習的角色，我是搭上末班車來學習的人：我學怎麼生活，怎麼和萬物共存，怎麼適應更大的環境，怎麼適應人生的風景。」

美國作家暨演說師喬瑟夫·坎伯（Joseph Campbell）說：「每個人與生俱來就擁有全部，因此在自己心中就能尋找、發現。」根據他的研究，所有的英雄神話，都是人類從靈魂內部尋找靈性真理的原型故事，坎伯指出，所有的英雄神話只有一個故事，只有一項任務，只有一趟冒險，這是他所謂的「神話原形論」。同時，也只有一位英雄，儘管這位英雄有千百種姿態，出現在不同時代、不同文化裡。英雄，是敢於潛入無意識中最黑暗深處的人。

那裡，是人類創造力的源頭；那裡，靈魂在嬰兒時期飽受驚嚇之下，會產生怪物，而英雄要去對抗怪物。在英雄持續展開旅程的同時，幽靈和龍全都灰飛煙滅、失去力量，甚或成為盟友。

成癮者的靈魂住著許多惡魔，這些惡魔比許多其他人要面對的還可怕，但是如果成癮者展開旅程，會發現這些惡魔不再真實，也不再強大。英雄追求的寶藏，是到達旅途終點的報酬，也是我們的本質。坎伯主張追求的目的是「了解到人的本質不假外求，人自己能以自我本質的形式，在這個世界遊歷。再者，這個世界本身也是由這個本質構成。人的本質和這個世界的本質，兩者是同一的。」

恢復真實本性

嚴格來說，年輕的個體不需要透過創傷來感受本質的喪失，所謂本質是感受和萬物之間的「合一」。嬰兒是以完全臨在的姿態，來到這個世界，對於所有的可能性保持開放心胸，但他們很快就開始關閉自己的一部分，導致所在環境無法用愛去認識和接納。心理學家暨精神導師阿瑪斯（A.H. Almaas）表示，由於有這種防禦性的關閉，人可能會抑制例如愛、喜樂、力量、勇氣或信心等一種以上的本質。我們會感受到一個破口，那是一種空虛的匱乏感。

「人們不知道這個破口，這股空虛的匱乏感，是一種症狀，代表人失去了更深層的東西，那是本質的喪失，而這是可以失而復得的。」他們認為那個破口、那股匱乏，是他們在深層狀態的真實情形，此外空無一物。他們認為自己有問題，有本質上的問題。

人不一定意識到自己有這樣的想法，也可能是無意識的信念。在任一情況下，我們人都會發展掩蓋空虛的行為模式和情緒處理機制，因此誤以為由此產生的特質，代表我們真正的「人格」。誠然，我們所謂「人格」常常是指一個集合體，這個集合體匯聚了真實的個人特質，以及對外界所採取的應對方式，這些應對方法反映的是失去自我，而不是反映真實的自我。

嚴格來說，有些人不是成癮者，但是他們的「人格」在精心構建之下，會在空虛時使他們不致於覺察到痛苦。在這種情況下，他們的成癮對象「僅」會是虛假或不完整的自我形象，自己在這個世界上的地位，他們投入力氣塑造的角色，或是使他們感到有意義的某些想法。「人格」不足以掩蓋內心空虛者，會無法掩飾自己就是成癮者的事實，於是強迫性地從事有負面影響的行為，對自己和周遭造成傷害。當中區別僅在於成癮的程度，或者也在於對於自我匱乏這項事實坦然面對的程度。

靈性修養與心理修養都是恢復真實本性的必要條件。若沒有心

理力量支撐，提升靈性的修行可能淪為變相的成癮，並脫離現實。相反地，如果缺少靈性涵養，即使我們的自我狀態相對健康、平衡，貪婪的自我也會綁住我們，不得抽身。於是，靈魂對於意義和情感連結的需求，依然無法獲得滿足。

　　心理治療會揭開情感的痛苦源，並釋放據以構築的防衛模式，藉此增強匱乏的自我。靈性探索的道理相同，但是較不會去「修補」或改善，而是再探索全貌，再發現至今隱而不現的一面。正如英國詩人艾德蒙・史賓賽（Edmund Spenser）筆下那句：「因為一無所失，但若尋找，仍會發現。」

　　靈性追尋的形式，取決於地方、文化、信念和個人傾向。該選擇什麼形式，沒有特定答案，我自己也沒有。回首過往，我小時候會害怕老天爺發怒，那是我靈性啟蒙的時刻，而我至今還遠稱不上開悟。攀向悟道的山巔，我可能還有好幾座聖母峰的高度，又可能其實近在眼前，我只要動動手指，便能移開靈魂和最神聖的真實之間那道錯覺的面紗。我無從得知，也無從推敲，但重要的是「啟程」。

　　哪怕多少人走在前方，我們每個人都需要走自己的路。佛陀對信徒弘法：「引燈喻己」，一如主耶穌告其隨從「神的國度應向內求」。我找到了一種對我來說感覺合適的方法，並且會在合適的任何地方依循教誨。這個世界從未缺乏偉大的靈性指導、戒律和實踐方式，但很肯定的是，缺少的是願意學習的人。

是戒癮，也是療癒

　　自我的悲劇性缺陷會將形式誤以為是物質，並將表面幻象誤以為是現實。只要是由自我主宰，我們都會像希伯來人，在前往應許之地的途中在沙漠中徘徊，那是所謂「硬著頸項的人」。我們一直

拒絕接受真相，向金牛犢（Golden Calf）鞠躬，鄙視能拯救我們的事物。就像現在地球的狀態所顯示，我們是人類，人類的學習速度並不快。人類每一代都必須一而再、再而三吸收相同教訓，在餓鬼道中摸著石頭過河。真理是不假外求的，這也是為什麼當我們與真理脫鉤時，如果向外尋求填補空虛的媒介，我們無法更接近所嚮往的寧靜。

西元四世紀末，奧古斯丁（Augustine）於現今阿爾及利亞的希波城擔任主教，曾於《懺悔錄》（Confessions）寫下一段話。這一段話，能於任何「十二步」戒癮聚會中宣讀：

我未感覺這種飢渴，也並不企求不朽的糧食，當然並非我已飽腹；相反地，我愈缺乏這糧食，對此愈感到無味。這正是我的心靈患著病，滿身創傷，向外流注，可憐地渴求物質的刺激。

靈性覺醒，就是人取得了自身的完滿人性，不多不少，不增不減。人們此時會發現，自己不需要追求成癮物質／行為，也毋須與之為伍。我們有了同理心，能認知到成癮是過去的解答，是過去用以解決與真我和剩餘創造力脫鉤的問題——這是我們一生一次能尋得的最佳解答。這也是讓我們憂鬱、悲傷和憤怒的原因。使我們困住的，不是外在世界，是我們的內在世界困住了我們。我們可能不用對形成自我心智的世界負責，但我們能對形成自我世界的心智負責。

成癮者的心智，只能投射出一個貪欲與孤立的世界。剛戒除古柯鹼的茱蒂說：「以前我認識的，就是我的小世界；以前我想要的，就是我周圍的那些東西。」許多成癮者就是這樣生活的。現在我們要有意識的方式，選擇我們希望生活的世界和未來。

睜開眼，萬物皆可為師，一切都能帶來收穫。我們最痛苦的情緒，會引領我們發掘最大的可能，那是隱藏如如本性之處。我們評

判的人，是我們的鏡子；評判我們的人，會形成我們的勇氣，使我們有勇氣尊重我們的真實本質；對我們自己同理，也能幫助我們同理他人。當我們放開心，覺察內在的如如本質，也形同妥設了一處空間，能治癒他人；他人也能同樣回報。

　　成癮的療癒，會在我們內心的一處神聖地方完成：「當你認識自己，外界也會認識你。」

幾段回憶，幾個奇蹟

奉獻的精神不死

恰似從裸露土地、頁岩和冰湧出的間歇泉，渴望生存的奇蹟之泉，從不為人知的水源流出，以神奇力量煥然一新，自我重生。

一天早上，霍華德（Howard）站在我的辦公桌旁，拄著拐杖支撐左腿。他身材魁梧，年屆不惑，成年後屢次入監服刑，人生有22年的時間在吃牢飯。霍華德的童年經歷，是本書常見個案的變形翻版。

霍華德的母親對海洛英成癮，嫁給白人後，被迫離開所在的原住民保留區。在霍華德剛滿3歲後不久，母親就人間蒸發，霍華德接下來4年和奶奶相依為命。他說：「奶奶給了我一個最美好的家，她活在我的心中，是我還活著的唯一原因。」奶奶在霍華德年幼時與世長辭，她在這個世界為霍華德所提供的無條件愛與守護，也因此斷絕。7歲起至第一次服刑期間，霍華德換了一間又一間的寄養家庭／機構，所到之處，都遭受毆打或性虐待。

在一次美沙冬療法的返診時，霍華德透露自己的遭遇。這是他最近因膝蓋骨折短暫住院以來的第一次回診，他才剛因為錯過一次假釋約談，得在監獄多待一個週末。他提及奶奶時拭去眼淚，然後說：「夠了。」語氣突然從沮喪轉為堅毅：「我必須付出一些東西，我必須戒掉毒品。我的遭遇不是平白無故發生的。我可能活不過一年，沒人知道我曾經活過。我必須付出一些東西。我在監獄裡學到了許多東西，我能阻止小孩子走我的老路，就算只是幫到一個孩子

也好⋯⋯。」

我建議：「你要先自救。」

「對，那是我現在的目標。我滿腦子都在想說要自己救自己，但是我做不到。」

這個男人過去的成敗如何論斷，端看切入的角度。霍華德遭社會多數人排斥，而他從絕望谷底爬起的深度，是排斥者無想像的；而他仍有奉獻的精神，想要創造意義、肯定人生。我不知道霍華德日後是否真會付出行動，但這種精神能夠存在，已為奇蹟。

又來到鬼門關

那天早晨稍晚，身材瘦小、滿臉皺紋的佩妮突然闖進我的辦公室，後頭跟著身材很有分量的好友貝芙莉。布萊恩（Brian）是佩妮的伴侶，兩人並未結婚，但同居多年，形同夫妻。自從布萊恩去世，佩妮和貝芙莉便形影不離。我時常看到他們在喜士定街上走在一起：佩妮快速擺動雙腳，踩著小小的步伐前進，拱著的背靠往助行器上，一旁的貝芙莉踏著沉重步伐，緩緩向前。這一天是 11 月，灰撲撲的天空降下不合時宜的白雪，為街道鋪上一層雪毯。佩妮和貝芙莉見狀難掩興奮，急切地想分享好消息。

2005 年初夏，布萊恩的 C 型肝炎惡化為末期肝癌，在他肝癌確診的這一天；我將安排佩妮住進聖保祿醫院，原因是脊椎感染，她可能因此需要靜脈注射抗生素半年。我永遠忘不了這一天：他們躺在急診室，只隔了幾張病床的距離。當我與布萊恩交談時，整間病室都能聽到佩妮因痛苦而心神錯亂的尖叫聲。

布萊恩說：「我做了電腦斷層（CAT）掃描。你之前說中了，醫院說我剩沒幾個月可以活，要把我送去接受緩和醫療。我什麼時

434

候可以出院？」

　　布萊恩那又濕又亂的紅色頭髮，蓋過他滿是汗珠的額頭，蓄鬍的他面龐憔悴，凹陷的雙眼露出發亮的眼神。他和癌症病魔默默對抗，身體變得羸弱。布萊恩一直到肝臟腫脹，腹部像一面鼓一樣硬梆梆後，才開始跟我主訴疼痛。他問起後，我不得不透露對我來說，即使「幾個月」也是過於樂觀的數字。

　　「你的疼痛得到控制後，會想立刻出院嗎？」

　　「對啊，還有事要做，想回頭找我家人。」

　　「他們在哪裡？」

　　「分散各地。我有六個孩子：四個還活著，兩個死了……我沒跟你提過嗎？一個車禍死了，一個被人殺了。那個兇手為了區區1,500加幣殺人。錢我可以給啊。」

　　「是因為買毒嗎？」

　　「對啊，那個時候我在坐牢，我兒子21歲。」

　　「那其他人，你知道他們在哪裡嗎？」

　　「知道，不難找，不過二十年沒講過話了，很難過……醫生，佩妮還好嗎？」

　　「我才剛幫她看診。你也聽到了，她很痛苦。」

　　「那她能撐過去嗎？」

　　「她可以。她脊椎的膿瘍現在可能影響到腦了，但她一定會撐過去。我會照顧她的……布萊恩，你現在很冷靜，是裝的還是真的？」

　　「醫生，這只是又來一次而已，我到鬼門關好幾次了，以前被槍射過，被人用刀刺過，還有吸毒吸太多。我不知道……我不想這

樣的，我會跟你講很多事⋯⋯但我不怕。如果有什麼在等我，那我一定會碰到；如果沒有，那就是沒有。我們要遇到才會知道。我更相信會有的。」

　　四個月內，我有 3 名病患因肝癌相繼去世。布萊恩是第一位，他在我們談話的數週後去世。他的年紀五十出頭，是 3 位死亡患者中最年長的。史提薇則是第二位，過世前最後幾天，她在家庭護理師的幫忙下，皮下注射海洛英，以緩解疼痛。她說：「我倒不如在外面唱歌。」我對她用海洛英止痛沒有意見，那和嗎啡的止痛效果相同。然後史提薇走了，肌膚和眼球呈鮮黃色，微笑離世。她床邊的桌上，擺了一隻會放音樂的機器熊，史提薇一天會好幾次拉開關的線，看那隻熊蹦蹦跳跳地搖頭，扭動手臂和屁股，隨著呈現出〈嘿！瑪卡蓮娜〉（Hey! Macarena）這首歌起舞。

　　我往來溫哥華市中心東區各旅館巡診時，注意到許多女性會抱著柔軟的大泰迪熊。其中一位性工作者在她又小又黑暗的房間中，每個角落都塞滿了幾百隻泰迪熊。最大的一隻和人類小孩一樣大。個性活潑外向的史提薇，有唯一一隻會跳舞的泰迪熊。

蒼白的淺影

　　個性文靜、獨來獨往的柯里（Cory）是第三位肝癌逝世的病患，他比史提薇晚走幾天。柯里說：「我跑趴跑太多了，才變成這樣。」他在得知自己癌末時，言簡意賅地自評。從柯里確診到死亡，時間不到一週。柯里在我的診間，用免持聽筒的電話致電給他位於愛爾蘭的姊姊，他希望我在場聆聽對話，告知那位姊姊他不會飛回老家等待生命結束。只聽柯里的姊姊用溫柔的愛爾蘭腔，語調帶著抑揚頓挫，回答柯里嘶啞的耳語。

　　「老弟，還好嗎？還好嗎？過得如何？」

「壞消息，珊妮（Shany），是壞消息。」

「柯里，是壞消息啊。所以你什麼時候回家？說實話。」

「珊妮，我沒有要回去。太痛苦了，我昨天才決定。太痛苦了，但是我在這裡得到了很好的幫助。」

「你撐得下去嗎？」

「我沒問題的。」

「柯里，我想去你那邊，好好地抱抱你、親親你。我想要抱一下。」

「我懂。老姊，我也是的。」

「我會盡快去找你，很快就會到。我們非常、非常愛你，柯里。我們在為你祈禱，柯里。我會盡力回憶所有的美好時光，還有你多麼享受人生。我們要記住所有美好的事。」

「好，我可以在愛爾蘭下葬。你可以帶我回去，把我埋在那邊。」

「好啦，我們會帶你回來，在這邊下葬。我們說到做到。親愛的老弟，我們一定會帶你回來。我們會帶你回家，你不要擔心啦。」

「我沒擔心啊。」

「柯里，我會為你放很棒的音樂。最適合您的 Cory。在德里（Derry），我們有很厲害的樂師和歌手。」

「好，可以唱〈蒼白的淺影〉（A Whiter Shade of Pale）。」

「那是什麼？」

我原本只是偶爾插話，說明臨床醫學相關內容。現在柯里感到疲累，示意我接應電話。我說：「他要你們演奏〈蒼白的淺影〉。」

「〈蒼白的淺影〉，我會請人演奏這首的。」

「歌手是普洛柯哈倫（Procol Harum）。」柯里（Cory）嘶啞地說。

「柯里，我會幫你辦好的，我們也會演奏一些好聽的愛爾蘭音樂和樂器。我們禮拜天教堂週日彌撒會請來所有優秀的歌手，我會把他們全部請來。」

講到這裡，柯里因為身體疼痛或情緒緊張感到不舒服。他向珊妮道別，離開診間。珊妮和我繼續談論柯里的病史和迫切的預後問題，在此時珊妮仍盼探望弟弟。

我在掛電話前對珊妮說：「說實在的，剛剛聽妳說德里的歌手，我還真希望自己能在你們那邊的教堂下葬。可惜我是猶太人。」

「是說，我們也可以做猶太人版本的儀式……剛剛他說的歌叫什麼？」

「普洛柯哈倫的〈蒼白的淺影〉。」我將這支英國搖滾團體的名稱拚了出來。

「我要寫下了，我的腦子不靈光……我會開始幫他安排。我很高興與你交談，我聽得出來你的善意，我看得出來他受到很好的治療。」

「我也看得出來他老家的人多愛他。」

「就是啊，你不知道大家多愛他。他以前很討人喜歡的……他的毒癮把他好的一面搶走了。」

談話在週五進行。週日早上，柯里在波特蘭旅館的房間與世長辭。許多友人前來守靈，包括他的前妻、兒子和女兒。當天向弔唁者分享許多精采的故事，大家都很想念文靜的柯里。史提薇在每個人心中遺留的空隙，也不會被填滿。她的生命是個奇蹟。在她承受的所有遭遇之後，現在的她必須透過藥物才能笑，才能謳歌人生。對於這樣的她，試問誰有資格評判？

一切盡在不言中

布萊恩過世兩年後，佩妮仍持續悼念他。我告訴佩妮：「妳會持續下去的。」和貝芙莉之間的友情，是天賜給她的禮物。這一天，我看著貝芙莉容光煥發的臉龐，驚訝地注意到長期使她的臉變形的坑坑巴巴已經清除了。與佩妮之間的感情，也使她更加健康。

「我兒子打來了。」貝芙莉氣喘吁吁地說：「他打來，要從亞伯達開車來這裡，帶我回家過聖誕節。佩妮會和我一起去，他說可以帶一個人。」

貝芙莉和這個兒子有 3 年沒講到話了。他 24 歲，和老婆住在加拿大草原三省的一個小鎮，兩名子女年幼。兩人這次見面會是睽違七年。「他要和媽媽一起過聖誕節，你相信嗎？我會看到我的孫女了耶。」

我向她們保證會開好藥，讓他們這趟遠行有藥可用（包括貝芙莉的 HIV 藥物，以及兩人的美沙冬藥物）。佩妮聽完後，去診間外點起一支菸。

貝芙莉說：「我只擔心一件事。我的前夫住在我兒子那邊。當他聽到我要來時，打電話問我要不要復合。我回他『你瘋了嗎？復合幹嘛？當你的腳踏墊？被你鞭打的人肉柱子？還是你的沙包？不用了，謝謝。』佩妮會跟我一起回去。有別人在旁邊，我前夫不敢亂來……我跟我兒子說，佩妮是我的護理師。」

我提出建議：「別這樣，不要說謊，會破壞這一趟拜訪。你想破壞母子關係嗎？不要用撒謊來開啟關係。」

貝芙莉笑著說：「你說得沒錯，不過我很興奮，沒想到我的兒子會想要他媽媽回家過聖誕節。他大老遠開車來接我……我知道我在哭。因為我很開心，我從來沒想過我能再獲得幸福。」

貝芙莉破涕為笑，對我露出期待的眼神。她想要一個東西。我

注意到我的胸前有一圈阻礙的物事，我很快放開了，將聽診器脖子上取下，站了起來，此時貝芙莉也從椅子站起。她啜泣著。

　　我們雙臂環繞對方擁抱，盡在不言中。

會好起來的⋯⋯

　　在我穿過波特蘭旅館樓下大廳的途中，我被叫到邊間，傑瑞（Jerry）躺在牆邊的一張長椅上喘氣。傑瑞握緊的右拳放在胸前。他四十四歲，患有冠狀動脈疾病，接受過四重心臟繞道手術。對於有心臟病和心臟病發病史的人而言，他常吸食的古柯鹼可不是最好的藥。

　　眼前的他胸部感到沉重，疼痛蔓延到左臂。這是心絞痛，他昨天晚上才剛因為相同原因跑急診室。我對他執行檢查，捎訊息到附近藥房，索取硝化甘油（Nitroglycerin）噴霧。當我們等人送達時，懷孕的克拉麗莎（Clarissa）衝進來，跌坐在傑瑞腳邊的長椅上。她時而啜泣，時而嚎哭。用了古柯鹼後，克拉麗莎在街頭和準爸爸男友大吵，情緒煩躁。就算我是在幫傑瑞聽診時，也能在後台聽到他們的聲音。

　　克拉麗莎還沒來過一次我們安排的產前門診。超音波結果顯示她懷孕 17 週，超過了早期人工流產的日期。克拉麗莎固然還能考慮晚期人工流產，但她在超音波檢查過程聽過嬰兒心跳，就不太可能考慮拿掉孩子了。更準確地說，她會繼續用藥過量，到最後關頭都無法下定決心。事情完全會照這個方向走，我們醫護人員得準備好西莉亞的故事再次上演。我稍微安撫克拉麗莎，後來另一位波特蘭旅館居民來將她帶走，承諾她「會給能讓妳感到舒服的東西」。克拉麗莎和她友人一同走向電梯，踩著一雙高跟鞋身體搖搖晃晃，牛仔裙下可看到半露出的大腿。時值 11 月涼秋，她早上就是這副

姿態站在街角。

硝化甘油的藥效下，傑瑞的不適減輕，我再次前往出口。資深職員山姆（Sam）從他所在的辦公桌，指向旅館對外大門和內門之間的入口走道。肯楊站在那裡，拄著拐杖，身體彎曲的角度像個問號。鮮血從他的頭上滴下，各自滴落成小圓圈；這倒是好事，代表傷口不會太深。他慟哭著，嘴裡吐出的句子字不成字，原本的高音調因為憤怒和痛苦而拉高。「4年內300次暴力。這傢伙這次打我，只是搶我錢的時候我沒有十幾、二十塊可以給他。我只有零錢一個5，所以他將我的頭往水泥上撞……300次暴力。你是我的見證人。」

我記得就在上週，肯揚還要求增加抗抑鬱藥伊米帕明（imipramine）的劑量。他說：「因為我會做夢，那些夢讓我哭。」

「那些是惡夢嗎？」

「不是，是好的夢。我回到大草原，有一個家，有老婆小孩。然後我醒來，發現自己仍然在溫哥華市中心東區。我開始哭。我想要更多藥，這樣我才不用哭太多。」

我用戴著手套的手，將肯楊的白髮分開，發現到頭皮上有一小塊滲血的傷口。我告訴他：「不要緊的，傷口不用縫。會好起來的。」我給山姆醫囑，步入風在吹拂、灰濛濛的午後。

在喜士定街的人行道上，過往行人腳下的積雪沒下多久，已經被踩成結冰的泥濘。

如果我活過這關，我就戒掉古柯鹼

2007 年 4 月 23 日，佩妮於聖保祿醫院過世，死因是食道破洞，無法外科處置治療，大量出血死亡，享年 52 歲。過世前的一週，她對我說：「如果我活過這關，我就戒掉古柯鹼。」但是她從未戒掉。幾乎直到過世前，她都還在求人偷帶古柯鹼到她的病房。

「在她最好朋友貝芙莉的建議下，我們會後有提供杯子蛋糕和葡萄汽水。」告別式上，傳來這段廣播。

領養與雙胞胎研究謬誤

基因決定論禁不起考驗

特別是在談到精神失能與成癮的關係時，醫學文獻總過分重視基因因素，由於支持文獻的立論不具說服力，因此這現象十分令人不解。

一項批判性分析以雙胞胎研究的假設為檢視對象，搭配遺傳連鎖分析（genetic linkage）分析試驗，指出精神疾病和基因之間的科學佐證一點也不具說服力。

若深入探究，會發現成癮醫學中支持基因決定論的兩大立論禁不起考驗，兩大立論為：

1. 針對被領養子女的研究，將遺傳因素與環境影響分開。

2. 我們可以針對同卵雙胞胎與異卵雙胞胎，檢視其異同，區分遺傳和環境效應。

一位專攻精神疾病領域（含成癮）的出色研究者歸納論述如下：

雙胞胎和領養研究提供強力證據，證明幾乎所有精神疾病都會受到重大的遺傳影響。因此，造成罹患精神疾病風險的基因，必定存在於人體基因體的某處。

問題在這會有推論上的盲區：一個人如果檢視這些研究，並注意到有遺傳因果上的強力證據時，代表這個人已經接受「基因會影響下一代」的概念。

　　為什麼遺傳學家選擇領養研究作為遺傳影響的檢驗依據？要了解這一點，請想像一個一般（非領養）家庭，其中一個孩子由親生父母撫養長大。如果親子各有同一疾病，當然會透過基因遺傳給子代。到目前為止是這樣，但孩童明顯會以許多其他方式受到父母影響，因此如果有一點病徵是「世代相傳」，那疾病的發生率不一定代表遺傳因素。例如，如果我有一個孩子讀醫學院，那並非代表「想當醫生」是一種遺傳性疾病。一位頂尖行為遺傳學家指出：「因為父母與後代有著相同的家庭環境和遺傳條件，所以父母與後代的相似之處無法證明存在遺傳上的影響。」

　　因為需要針對「領養」切入。對於一個領養的孩子，可以說他身上帶了父母給的基因，但是在截然不同的環境中成長。如果這個孩子有和父母其中一方相同的疾病，那麼該病症必定遺傳。如果先接受這種邏輯，再看領養研究的結果，酒癮一類的成癮問題會很偏向是基因造成，但經過檢測後，會發現這樣的結論還是「未定之天」。

　　在第 19 章中，我們了解到產前壓力如何影響發育中的人腦。有領養研究認為酒精成癮傾向會「世代遺傳」，因此酗酒是基因造成的。如果引用這類研究，等於是忽略胚胎期環境影響的所有證據。

　　從之後的階段來看，也不是每一名養子（女）都是出生後立刻被領養的。有一項最大規模、最常引用（或許也是最有影響力）的研究「證明」了酒精成癮的基因因素，在這項研究中，被領養的小孩們和至少一位親生父母一起生活長達 3 年；平均的領養年齡是 8 個月。該研究針對有酒精成癮和沒有酒精成癮的雙親，比較這兩個族群的養子／養女，結果發現生父自己若酒精成癮，對於男性後代的酒精成癮，有著最大的影響力。即便如此，還是無法等同於有基因因素。

　　考慮到產前壓力的長期影響，以及產後環境對腦部發育的主要影響，看到生父酒精成癮，子女也更有酗酒傾向，我們是否感到訝

444

異？從童年不良經驗（ACE）研究中，我們得知酒精成癮和許多其他創傷經歷有關。例如，父母任一方酗酒，母親遭暴力毆打的機率會是 13 倍。

我們可以想想：一名女性和酗酒的男性伴侶同住，她於懷孕期間與產後承受什麼樣的不安全感，以及遭受什麼樣的虐待——這樣的產前與產後壓力會比多數其他孕婦還大。此外，如果一個孩子出生前 3 個月（或可能前 3 年）生活在這種環境下，這代表這個孩子被領養時，他的「親暱關係的回饋機制」、「激勵—動機」、自我調節系統以及「壓力—反應」機制會大幅受損。前述研究無法提出支持遺傳因素的論調。針對其他領養相關研究，也可從類似角度和其他各種角度提出反駁論點，並且也已有研究者發表了。

雙胞胎研究遺傳調查有破口

雙胞胎研究被認為是人類族群遺傳調查的黃金標準。許多遺傳研究人員認為，我們可以比較異卵雙胞胎與同卵雙胞胎，以區別基因影響與環境影響。基本想法是，同卵雙胞胎和異卵雙胞胎在相同程度上共享相同的環境。有一位遺傳學家曾執行許多雙胞胎研究，指出：「我們的雙胞胎模型假設同卵雙胞胎和異卵雙胞胎所接觸的相關環境因子是相似的。」後續將探討這是一個毫無根據的假設。

同卵雙胞胎擁有相同的基因。異卵雙胞胎有一些基因相同，但大約 50％，這個數值不會超過任何其他一對異卵的兄弟姐妹。該論點認為，一對同卵雙胞胎不僅基因相同，而且環境也相同（除非各由不同家庭收養）。異卵雙胞胎在同一時間出生，父母相同，環境相同，但基因不同。因此，由此推斷：這些配對之間的差異一定是和遺傳有關。關於異卵雙胞胎的相似度，有一術語稱為一致率，而實際上在針對成癮的雙胞胎研究中，研究發現相較於異卵雙胞

胎，同卵雙胞胎的一致率是固定很高的。也就是說，相較於異卵雙胞胎，同卵雙胞胎更容易成癮。以酒精成癮而言，同卵雙胞胎的一致率大約是異卵雙胞胎的兩倍：根據一篇文獻回顧指出，此結果「與成癮的遺傳因素一致」。

然而，這一項發現必須與環境因素有相等的一致性。如果說兩對手足彼此的環境相似程度是一樣的，這一點明顯不對，而且大錯特錯。

首先，異卵雙胞胎彼此在生理上的差別，與任何一對手足之間的差別一樣。無論他們有何遭遇，都會是不同的經驗。例如，如果有人天生高度敏感，那麼從懷孕初期到整個童年，針對同一事件的影響，這個孩子的感受和吸收程度都會比其「較不敏感」的手足更敏銳。一對同卵雙胞胎之間，性情也可能有差異，但程度不同。

再來，讀者可以回想本書先前的探討內容：育兒環境的最重要一環是與父母的情感互動。即使提供最好的愛和善意，相較於針對異卵雙胞胎，父母對同卵雙胞胎會有更加一致的撫育方式。例如，父母真會以相同方式，看待性別和性情不同的異卵雙胞胎嗎？相較於異卵雙胞胎的妹妹，父母在對待更高壯的哥哥時，會用同樣的語調說話嗎？和兄妹玩的時候，態度會一樣嗎？反過來說的話呢？

在更深的情緒上，父母會對兩名子女抱持相同的恐懼、希望和期望嗎？答案顯然是否定的：每個孩子對於父親和母親，會有一些不同的意義，這代表這一對子女並非是在相同環境條件下成長。針對家裡、操場、學校這些「有形成力的環境」，異卵雙胞胎的所處環境不同，因為與同卵雙胞胎相比，異卵雙胞胎很可能與不同的同儕相處，有更不同的生活體驗。因此，透過比較同卵／異卵雙胞胎，從環境影響看出遺傳因素的假設也無法成立。相較於異卵雙胞胎，同卵雙胞胎的相處環境會有高度相似性。

對於重視基因學的人，還剩下最後一道防線：雙胞胎研究中的

同卵雙胞胎在出生時就分開，並於不同家庭中撫養長大，而兩個家庭都不是親生父母的家庭。此一個案中，會有完全的基因相似性，而環境條件則是不同。這對雙胞胎在不同家庭成長，因此接觸到的環境不同，當然他們的基因一直都是相同的。因此，任何相似性都是來自基因，任何差異性都是來自養育環境，所以至少遺傳上會具有影響力。

由此看來，對於遺傳研究的黃金標準，其表面上支持論述的研究是以同卵雙胞胎為對象，而雙胞胎又由不同家庭、不同養父母撫育。這邊又回到了收養的研究問題，遺傳因素也沒有如先前一樣站得住腳。

創傷從胎兒時期就開始了

這並不是說，不同養父母所撫養的同卵雙胞胎，他們沒有處於相同的所謂「有形成力的環境」。雙胞胎有 9 個月的時間，彼此相處於同一子宮中，接收的營養、荷爾蒙，以及化學「傳遞分子」都是相同的。出生後，雙胞胎雙雙與生母分開，這是自然界是截然不同的：哺乳類親子互動中，子代會立刻吸吮乳房。出生時，子代會對來自母親生物節律（biorhythm）、聲音、心跳與活動的能量反應是敏感的。胎兒離開子宮時，會有極深的震驚感，但又不得不經歷此過程；而若子代從熟悉的環境中被迫離開母親，會加劇原本的創傷。

從動物研究中我們知道，早期斷奶可能對後續物質攝取有影響：大鼠實驗中，相較於 3 週大時斷奶的幼鼠，早 1 週（2 週大）時斷奶的幼鼠長大後更容易攝取酒精。難怪領養的兒童在長大後，更容易形成各類發展障礙，例如注意力不足過動症（ADHD），這會拉高成癮風險；也無怪乎許多嬰兒時期被領養的成年人，會懷有

強烈的被拒絕感，這種感受終其一生，且青春期時自殺風險是非領養兒童的 2 倍。

　　實際上，即使是同卵雙胞胎，也不一定擁有相同的成長環境。我就曾看過一對同卵雙胞胎的母親，撫育兩個孩子時，有著微妙但顯著的差異。

　　雙胞胎在同一個子宮中成長，也會產生情感連結。將兩人分開，也可能產生嚴重（儘管無自覺）的負面影響。

　　最後要提的是，本書談過親職照顧者的重要性：必須固定陪伴，給予情感連結，才能幫助嬰兒腦部發展。然而，某些研究中探討的領養個案，並非是一出生就領養。個案的嬰兒可能待在醫院，多數由 24 小時輪班制的護理師照顧，這些護理師來回走動，照顧步調並不固定。其他被領養的孩子由養父母照顧，這些養父母可能只有在領養時才面露親切。全盤考量前述因素後，至少可以說所謂「形成環境不同」的假設是偏頗的。總的來說，對於將被領養的同卵雙胞胎，他們在領養之前，環境面上均已大幅受到影響。

　　還有另一項更重大的環境因子在作用：異卵雙胞胎可能性別不同，外表和反應方式也各異；同卵雙胞胎則是性別、遺傳傾向和身體特徵相同。就此而言，外界在互動上時，相較於與異卵雙胞胎互動，較可能會以相似的方式和同卵雙胞胎互動。換句話說，同卵雙胞胎即使被領養到不同的家庭中，其環境因素仍可能相似。因此，針對同卵雙胞胎執行的領養研究中，所透露的遺傳相關見解可能少於研究人員原先的認知。

　　有另一項具影響力的雙胞胎研究，主題是酒精成癮，而即使是原先強烈支持基因決定論的作者群，也書面指出「現在，我們無法確定任何東西都是遺傳的。」

注意力缺陷症與成癮的距離

成癮者宜納入評估 ADHD

讀者可能已經注意到，本書描述或引述的個案中，許多有「注意力不足過動症」（ADHD），如果過動的特徵不明顯，也稱為「注意力不足症」（ADD）。儘管有一點混淆，但 ADD 和 ADHD 這兩個縮寫在一般英文語境會交互使用。為簡單起見，本附錄將以 ADHD 作為定義術語，但讀者可另外注意過動症狀是否也有包含。特別是成癮男性中往往會有過動情形。

對於古柯鹼和安非他命成癮者，ADHD 診斷是很棘手的一件事，原因在於藥物本身會導致身體上或精神上的過動和混亂。在古柯鹼／冰毒的影響下，平時安靜的人可能會有嚴重 ADHD 症狀的臨床表現。另一個複雜因素是，在青春期之後，有 ADHD 的人對於古柯鹼和其他興奮劑的成癮風險較高。因此，會很難釐清最先出現的是成癮，抑或是 ADHD。我本身有 ADHD，可以直覺看出他人是否有症狀，但診斷關鍵是對方童年以來「ADHD 症狀病史」要早於「成癮藥物的使用」。

ADHD 是成癮的主要誘因，但醫師卻常常忘記納入成癮評估。我的成癮病患中，有明顯 ADHD 特徵者往往從小到大都未能確診，這一點令我震驚。其他病患則是小時候 ADHD 確診，但好像都未能接受一致治療。少數個案成年後有固定接受治療。針對有古柯鹼藥癮的 ADHD 病患，耶魯大學曾執行一項研究，指出僅接受成癮治療的族群中，若未針對可能誘發成癮的 ADHD 進行治

療，則治療效果不佳。

在這項耶魯大學研究中，接受治療的古柯鹼使用者有高達35％達到兒童 ADHD 的標準。另一項研究中，發現多達 40％的成人酗酒者存在著潛在的 ADHD 症狀。有 ADHD 的人濫用成癮物質的可能性是其他族群的 2 倍，並且與其他族群相比，有將近 4 倍的高度可能性，成癮的物質會從酒精酗酒轉為影響精神行為的藥物。ADHD 病患也有更高的機率菸賭，或從事其他成癮行為。在吸食冰毒的成癮者中，有很大一部分（30％以上）終身有 ADHD。

環境具有決定性影響

ADHD 與成癮傾向之間的連結顯而易見，或者說實際上是不可避免的。這種連結與基因關係甚少。儘管 ADHD 專家普遍認為 ADHD 是「所有精神疾患中最具遺傳性的」，但 ADHD 和遺傳無關，正如成癮也並非由基因決定。相關事實論證支持雙胞胎和領養研究與成癮無關，這一點也可駁斥 ADHD 的遺傳決定論（在此不贅述）。基本重點是 ADHD 和成癮傾向均源於兒童早期承受壓力的遭遇。ADHD 固然可能有一些遺傳潛在特性，但遺傳潛在特性和基因先決相差甚遠。遺傳潛在特性相似的兩個孩子，並不會自然而然以相同方式發展——環境具有決定性影響。

我在拙作《Scattered Minds》（神紛心散）中，曾探討 ADHD 的腦部發展相關機制。該書付梓後，科學界的新發現也只是另外確認產前與產後承受的壓力是 ADHD 的最重大因素。以近來一項研究為例，在八歲和九歲的兒童中，有 22％的 ADHD 症狀與懷孕期間的母體焦慮直接相關。相較於其他族群，受虐兒更容易診斷出有 ADHD，且對於因童年創傷而受損的相同腦部結構，在 ADHD 孩童掃描中，也是最常出現異常的。

我的觀點並不是說虐待會導致 ADHD（儘管一定會增加罹症風險），但童年早期壓力是主要因素，而虐待只是兒童壓力的一種極端形式。拉高 ADHD 和成癮風險的因素，是早期壓力對腦部的影響（如母親患憂鬱症）。胎兒與母親之間的關係若感受到壓力或干擾，會永久改變中腦和前額葉皮質的多巴胺分泌系統，而這項改變和 ADHD、物質成癮與其他類型的成癮都有關。

如果社會上 ADHD 盛行率和其他童年發展問題升高，原因不在於「父母不會教」，而是因為每一代父母所給的教養環境，都累積新的壓力。父母（尤其是母親）獲得的所需支持愈來愈少。問題不在於雙親之一的個人失敗，而在於社會和文化的崩潰，產生災難性影響。

關鍵不在於控制症狀

ADHD 和成癮無論特徵或神經生物學有很多共同點。兩者都是自我調節的障礙，並且和多巴胺活性異常有關。實際上，用於治療 ADHD 的藥物是興奮劑，如派醋甲酯（利他能、Concerta）或安非他命（Dexedrine、Adderall），其作用方式是針對重要腦部迴路，增加其中的多巴胺活性。ADHD 和成癮者的人格特徵通常相同：自我調節不良、缺乏衝動控制，分化能力不佳，以及需要持續擺脫會產生苦惱的內部狀態。這些干擾可以是內在的（例如個體本身不施加注意），也可以是外在的（例如需要由活動、食物、其他人或物質來刺激）。

因此，有 ADHD 的人容易進行自我藥療。

這項觀察有兩層涵義：首先，重要的是要認識 ADHD，並在兒童時期適當治療。正如我在《Scattered Minds》中指出，ADHD

治療不必在每種情況下都用藥，而且任何個案都不應將藥物視為唯一療法。ADHD 主要是一種成長發展的問題，而非遺傳或任何類型的疾病。關鍵問題不在於如何控制症狀，而是如何幫助孩子正確發展。這是我在該書的主論點，在此不贅述。然而，說來令人洩氣的是，大多數 ADHD 確診兒童僅接受藥物治療。對於成人和兒童，藥理學治療有其地位，但對於兒童尤應謹慎使用，而很少將其作為第一線治療方法。

即便如此，已有研究清楚指出，ADHD 確診兒童若未接受治療，日後成癮的機率會高於接受興奮劑治療的人。不用說，這合乎邏輯，因為某種程度而言，所有的物質成癮都是該個體在試圖進行自我藥療。根據一項研究顯示，10 至 15 歲之間，使用甲基安非他命（冰毒）的青少年中，有 32％的施用理由是因為該藥的鎮靜效果。即使在大鼠中，最過動的大鼠也是最可能自我施用興奮劑的族群。

再者，當對成年人進行任何成癮治療時，必須查出是否其中有人同時有 ADHD，且未接受治療。我個人有成癮經驗，且至今已為數百名 ADHD 成年人看診（來到溫哥華市中心東區服務以前便是如此），我知道要幫助有成癮問題的人，一併處理 ADHD 會提供極大的幫助。反過來看，針對有 ADHD 的成年人或青少年，任何人在治療時，也必須查出是否對方有成癮行為。如果我們忽略可能加重潛在疾病的成癮症，ADHD 就不可能治癒。我們的社會機制，創造了許多行為成癮，有的甚至是受到稱許的，在這樣的氛圍下，物質上癮也好，行為成癮也罷，都可能因為忽略成癮問題，而使 ADHD 無法治癒。

【附錄Ⅲ】

成癮的預防

　　針對成癮的社會政策中，「預防」是 4 大支柱之一，常與「減害」、「治療」與「執法」一同提及。實際上，政府只對第四項「執法」慷慨撥款，毫不猶豫提供經費，而這一項也是最無用武之地的一項。

　　大眾認知中，社會的發展關鍵在於孩童的成長方式，就此而言，要預防濫用成癮物質，嬰兒期就得下工夫，甚至在出生前就該關注，因此必須對孕婦給予更多支持。進行產前早期檢查時，不僅應執行血液和理學檢查、提供營養建議，還應逐一檢視受檢產婦的生活壓力。應該安排所有可用資源，幫助產婦在情緒、生理和經濟上盡可能減輕壓力。懷孕期是影響胎兒健全的重大期間，產婦的雇主與政府都必須認知這點之外，更必須注意到產後數月和出生後數年的重要性。從心理、文化或經濟的任何角度來看，這些是最具成本效益的方法。在情感上獲得良好養育，並在穩定居住環境中成長的孩子，不會成為成癮者。

　　家醫執業期間，我往往發現自己很荒謬，因為我不得不寫信說明為什麼女性產後宜在家多待幾個月，才能繼續哺乳。母乳哺育是一種天生的生理和情感養育活動，卻在現代社會式微，我們必須審視醫學理由，提倡母乳哺育。我們不應催促新手爸媽快速重返工作崗位，嬰兒早期關鍵發展期中，應幫助新手爸媽盡可能長時間陪伴孩子（如果符合他們的意願）。

　　此舉會幫助社會財政節省鉅額，更不用說可以為人類帶來福

社。另一方面，如果托嬰是必要或建議選項，則必須確保托嬰中心有受訓人員和資源，且不僅是生理照護，也要為嬰幼兒提供情感滋養。包括托嬰中心在內，孩童教育環境也必須滿足這些條件。

若有家庭較無法滿足前述條件，以支持性家庭護理訪視的形式，提供早期介入服務，會是已普遍接受的模式。我們社會中，許多家庭陷入困境，因此這類支持計畫必須更加普及。

在成癮藥物的教育方面，大多數國家看到「預防」時，儼然主要視為一種告知人民「毒品不好」的衛教，而衛教對象特別針對年輕人。此舉固然有其價值，但如同所有呼籲式政宣，這種形式的預防手段幾乎無法大幅收效。原因在於，成癮風險最高的孩童是最難聽到這項呼籲的族群，哪怕真的聽進去了，他們也是最不可能遵守的一群。呼籲知識固然重要，但是和根深蒂固的情感／心理動機相比，知識呼籲式的政宣很難是對手。如果說許多成年人不會搭理政府的知識宣導，那麼對兒童來說更是如此。

孩童如果曾遭成年人虐待，或由於任何因素與成年人疏遠，這樣的孩童不會從大人身上尋求建議或訊息，也不會將大人視為榜樣。然而，就像本書的探討內容，他們卻正是最容易濫用毒品的族群。

我們在防止或終結霸凌方面，也遇到相同問題：遭霸凌或受害者意識的動態影響，會在受傷孩子的心中根深蒂固。這就是為什麼道德勸說和大量反霸凌措施杯水車薪，或是完全無效，無法阻絕年輕族群的霸凌風氣。反霸凌措施的目標如果只是要改變或預防「行為」，都不會成功，因為沒有對症下藥，應該從導致問題行為的心理網路動態著手。

如果學校和其他托兒機構要展開預防性的毒品教育，則必須在師生之間築起情感支持的關係，使學生能感受獲得理解、接受和尊重。只有在這樣的氛圍中，才能有效傳達必要訊息，也只有在這樣

的氛圍中，年輕族群才能獲得足夠信任，向成年人提出問題和關切。

　　所有關心年輕族群的成年人都必須記住：年輕人要能與成年人保持提供滋養能量的健康關係，唯有如此，才能防止孩子在同儕世界中迷失。一旦迷失，就會快速走上吸毒的路。

「十二步」戒癮計畫

我雖然沒有積極參與「十二步」戒癮計畫，但對於戒癮流程設計的高度價值，我贊同相關措施的助人效益，可幫助許多人「清醒」，或至少「戒除」。如第 32 章所述，戒除是以有紀律的方式避免產生物質／行為成癮；清醒則是個體形成一種精神狀態，其重點不在於逃避壞事，而在於以積極的價值觀和意圖來主導生活。清醒代表活在當下，不會被過去的妖魔鬼怪束縛，也不會被幻想和對未來的恐懼所迷惑和折磨。

下面列出的步驟是戒酒匿名會《大書》的標準建議，也是「十二步」戒癮計畫的基礎。我的個人意見以標楷體表示。

1. 我們承認無力抵抗酒精（類鴉片藥物、古柯鹼、飲食與賭博成癮等）的影響，以致生活變得無法掌控。

第一步，接受成癮歷程對生命形成的所有後果。人的天性會去否定事物，這一步是戰勝人的天性。對於自己的決定和做法，無論多麼出於善意，我們認知到都無法使我們擺脫成癮，成癮也在我們的腦、情緒和行為中根深蒂固。

2. 開始相信有比我們自身更強大的力量，可以讓我們回復神智清醒的狀態。

對於「更強大的力量」概念，第 34 章已討論過我的理解。這個概念可能（但不一定）代表對神的信仰，而是相較於立即的欲望或自我的恐懼，要去聽從更高層次的真理。

3. 做出決定，將我們意志和生命託付給我們所認識的神照看。

對許多人來說，「神」這個字可能有宗教意涵。對於許多其他人來說，代表相信普世真理和更高價值，這些真理和更高價值存在於人類的精神核心，但是貪婪、焦慮、被過去制約的自我會恐懼和抵制。

4. 徹底而無懼地盤點列出我們自己在品性上的強弱之處。

此一想法不是自責，而是為清醒的人生準備一塊乾淨的板子。我們尋求自己的良心，確定我們在哪裡，我們是怎麼背叛自己或他人；確定我們不會內疚，而是放下過去，把握當下，幫助點亮未來的道路。

5. 對神、自己和任何人坦承我們錯誤行為的真正底蘊。

對自己同理，完全承認第 4 步的發現。以日誌的形式對自己或其他人傳達資訊。此舉會使道德上的自我探詢成為具體的現實。對行為的羞恥，會被責任感取代。我們的無能為力轉變為力量。

6. 做好萬全的準備，以便讓神清理性格中的缺陷。

我們接納自己：我們的失誤和缺乏誠信，不代表我們的本質；在未來依然有這些傾向時，我們承諾放下，我們能夠做到。如此一來，無論我們的理解是什麼，我們都能尋求靈感，並支持自己對於「更強大的力量」的感覺。

7. 謙卑地懇求神，去除我們的缺點。

我們的缺點是我們視而不見（甚至無法看到）自己的真正潛力。因此，在放棄成癮行為的短期獎勵時，我們為自己選擇的

是更加豐厚的自我。驕傲是極度膨大的自我,而謙卑可以取代驕傲。

8. 一一列出所有我們曾經傷害過的人,且願意彌補他們。

我們準備負責,負責的對象是自己一生中對他人犯下的每一個過失或疏忽。負責並非出於恥辱,而是出於自我成長的承諾,並對他人帶來內心平靜。

9. 只要有可能,便直接彌補曾經傷害過的人,除非這樣做會對他們或其他人造成傷害。

第9步的關鍵是從第8步再踏一步,讓自己「變得願意」。第9步的關鍵不在於自己,而在於他人。目的不是讓自我的內心或外觀感覺良好,而是在適當的地方提供補償。我們一路走來傷害了一些人,這一步可帶領我們傳達全部責任和悔恨。而對於一些人,我們可能必須給予尊重——依據情況與他們的個人感受離開那個人,即使這代表他們會持續討厭我們。我們要接納這個事實。我們會害怕別人看待我們的眼光,這種害怕不該推動或阻止這一步的內容。

10. 持續個人的人格盤點,且當我們犯錯時,馬上認錯。

毋庸置疑地,這是第4步的實踐。身為人類,我們多數人在所有自身行為和互動中,都遠未達到完美的聖潔性,因此只有放低到低點,才有能力放棄道德自我評估的過程。在那之前,我們將繼續人格盤點。

11. 透過禱告與沉思默想,針對我們與我們所認識的神,提升意識上的接觸,只祈求祂賜予我們知曉其旨意的智慧,以及付諸實踐的能力。

這一步並非要求屈從，而是走上一條通往自由的建議道路。我認為，人類生活在4大支柱上保持平衡：身體健康、情感整合、理性覺察和靈性修行。後者沒有處方。佛說：「引燈喻己。」對我自己來說，我發現靈性閱讀、沉思和正念冥想，為我的靈魂打開了門戶。我自己並未受到祈禱文的啟發，但最近我發現自己有自動自發被禱文內容吸引。如果我們確實祈禱，不是為了自我的回報和利益，而是為了跟隨那股力量，帶領我們前往「更強大的力量」照見的彼方。

12. 貫徹這些步驟後，我們的靈性因而甦醒，接著我們要試著將這些訊息傳遞給其他成癮者，並在日常生活一舉一動中，皆實踐這些步驟。

向他人傳遞這些訊息，代表在人生中體現出誠信、真實、清醒和同理的原則。傳遞訊息可能要求在需要時（或外界希望時）提供支持和領導，但並不代表要為了任何課程、團體或一套信念改變宗教信仰，也不代表要在未受歡迎的狀況下，大言不慚，將忠告硬塞給別人——有道是「凡有耳者，便該聽之」。

【誌謝】

感謝各方的協助

首先感謝信任我的人，我身為他們的醫師兼作家，謝謝他們願意透露自己的生命故事，同意讓我化為文字。一如序言所提，個案的分享動機通常是要幫助他人了解成癮和成癮者的經歷。我有幸得以在溫哥華市中心東區為他們服務至今。我也要感謝作家史蒂芬·里德，以及其他此處不及備載的人士。他們將自己對抗成癮的經歷分享予我和讀者。

由衷感謝加拿大協會（Canada Council），為本書的研究和製作提供資助。

下列傑出的研究者和臨床人員提供知識、觀點，並撥冗分享，他們的貢獻大幅增進我對成癮和成癮歷程的理解：雅克·潘克賽普博士、艾維爾·古德曼博士、布魯斯·培里博士、傑弗瑞·史瓦茲博士，以及布魯斯·亞歷山大博士。

我要感謝 4 位編輯：一位是加拿大蘭登書屋（Knopf Canada）出版社的黛恩·馬丁（Diane Martin），她能深入同理溫哥華市中心東區的藥友，從本書（以及敝人所有拙作）的概念開始，以縝密的文字編輯，對成書有莫大貢獻。我的兒子丹尼爾曾擔任一線編輯，在初稿撰寫期間，逐章審查和修改。他身為作詞家，以語言天分重新潤色對話，使許多段落增色，除了字斟句酌之外，讀者也該感謝丹尼爾，因為他，在詩人的眼窩額葉皮質面前，費爾醫師討不了好。丹尼爾熟識我這個作者老爸也和波特蘭旅館居民相識，他的人脈使著書工作能開誠布公，我有時候文字過於矯飾或是醫學細節冗

贅時，他能敏銳察覺。我也感謝丹尼爾，能針對個人經歷，坦率提供洞見。我的妻子蕾依也為本書貢獻良多：她的批判詳實，能產生共鳴又不偏激，從初稿到定稿，她都有伸出援手。另一位要感謝的是文字加工編輯凱薩琳‧迪恩（Kathryn Dean），在位於安大略省羅克伍德市的農舍中，她面對迫在眉睫的截稿日，孜孜矻矻，理解故事中的個案，以巧妙的筆觸改稿，對於我最後關頭所提出的修改，又能以包容心接納並改善。

我感謝艾德‧麥卡迪（Ed McCurdy）提出的書名建議，也感謝本書化名「安妮」的朋友，她針對「十二步」戒癮計畫，提供細膩理解，同時針對第一部初稿，給予精闢意見。

本書出版前，已有許多其他人閱讀指教部分或全部的內容。哪怕我第一眼乍看時，無法欣然接受，然而他們的洞見與直言不諱，向來是最有建設性的。另外，也特別感謝：瑪格麗特‧甘寧（Margaret Gunning）、麥莉‧坎貝爾（Mairi Campbell）、丹‧斯摩爾（Dan Small）、克絲汀‧史特貝徹，以及莉茲‧伊文斯都會贊同我對羅德作品的讚賞。

最後，千言萬語也不足以再次表達我對蕾依的感謝，她對於本人作品的信任是不可或缺的，她的幫助使本書得以穩定產出，最重要的，還有她充滿關愛的支持。

【2022 增訂版】

專訪：選書人／精神科醫師／前成癮者

▌什麼是成癮？　　　　　　　文魯彬 蠻野心足生態協會創會會長

成癮很重要的指標，是明明知道不好，偏偏繼續做。

▌談成癮者的反反覆覆　　　　　　鄭光男 精神科醫師

成癮不是單純大腦的問題，單純靠意志力不夠，還要有怎麼處理自己身體的能力，以及加強覺察力和面對能力。

▌談吸毒帶來的身心傷害　阮橋本《倒著走的人生》暢銷書作者

毒，使我人格負面、是非不分、整天神經兮兮、無法走入人群與人相處，讓我有了被害妄想。

▌談戒毒心路歷程　　　阮橋本《倒著走的人生》暢銷書作者

戒毒要下定決心，要痛定思痛、要戒心中癮、要戰勝心魔、要打從心裡覺悟，才能逃離漩渦。

【改版推薦序】

期盼司法單位對成癮者提供更適當的處遇！

　　作為一個成癮性物質施用者以及成天跟社會定義下的「毒蟲們」混、專門處理毒品案件的律師，本書帶來許多啟發。

　　首先，「成癮」到底是什麼？如本書第 176 頁、183 頁：「成癮的本質是依賴、過度依賴、不健康的依賴，不健康是指不完整，依賴是指會使人分離和毀滅」、「藥物不會使人成癮，其中邏輯恰如食物不會使人成為暴飲暴食。一定會有一個導致成癮的源頭事先存在」。

　　而成癮的判斷則是自問（本書第 155 頁）：「如果你的成癮行為傷害了你自己和他人，你明知如此，會願意停止嗎？如果不願意你就是成癮了。」

　　最終我們發現：「問題不在於自由意志，而在於自由抑制」，也就是說，判斷是否「成癮」，關鍵應該在於是否能夠控制自己的行為？

　　然而，目前我國毒品條例規定只要「施用成癮物質」，無論是否產生生理或心理的依賴，就是司法系統定義下的「成癮」，需要利用強制手段予以「矯治」以戒除「毒癮」。而戒癮的方法則是進入勒戒所四十天與社會隔離，或是要求行為人每個月定期到指定地點驗尿作為戒癮「治療」手段。對此我的當事人最常向我提出的問題是：「律師，我根本沒有癮，到底要戒什麼？」此時我只能苦笑地告訴他們這是國家「處罰」你施用成癮性物質行為的「手段」，而不是真正的要幫你「矯治」或「戒除」什麼。

　　有一個古老的律師笑話是這樣說的：「一百個律師裡面有九十個有酗酒問題，而剩下的那十個是同時兼有尼古丁成癮和酗酒問題。」

　　事實上，除了律師，相信工作壓力與焦慮度相當的醫師、會計師、大眾傳播業、演藝人員、金融業等，日常的減壓或安慰劑，不外乎尼古丁、酒精和咖啡因。這三大最常見的成癮性物質可說是人生必需品，只不過藉由諸如抽雪茄、品酒以及手沖咖啡等方式，將這三大成癮性物質包裝成「生活品味」。在無法須臾離這三種成癮物質的同時，卻又轉頭對著大麻、迷幻蘑菇、古柯鹼、安非他命、MDMA、K他命的施用者鄙夷的叫罵著「毒蟲」！

　　當然，眾所周知，法律將某些成癮物質劃設為毒品，使用毒品畢竟必須承擔法律責任。但是，在以「處罰」手段代替「矯治」或「戒除」時，可曾彎下腰來體察：毒品固然可議，但我們多多少少都有癮頭，除了尼古丁、酒精跟咖啡因外，有些人沈迷於手機遊戲，更有些人每天花數個小時瀏覽網站，與虛擬的帳號鎮日唇槍舌戰。「如果明知傷害了你自己和他人，卻不願意停止」，一樣是成癮了。

　　這樣的成癮，當然沒有法律規定必須「矯治」或「戒除」；即使有規定，如果對於使用毒品者都只是處罰，那麼，要如何期待對其他成癮的「矯治」或「戒除」呢？！是否最終還是流於「處罰」手段？！

　　尤其，在民主法治社會，「成癮」是否有罪？是否需要矯治或處罰？有問題的是物質本身？還是沈迷其中無法自拔的人？在在值得深思。

　　期待藉由閱讀這本書，能讓大家對於「成癮」有多一點的認識，對於成癮性物質的施用者，或者說是「毒蟲」有更多的理解。期待我們的社會能給與自己不同的人有更多的寬容，我們的司法以及公共衛生單位可以對成癮者提供更適當的處遇，而不再是一味的處罰。

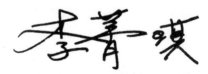

北冥有魚國際法律事務所主持律師

癮 駛往地獄的列車，該如何跳下？

沈迷於毒品、菸癮、酒癮、工作或是古典音樂唱片，某種程度
的強迫症、焦慮、執意，都可能是成癮！【2022增訂版】

作　　者：嘉柏‧麥特　GABOR MATÉ
選 書 人：文魯彬
譯　　者：高子璽　Tzu-hsi KAO
責任編輯：謝宜芸、黃信瑜
社　　長：洪美華
封面設計：古杰

出　　版：幸福綠光股份有限公司／新自然主義
地　　址：台北市杭州南路一段 63 號 9 樓之1
電　　話：(02)2392-5338
傳　　真：(02)2392-5380
網　　址：www.thirdnature.com.tw
E-mail：reader@thirdnature.com.tw

印　　製：中原造像股份有限公司
二　　版：2022 年9月
二版二刷：2024 年3月
郵撥帳號：50130123 幸福綠光股份有限公司
定　　價：新台幣 580 元（平裝）

癮，駛往地獄的列車，該如何跳
下？／嘉柏.麥特著. -- 二版. -- 臺
北市：幸福綠光，2022.9

　　面；　公分

ISBN 978-626-96297-3-2（平裝）

1.藥物濫用　2.成癮

411.8　　　　　　　111013367

本書如有缺頁、破損、倒裝，請寄回更換。
ISBN　978-626-96297-3-2

總經銷：聯合發行股份有限公司
　　　　新北市新店區寶橋路 235 巷 6 弄 6 號 2 樓
電話：(02)2917-8022